迟华基全国名老中医药专家传承工作室

迟华基内经讲义

○迟华基 著
王玉芳 海 奇 整理

山东科学技术出版社

图书在版编目（CIP）数据

迟华基内经讲义/迟华基著；王玉芳，海奇整理．—济南：山东科学技术出版社，2019.5（2021.1重印）

ISBN 978-7-5331-9721-6

Ⅰ.①迟… Ⅱ.①迟… ②王… ③海… Ⅲ.①《内经》—研究 Ⅳ.①R221.09

中国版本图书馆CIP数据核字（2019）第006573号

迟华基内经讲义

CHI HUAJI NEIJING JIANGYI

责任编辑：徐日强
装帧设计：孙　佳

主管单位：山东出版传媒股份有限公司
出 版 者：山东科学技术出版社
地址：济南市市中区英雄山路189号
邮编：250002 电话：（0531）82098088
网址：www.lkj.com.cn
电子邮件：sdkj@sdcbcm.com
发 行 者：山东科学技术出版社
地址：济南市市中区英雄山路189号
邮编：250002 电话：（0531）82098071
印 刷 者：北京时尚印佳彩色印刷有限公司
地址：北京市丰台区杨树庄103号乙
邮编：100070 电话：（010）68812775

规格：16开（787mm×1092mm）
印张：32.75　字数：650千
版次：2021年1月第1版 第2次印刷
定价：298.00元

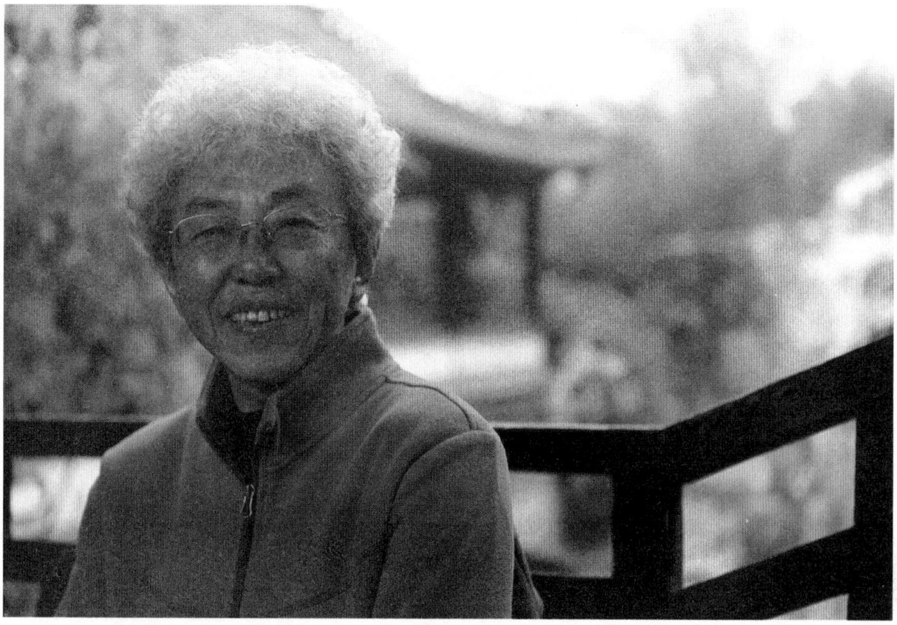

迟华基，女，山东中医药大学教授，博士生导师。国家教育部、国家中医药管理局、山东省教育厅重点学科中医基础理论学科学术带头人之一，国家中医药管理局全国名老中医药专家传承工作室建设项目专家，山东省名中医，第六批全国老中医药专家学术经验继承指导老师。现任世界中医药学会联合会内经专业委员会会长、中华中医药学会内经分会顾问。

从事中医药工作50余年，治学严谨，学验俱丰，在临床、教学、科研等方面具有深厚造诣。1989年、1999年两次获省级优秀教师荣誉称号，2001年又获山东省高校工委“巾帼建功标兵”荣誉称号，2004年被评为全国优秀教师，2018年获得山东医师协会国医杰出贡献奖。曾当选为济南市历下区第十四届人民代表大会代表。

长期致力于经典理论研究，形成了《内经》理论与临床实践有机结合的学术特点，其学术思想主要有：重预防，彰显治未病的临床价值；治未病，重视体质的调理；上守神，身心并调不偏废；调气血，倡导“八法”归一法等。

出版《难经临床学习参考》等学术著作16部。担任新世纪全国高等中医药院校规划教材《内经选读》《内经学》的副主编、高等学校中医药院校规划教材《内经选读》主编。发表学术论文39篇。

编者说明

我们在重视名老中医药专家学术经验传承的同时，也要加强对从事中医药教学一线优秀教师授课经验的总结，这是有利于中医药教学经验传承的一大举措，对提升中医药院校中青年教师专业水平和教学能力具有积极的意义。

本书将山东中医药大学迟华基教授历年来教学笔记整理成册，编为九章，以“尊重历史，保持原貌”为原则，选用影印版的形式展现出来，以经典讲义作史料，使中青年教师从中汲取学术经验的同时，还从其字里行间感悟老一辈中医药教育工作者严谨的求学和治学态度。

由于本书系手写笔记影印形式出版，为求原貌展示，未做过多修改。现将作者手稿中存在的问题做一说明：

常以常用日语、英语及汉语拼音、符号等表示，为方便读者阅读，现统一整理如下：“**の**”意为“的”，“私**の**”意为“我的”，“**と**”意为“和”，“**は**”意为“是”，“**ではない**”表示强烈的否定，“$\overline{aa}$”表示“各”，“**その**”意为“那个”，“**から……まで**”表示“从……到”，“**は…でする**”表示肯定的判断句，“**など**”表示“之类、等等”，“**あるいは**”意为“或者”，“及**び**”意为“以及”，“**なる**”意为“变化”，“私**は……と**思**します**”意为“我认为是这样的”，“**もんだつ**”表示问题，“**ぺ**”及“P”表示页码。“∵”表示“因为”，“∴”表示“所以”，“S”表示“系统”，“M”表示“肌肉”，“N”表示“神经”，“T”表示“体温”，“h”表示“小时”，

“O_2”表示“清气”，“CH_2O”表示“水谷或谷气”，“A”表示“动脉”，“V”表示“静脉”，“BP”表示“血压”，“U.S.A”表示“美国”，“M 痹”表示“肉痹”，“TB”表示“结核病”。

另外，迟华基先生善于用箭头、圆圈等符号解析原文、强调重点，不同篇章中符号相同但意义不同，故对于所用符号在正文批注中已作说明和提示。

以上问题，为尊重历史，故未予修改。

序

《黄帝内经》（以下简称《内经》）是距今年代久远的隔世之作，是本难念的经。《内经》成书的年代，人类的生活条件、生存环境、人文知识、对宇宙的认识、语言习惯、生活习惯、疾病谱……与今有诸多不同，相差甚远。所以，《内经》记载的事件虽然看起来比较肤浅，但其内涵博大精深，以致今人诵读、理解、应用颇难，对年轻的学生或自学者则是难上加难。但作为中医医生或中医学者，《内经》则是必修的课程、必做的作业。作为院校引导学生入门的《内经》教师，教学之前必须先行几步。本书就是当年自己诵读经文、查询资料、备课时对经文理解感悟的手写记录，现整理成册，以飨后来者。它也是给本科生（中医学和针灸专业）授课时的依据和参考资料。

《内经》是中华民族传统文化的瑰宝。医学最初是不分科的，所以，《内经》是中医理论和临床实践融合的开山祖，据不完全统计，其中记载了 180 余种病症，是保障中华民族繁衍昌盛的传统医学之根。不能用“科学”衡量其先进或落后及其应用价值，它是无价之宝，在中医学具有无可取代的地位，其中更有许多内容堪称永恒不变的真理。凡学中医、用中医、传承中医、发扬中医者必熟读之，牢记之，深研之，广用之，巧用之，发扬之，学以致用。“医圣”张仲景便是“撰用《素问》《九卷》《八十一难》《阴阳大论》《胎胪药录》”，创编出临床第一宝书《伤寒杂病论》，可谓我们学习的榜样。

本书是20世纪八九十年代我在给中医专业、针灸专业本科生教学备课过程中，通过研习教材［《内经讲义》（通称“五版教材”），主编程士德，1984年12月出版］、查阅资料所编写讲稿的整理汇编。本书编辑的特点是内容翔实，阐述通俗易懂，层次清楚，逻辑性较强。内容曾经过多次修改与补充，经过多次教学实践证明，颇受闻者喜欢。尽管如此，限于当时的学术水平、教学条件等因素，内容和学术观点依然有较多的不足和错误之处，诚恳希望读者提出批评与指正或质疑，不胜感激。谢谢！

迟华基

前　言

《内经》不仅是中医学理论体系的奠基之作，也是中华民族传统文化的瑰宝，被历代医家视为“医家之宗”。因其文简，其义博，其理奥，其趣深，以致今人诵读、理解、应用颇难，给研究者带来极大困惑，如能借鉴前人的学习经验和心得，无疑是学习《内经》之捷径。

迟华基先生从事《内经》研究与教学 40 余年，既是医家也是教育家。自 20 世纪 70 年代以来，先生坚持为不同专业、不同层次的学生讲授内经课程，在教学备课过程中，精益求精，对讲义多次修改丰富完善。这些讲义在岁月的积累中已有 10 余套，本次出版选取诸套讲义内容精编而成，为先生亲定。

本书采用全彩影印，在纯文字的当代医学学术著作出版案例中独树一帜。书中提纲式的书写形式展现着先生清晰的教学思路，隐含着学习时遇到的困惑和反复求证时拙的心血；简洁明了的符号、工整认真的笔迹体现出迟华基先生严谨的治学态度和细腻的学术风格，也反映出她在经典学习与教学研究过程中学而不厌、锲而不舍的精神。手书文稿保留了当时教学研究过程中的一种范式，是时代的反映，也是本书的独特之处，既可为后学者树立楷范，同时也是对先生手稿的一种忠实保存。

本书的出版，展示了先生在 40 余年教学活动中的备课内容与学习心得，体现了先生对于《内经》的基本认识及学术观点，间接反映了先生的学术思想特征。本书简洁明快的教学思路和取舍得当的教学内容，不仅对高等中医药院校教师的经典

教学工作具有一定的指导帮助，也可为广大中医临床工作者学习《内经》提供参考。

跟随先生习医、执教，聆听先生教诲，实乃学生之幸事。将先生的手稿整理成册，以继承弘扬先生的教学经验和学术思想，是学生的光荣和义务，同时也是一次难得的学习机会。鉴于学生对老师的思路理解深度不够，整理过程中难免有疏漏之处，谨请同道批评指正。此书整理过程中，得到了山东中医药大学鲁明源教授的大力支持和协助，在此表示衷心感谢。

王玉芳　海奇

目　录

第一章　绪论

五帝：①传说中の上古帝王 有三说：(1) 黄帝、颛顼、帝喾、唐尧、虞舜。(2) 伏羲·神农 黄帝 少皞 颛顼 (3) 少昊 颛顼 高辛(帝喾) 唐尧 虞舜 ② 五位天帝 东方青帝，南方赤帝，中央黄帝，西(白 北黑帝

·医史资料·

余云岫主废中医史实

广州中医学院 郭桃美

余云岫，何许人也？今天许多年轻的中医或许不知，老一辈的中医却不会忘记。此人乃是民国时期的一位反中医健将和消灭中医急先锋，一生以消灭中医为己任，曾以善摇笔杆，大造消灭中医舆论而臭名昭著于中医界。1929年他提出的《废止旧医以扫除医事卫生之障碍案》，欲毁中医于一旦。对这样一位废止中医派的中坚人物，以往对其批判和研究甚少。鉴往以知今，笔者认为，在振兴中医的今天，披陈余云岫企图消灭中医的一些史实，对于深刻理解和认真执行现行党的中医政策，具有重要的现实意义。

一

早在1914年，余云岫就吹出了他消灭中医的前奏曲。这个前奏曲就是《灵素商兑》的著成，余云岫认为，既然中医以《灵枢》《素问》为宗，那么，要消灭中医，就必须首先拿《灵枢》《素问》开刀，用余云岫的话说就是"隳其首都""塞其本源"。《灵素商兑》洋洋二万五千余言，写成后先后在《医药观》杂志上作长篇连载，1917年印单行本发行，被宋大仁喻为余云岫消灭中医的"第一部杰作"。此书从书名看，似为学术商榷、讨论之作，实则不然。余说，他著《灵素商兑》的真正意图乃是为了"痛抵阴阳五行、十二经脉、五脏六腑之妄，从实地上指摘谬误，以忠告国人……得恍然于岐黄学说，乃自欺欺人之事，绝无学术上之价值，庶几不致坠入罗网，误用心力，开倒车，逆潮流，昧事实，废法则，以学习必在淘汰劣败天演中之谬学也"。可见此书是余为消灭中医而向中医开的第一枪。

二

1925年7~8月，中华教育改进社开会山西，会上，江苏全省中医联合会会长李钟钰等人提出了《学校系统应加入中医学校之建议》，余云岫闻此，即作《旧医学校系统案驳议》抨击中医的提案以造舆论。认为此案若成，"直可谓无是非，蔑公理……背进化之公例，违自然之法则，昧学术之沿革，逆世界之潮流，腾笑学人，贻讥庶邦，非细事也……当此科学运动猛进之时，此案必无容纳之理。"未几，全国教育联合会开会长沙，亦有类似议决案，余云岫闻此又代作《致全国教育联合会电》《致全国各省教育会书》，欲将整个学术界动员起来，共同反对中医教育。余在《致全国各省教育会书》中言，办中医学校将会"危于教育，乱于国势"。1929年，余云岫在《请明令废止旧医学校》一文中，更言办中医学校是"荧惑社会，挂误青年，传谬种，开倒车"，必须"禁其传习，废其学校"。1950年3月，余在所作《处理旧医实施步骤草案》中建议："为彻底解决旧医问题起见，对于产生旧医的任何方式的教育，速即予以革除。"置中医教育于死地之心可谓大矣。民国时期的中医教育，为何一直滞而不前，从余云岫的这些言论中，或许能得到一定的解释。

——摘自《新中医》

黄帝何许人？

《辞海》(缩印本) P2053

有两说：

1. 传说中中原各族の共同祖先。
2. 中国古代神话中の五天帝之一，指中央之神。

∴ 当今人皆知：我们是炎黄子孙，黄即黄帝之代称。此说源于"1"。即

缘何如此强大の凝聚力？

①传说他曾率部击败炎帝与蚩尤之扰，因而尊升为部落联盟之首领。平乱

②传说许多发明创造，创始于黄帝时期：养蚕、舟车、文字、音律、医学、算术等。

所谓の《内经》就是托名黄帝与岐伯、雷公、少俞、伯高、鬼臾区等讨论医学の著作，故又称《黄帝内经》。

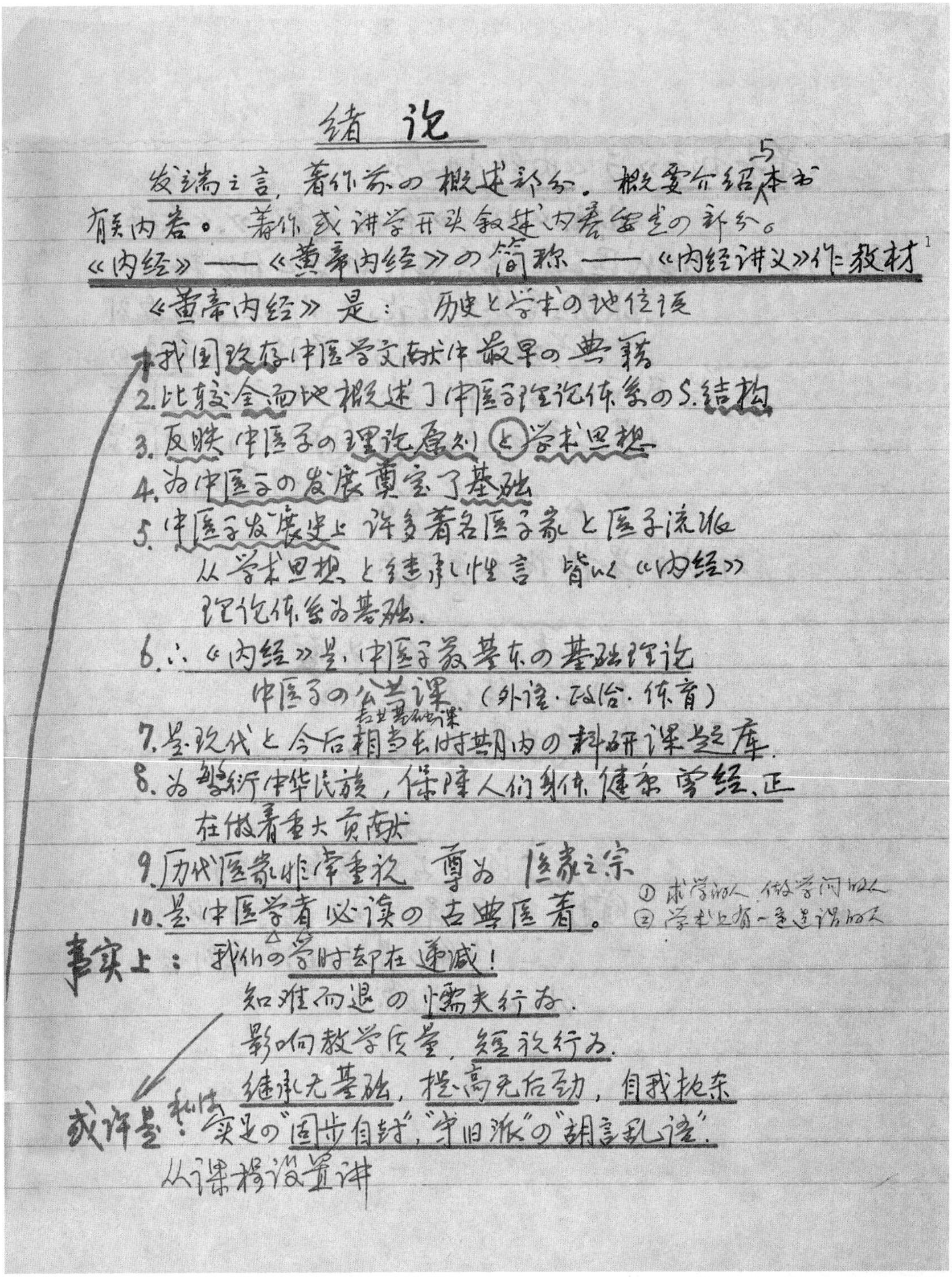

绪论

发端之言，著作前の概述部分。概要介绍本书有关内容。著作或讲学开头叙述内容要点の部分。

《内经》——《黄帝内经》の简称 ——《内经讲义》作教材[1]

《黄帝内经》是：历史と学术の地位说

1.我国现存中医学文献中最早の典籍

2.比较全面地概述了中医学理论体系のS.结构

3.反映中医学の理论原则と学术思想

4.为中医学の发展奠定了基础

5.中医学发展史上许多著名医学家と医学流派
从学术思想と继承性言 皆以《内经》
理论体系为基础。

6.∴《内经》是中医学最基本の基础理论
中医学の公共课（外语·政治·体育）
专业基础课

7.是现代と今后相当长时期内の科研课题库。

8.为繁衍中华民族，保障人们身体健康曾经、正
在做着重大贡献

9.历代医家非常重视 尊为医家之宗

10.是中医学者必读の古典医著。

① 求学的人、做学问的人
② 学术上有一定造诣的人

事实上：我们の学时却在递减！
知难而退の懦夫行为。
影响教学质量，短视行为。
继承无基础，提高无后劲，自我抛弃

或许是：私认实是の"固步自封"、"守旧派"の"胡言乱语"。
从课程设置讲

批注：

1．本讲稿中出现的"教材"均指1984年上海科学技术出版社出版的程士德主编的《内经讲义》。

私の：《黄帝内经》与《内经讲义》　88106[1]　64144[2]

152250[3]《黄帝内经》简称《内经》包括《素问》《灵枢》两部分，是中国古代医学家综合古代哲学と自然科学の成就，阐发研究中医学基本理论と临床治疗原则の经典著作，对中医学の基础と临床学科具有普遍の指导意义。是我国现存最早的较为系统而完整の医学典籍，集秦汉及其以前の医学大成，开创了传统中医学独特的理论体系，为中医学の发展奠定了基础。

《内经讲义》是根据教学实际
临床、科研需要
以《素问》《灵枢》为蓝本，
摘要选集编撰而成の
中医学专业の专业基础课程。

其任务：通过本课程教学，
培养↑[4]阅读古典医著の能力
掌握或了解中医学哲学思想，
中医学体系の基本理论原则，
方法及其渊源。

批注：

1.《素问》字数。
2.《灵枢》字数。
3.《黄帝内经》字数。
4.“↑”此处表示“提高”。

绪论の内容.

学时の压缩. 内容也必须减轻！必要。

《医学史》已介绍过の内容，只作回忆.

《中医基础》绪论中介绍过朴素の唯物论

と辨证法思想，只作某些说明.

教材中 /图案相依.

1.1 《内经》の沿革（事物发展变化的历程）

1.1.1 成书时代と作者

时 代：战国至秦汉间

前后 [illegible]00余年

作 者：此间数代医家の医

学论文集，非黄帝所著.

冠"黄帝"名，尊古之意.

"非一时一人一域之作"

是一个相当长の时期内，

各医学家们经验的总结

と汇编。

1.1.2　书名　《黄帝内经》

"黄帝"　（学术）渊源　①传说中中原各族的祖先　②神话中的五天帝之一

"内"　与外对言，犹今之书分"上册""下册"之"上""下"对言。
∵古书有《内经》《外经》（佚）亦有《春秋》内外传《庄子》内外篇、《韩非子》内外储说等。

医经七家：
《黄帝内经》
《黄帝外经》
《扁鹊内经》
《扁鹊外经》
《白氏内经》
《白氏外经》
《白氏旁篇》

"经"　常也，法也，径也。
常道、规范之意。
以"经"命书者尚有《难经》《本草经》《甲乙经》《脉经》《中藏经》《山海经》《水经》《道德经》……（非医学著作）
医书名经，无非强调本书是医学的理论原则或规范，学习医、业医者必须诵读与遵循的要籍。

《黄帝内经》包括《素问》与《灵枢》两部分。各9卷81篇共18卷162篇15万字。

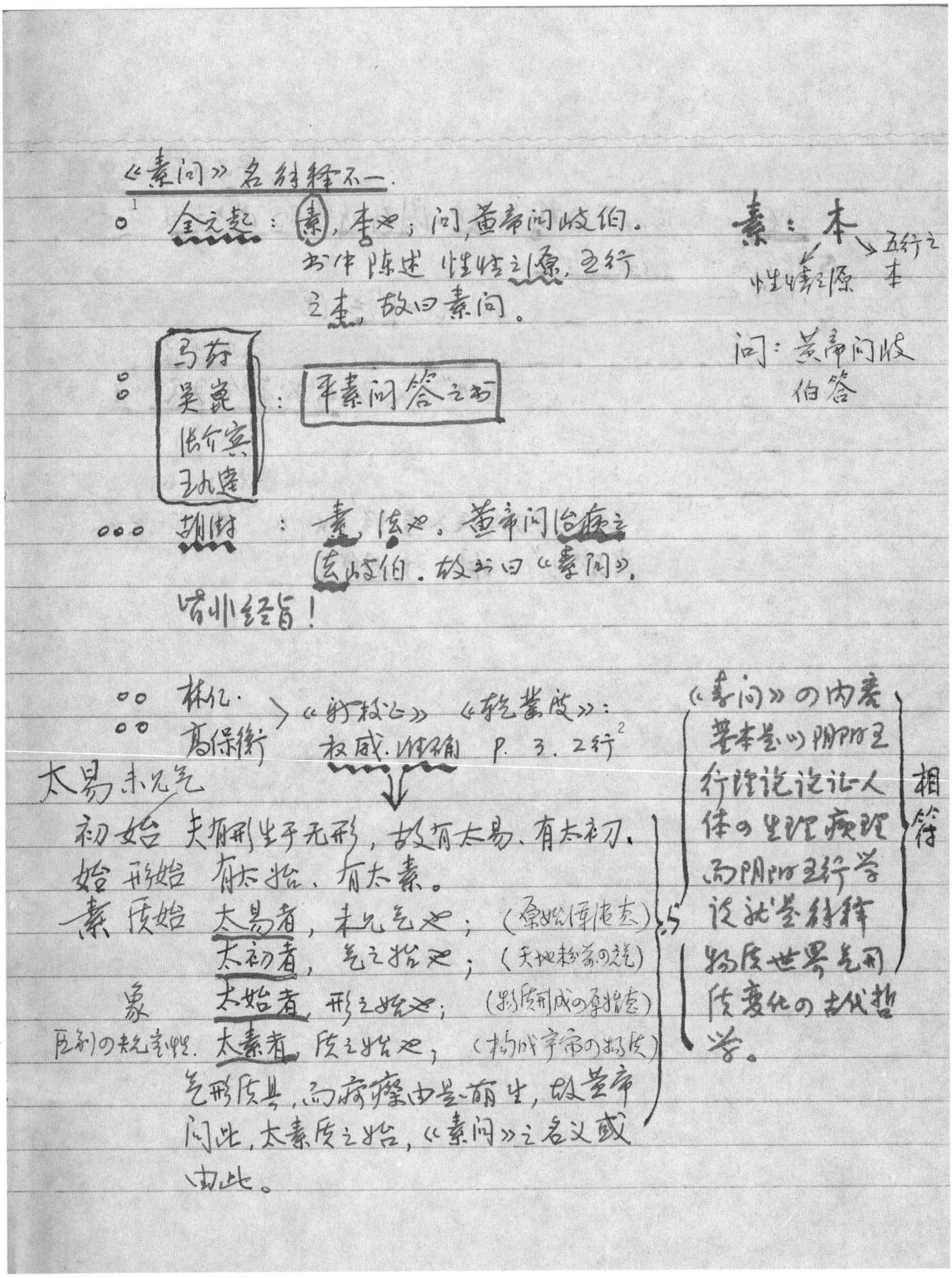
《素问》名称释不一.

○[1] 全元起：素，本也；问，黄帝问岐伯。书中陈述性情之源，五行之本，故曰素问。

素：本 → 性情之源 → 五行之本

问：黄帝问岐伯答

○○ 马莳、吴崑、张介宾、王九达：平素问答之书

○○○ 胡澍：素，法也。黄帝问治病之法于岐伯，故书曰《素问》。

皆非经旨！

○○ 林亿、高保衡 》《新校正》《乾凿度》：权威、准确 p.3.2行[2]

太易未见气

初 始 夫有形生于无形，故有太易、有太初、

始 形始 有太始、有太素。

素 质始 太易者，未见气也；（原始混沌态）

太初者，气之始也；（天地形成の说）

象 太始者，形之始也；（物质形成の原始态）

质的规定性. 太素者，质之始也；（构成宇宙の物质）

气形质具，而疴瘵由是萌生，故黄帝问此，太素质之始，《素问》之名义或由此。

《素问》の内容基本是以阴阳五行理论论证人体の生理病理，而阴阳五行学说就是解释物质世界运动变化の古代哲学。相符

批注：

1. 圆圈的数量表示条目的序号，类似于 1、2、3 等。

2.《内经讲义》教材的第 3 页第 2 行。

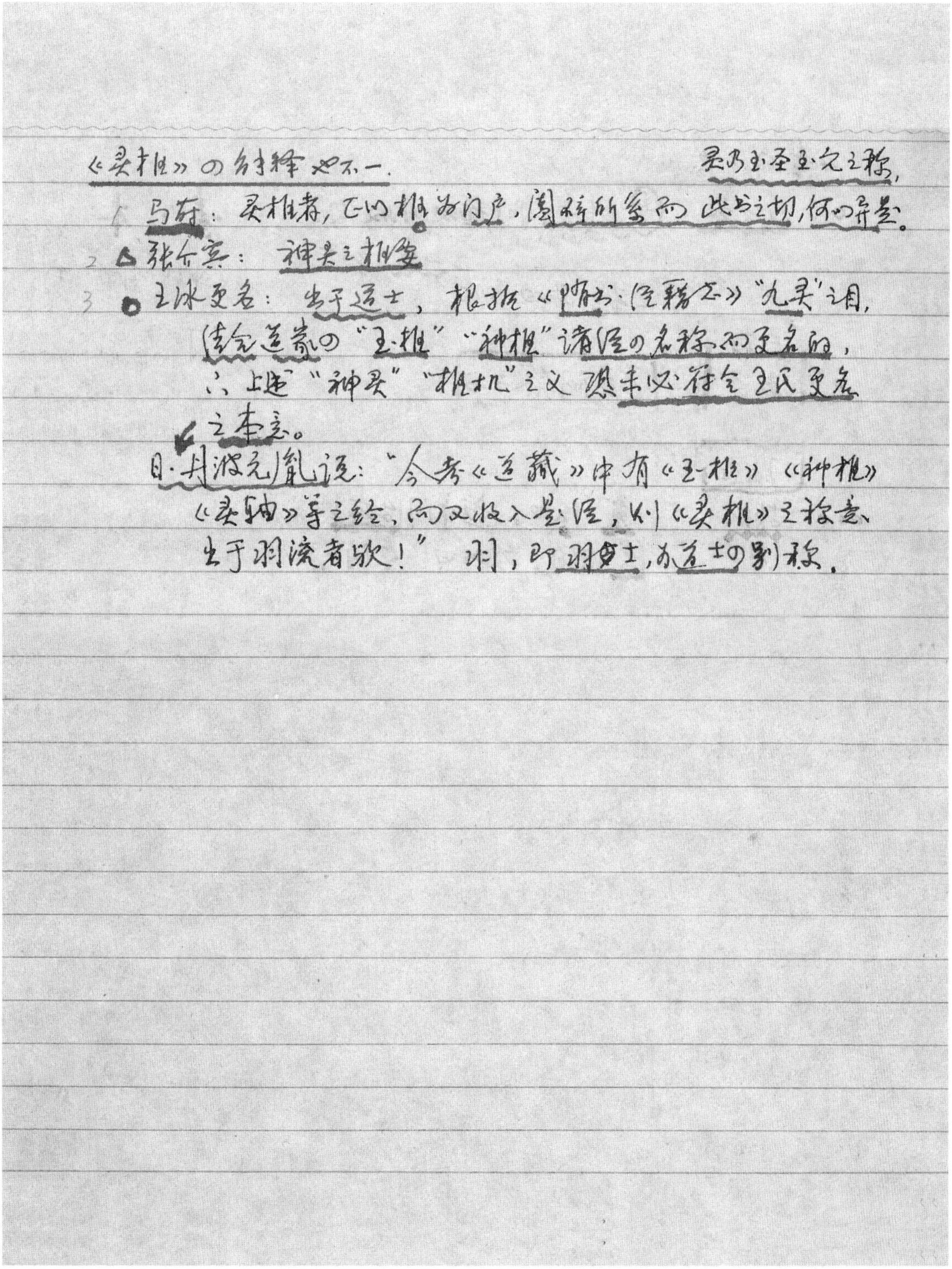

《灵枢》の解释也不一。　　　灵乃至圣至元之称，

1 马莳：灵枢者，正以枢为门户，阖辟所系，而 此书之功，何以异是。

2 △张介宾：神灵之枢要

3 ●王冰更名：出于道士，根据《隋书·经籍志》"九灵"之目，结合道藏の"玉枢""神枢"诸经の名称而更名的，∴上述"神灵""枢机"之义恐未必符合王氏更名之本意。

日·丹波元胤说："今考《道藏》中有《玉枢》《神枢》《灵轴》等之经，而又收入是经，则《灵枢》之称意，出于羽流者欤！"羽，即羽衣士，为道士の别称。

1.1.3 《内经》の变革

《内经》は西汉时四大医学流派：
- 医经家 の重要代表作：
- 经方家
- 房中家
- 神仙家

（指出）1. 最早提到《内经》书名的是西汉·刘歆（xīn）の《七略》（佚）

2. 现存文献中最早提到《内经》书名的是东汉·班固の《汉书·艺文志》：仅"黄帝内经十八卷"，未确切指出其包括《素问》と《灵枢》，当然未见《素问》之名.

《素问》始见于东汉末年·张仲景《伤寒杂病论·序》："撰用《素问》《九卷》《八十一难》《阴阳大论》《胎胪（lú）药录》，并平脉辨证，为《伤寒杂病论》合十六卷。"

胪（lú），陈列
胎，始.

皇甫谧·《黄帝针灸甲乙经》中才提到《内经》包括《素问》と《针经》两部分。

战国—秦汉：战乱频繁，《素问》流传至唐代已损残散失不全，不堪目睹."世本纰缪，篇目重叠，前后不伦，文义悬隔。"鉴于此情王冰进行重新编次と注释，使之得以保存流传至今. 即《增广补注黄帝内经素问》. 王冰的贡献即在于此。

史书

《灵枢》名有多种：九卷、针经、九虚、九灵、灵枢。

最早见于《伤寒杂病论·序》。当时　九卷　1
本书无专称，而已知《黄帝内经》
共18卷一半为《素问》，另半以
"九卷"称之。

《针灸甲乙经·序》曰《针经》……　针经　2
本书首篇《九针十二原》开始即　医德！
论说编集书的目的："黄帝问于　治学！
岐伯曰：余子万民，养百姓，而收
其租税。余哀其不给，而属有疾　清以后史志著
病。余欲勿使被毒药，无用砭石，　录之医书中用
欲以微针通其经脉，调其血气，　《针经》
营其逆顺出入之会。令可传于后世，
必明为之法。令终而不灭，久而不
绝，易用难忘，为之经纪。异其章，
别其表里，为之终始，令各有刑，先
立针经。"
其内容，多论及"针道"之事。

《宋史·艺文志》著录有《黄帝九虚内　九虚　3
经》，林亿等引《九墟》校
《素问》。"墟"本作"虚"，古今字，有
"居""处"之义，或在此引申为汇

集，《九墟》似指汇集医学知识者九卷。

《旧唐书·艺文志》录有灵宝注《黄帝九灵经》十二卷。灵，灵明、灵验。又谓九卷内容皆灵验可行　　史志　九灵　4

《黄帝内经素问》王冰序中称《灵枢》　　灵枢　5
或谓"神灵之枢要，是谓灵枢"
"灵乃至神至玄之称，枢为门户阖辟所系"——王九达

总之，《九墟》《九灵》《灵枢》等名，似皆出于道家之流，故日·丹波元胤：
"今考道藏中有玉枢、神枢、灵轴等经，而又检有是经，则《灵枢》之称，意出于羽流者欤……又亿等校《素问》《甲乙经》等，所引《九卷》文，今并见《灵枢》中，则《九墟》亦是经之别本，非全帙者，要之，曰《灵枢》、曰《九墟》、曰《九灵》并是黄冠所称，而《九卷》《针经》其为旧名也。"

帙（zhì）
1. 包书的布套子
2. 量词，用于装套的线装书

以上P1～4.[1]

批注：

1.《内经讲义》教材第1～4页。

1.2 《内经》理论体系の基本学术思想

1.2.1 朴素の唯物辩证法思想　精粹之所在：以哲学为指导，与医学相结合／任何学科所不具备特征。

主义、素论

朴素の｛初级，未经科学整理、加工

原始の｛客观、承认；不能逃避！

→不完善←　逃避≠完善。

唯物的（论）：世界是物质的"元气论"

生命是自然进化の结果 → 生命是物质的"精气论"

疾病是物质的"病因"邪气

疾病是可以认识的。邪害人者

疾病是可以治疗的。

疾病是可以预防的。

可以预防：治未病。

人以天地之气生，四时之法成

天之在我者德也

地之在我者气也

德流气薄而生者也

天复地载，万物悉备，莫贵于人。

夫精者，身之本也。

人始生，先成精。

言不可治者，未得其术也。

辩证的：对立统一：1. 人体是阴阳对立结构

2. 生命活动｛物质与功能／形与神。

3. 人与自然｛自然影响人体（饮食、呼吸／气候变化）／人改造自然

永恒运动：生长壮老已。｛呼吸／血行　节律均匀（止）ではない！

发展运动变化の观点｛认识生命／对待疾病／辨证论治

太虚寥廓，

肇基化元，（物质生化本原の基础）

万物资始，

RK 揔统坤元，

布气真灵，← 五运终天，（布于天地真元论）

九星悬朗，

七曜周旋

见上P4~7.[1]

批注：

1.指《内经讲义》教材4～7页。

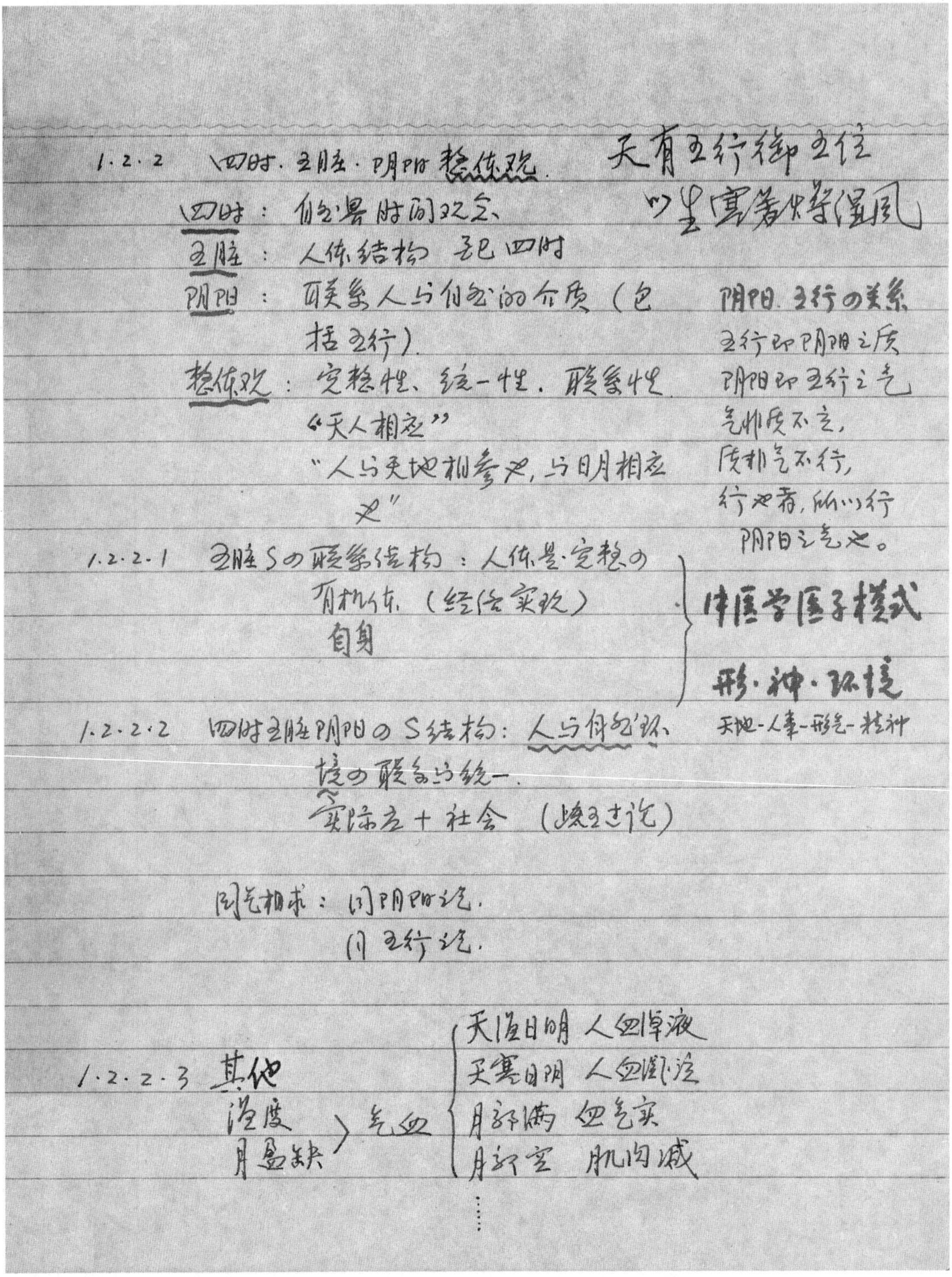

1.2.2 四时·五脏·阴阳整体观。

天有五行御五位，以生寒暑燥湿风

四时：自然界时间观念。

五脏：人体结构 配四时

阴阳：联系人与自然的介质（包括五行）。

整体观：完整性、统一性、联系性。

"天人相应"

"人与天地相参也，与日月相应也"

阴阳、五行の关系

五行即阴阳之质

阴阳即五行之气

气非质不立，

质非气不行，

行也者，所以行阴阳之气也。

1.2.2.1 五脏Sの联系结构：人体是完整の有机体（经络实现）

自身

中医学医学模式

形·神·环境

天地-人事-形气-精神

1.2.2.2 四时五脏阴阳のS结构：人与自然环境の联系与统一。

实际应 + 社会 （疏五过论）

同气相求：同阴阳论。

同五行论。

1.2.2.3 其他

温度

月盈缺 > 气血

天温日明 人血淖液

天寒日阴 人血凝泣

月郭满 血气实

月郭空 肌肉减

……

1·3 校注阐发《内经》诸书简介（文献专业重点）

校注原因：
- 汉唐前书籍：竹简、帛书、木刻
- 保存困难：错落遗佚，漫漶剥蚀
- 语言文字变异：易—施；能（态、耐、胎）；佩—背

→ 难读难解 → 难念的经

《内经》—至→唐·王冰 已是：

世本纰缪（扭曲不正）错误

篇目重叠

前后不伦（序）

文义悬隔（远）

施行不易

（分析）披会亦难

岁月既淹（久）

流传（承）袭以成弊（破、坏、恶——书破，意坏——无可取代字）

不行校注，无法阅读，读之贻害无穷

※校注已是必不可少的研究工作，对文化遗产不仅仅是中医，其他学科亦同。

根据"工欲善其事，必先利其器"的道理

向同学们介绍 校注阐发《内经》诸家及其代表作

请记住：

1.3.1 单注《素问》之书

最早　梁·全元起　《素问训解》　8卷

宋后亡佚

●现从宋·林亿、高保衡校订之《重广补注黄帝内经素问》中可见少量全氏训解之文，故略告知。

现存：

1.《重广补注黄帝内经素问》（现通行本）样本已见

12年の艰辛　唐·宝应中　　王冰

编次注释

(1) 方法

编序　①将全书重（整理）定为24卷（原9卷）

篇目内容亦多增删

②简脱文断，义不相接，搜求经论

所有迁移以补其处；（衍，义）

篇目坠缺，指事不明，量其意趣，加

字以昭其义；

详教材17。　篇论吞并，义不相涉，缺漏名目，

区分事类，别目以冠篇首；

君臣请问，礼仪乖失者，考校尊卑

增益以光其意；

错简碎文，前后重叠，详其指趣

削去繁杂，以存其要；

辞理秘密，难粗论述者，
别撰玄珠，以陈其道。
另《玄珠密语》已亡佚

③"凡所加字，皆朱书其文，使今古必分，字不杂糅。"可见其治学严谨。然遗憾的是：在宋·林亿等校书时已经朱墨不分，古今杂糅了。

(2) 学术特点：

① 浓厚的道家气息"夙好养生"极重保肾精，慎房事。

② 对《内经》理论有发挥。如其注"诸寒之而热者，取之阴；热之而寒者，取之阳"提出："壮水之主，以制阳光，益火之源，以消阴翳。"成为千古名言，流芳百世。科班出身的正宗中医先生，无不知晓。

滋阴抑阳
壮阳制阴

翳：①遮盖 ②眼角膜上所生而障碍视线的白色斑块

因它的[1]不近《内经》成书年代，并且注有独到。宋以后注家，多以其为规范。

注文欠妥者，亦不无所见：注《生气通天论》"膏粱之变，足生大丁"曰："所以丁生于足者，四支为诸阳之本也。"

批注：

1. 在此特指王冰的注文。

2. 《素问吴注》 明·吴崑(昆) 择本

以王冰24卷本为底本 校注

(1) 方法：

直改经文：自认为原文有错简讹误处，直改之，后在注中说明，与不敢轻易改动，仅在注释中说明存不同。各有是非。原文中尚有多处与别本《素问》不一者，或系吴氏所用底本与一般通行本不同。

《素问·举痛论》
《素问·卒痛论》[1]

足称后秀
是校勘《素问》的重要版本

(2) 学术特点：

结合临床实践，注释理解深有阐发。如注《灵兰秘典论》"三焦者，决渎之官"时说："决，开也；渎，水道也。上焦不治，水溢高原；中焦不治，水停中脘；下焦不治，水蓄膀胱。故三焦气治，则为开决沟渎之官，水道无泛溢停蓄之患矣。"结合临床所见，说明三焦功能，使抽象的理论形象、直观生动，易于理解，且有实际意义。

广求师论，取长补短，不仅从事医疗实践，并能将学医所得，著之笔端。

总之 吴氏注文 取义简明 发挥者较多，对研读《素问》有一定帮助

曾获较好评价：

清·程梁曰："其生平学问得力于《灵》《素》也最深，其发为论著著作也，亦复精而且当，一言一义，莫不与经旨息息相通。"

但限于历史条件，其所改经文或注义不当者，亦在所难免。

批注：

1. 有一种说法认为，《素问·举痛论》实为《素问·卒痛论》。

3. 《素问直解》 清·高世栻（名）（士宗）（字） "十载告竣"

继张隐庵《集注》之后而成书 9卷

(1) 校注方法：

对衍文、错简、讹字的处理方法：常直解原文，后注之。其观点与吴昆一致。

实符"直解"之意，堪称可贵而难得的重要文献

汲取众人：张景岳、马莳、吴昆以及其师张志聪等注释《内经》的经验，以简捷通俗之笔风，从经文本义出发，联系实际，以实践经验中着意阐明经旨，令人一目了然

(2) 学术特点：

① 通俗晓畅，要言不繁：

将《内经》原文分为小节注释，眉目清楚，注释(文)短小，大畅经旨，使读者一目了然，故书名曰《直解》。

∴后学乐取以助学

✓ ② 不落窠臼，直溯经旨

注《生气通天论》："因于气为肿"

直曰："气，犹风也。"

因于气为肿者，风淫末疾，四肢肿也。

据：《阴阳应象》"阳之气，以天地之疾风名之，故不言风而言气。"

窠臼：文章或其他艺术品所依据的老套子，即"俗"。

吴注：气，蒸腾之气，湿热所化也。病因于气，则血脉壅滞为而浮肿。

《集注》：因外淫之邪，有伤于气，则为肿矣。《阴阳别论》曰：结阳者，肿四肢。盖阳气伤而不能运行，则荣血泣而为肿矣。

王冰：素常气疾，湿热加之，气湿热争，故为肿也。

注不符经旨：此段原文皆论外感六淫损伤阳气为病，唯高氏为佳！

近代中医珍本集成 医经分册

4. 《素问释义》 清·张琦 20年心血铸成

（1）方法：

王冰篇次
《新校正》注（校）
内含珍本
《素问阙疑》

① 采用王冰の篇次、新校正の校语

② 注释内容：择清·黄元御《素灵微蕴》と章合节の《素问阙疑》两家之说兼收并蓄，黄、章之书流行较少，特别是章书，极不易觏

觏 gòu，遇见

∵张氏认为：王冰注多改窜，托言藏本，移篇次，以意分合芜杂之文，曲为纠逆牵合附会，隐以相通。∴难得！

芜 wú，杂乱

（2）学术特点：

精炼勘当
多列证

① 精炼 间有发挥

② 校勘得当

③ 多列证.

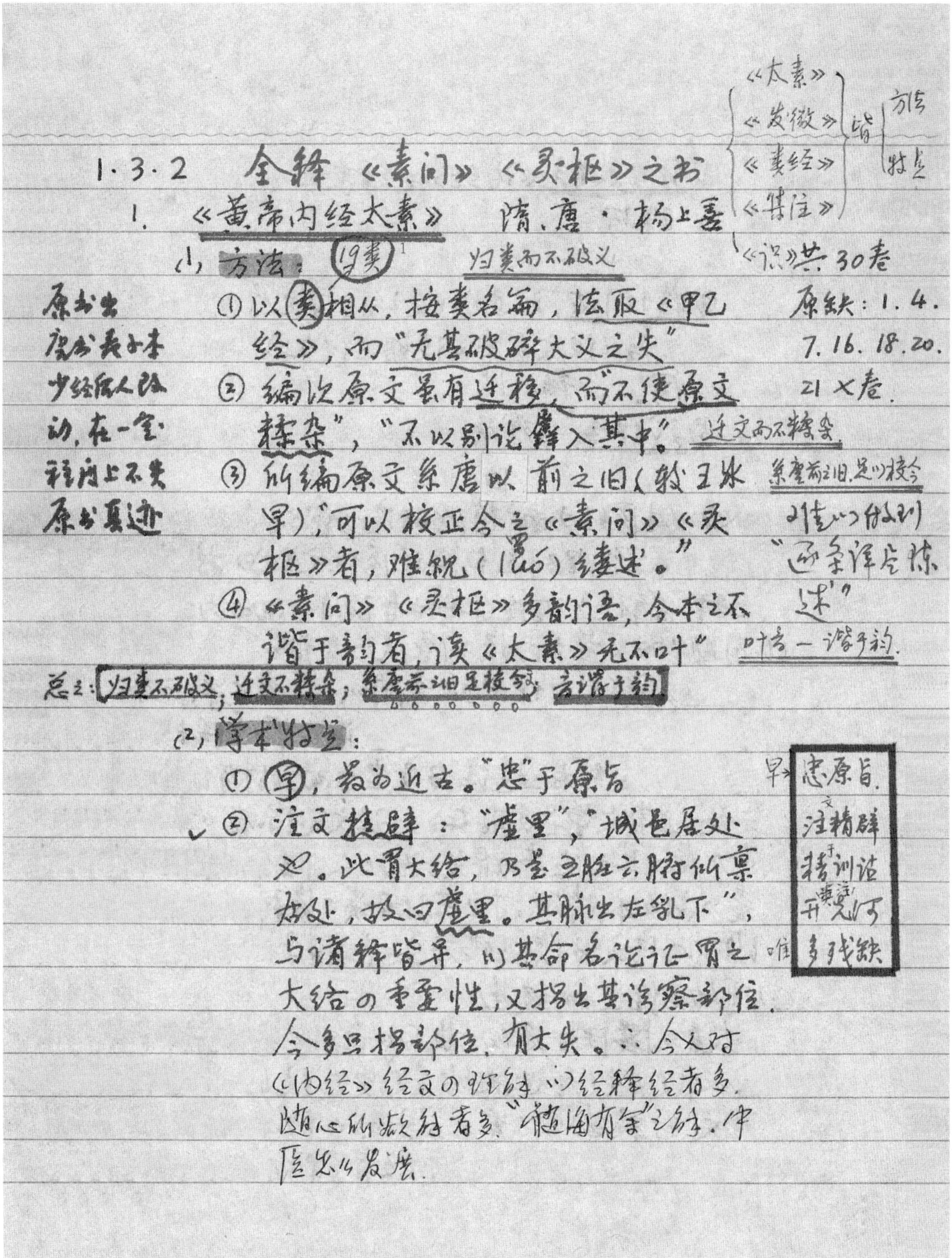

1.3.2 全释《素问》《灵枢》之书

1. 《黄帝内经太素》 隋、唐·杨上善

(1) 方法：19类[1] 归类而不破义

① 以类相从，按类名篇，法取《甲乙经》，而"无其破碎大义之失"

② 编次原文虽有迁移，而不使原文糅杂"，"不以别说鏁入其中"。 迁文而不糅杂

③ 所编原文系唐以前之旧（较王冰早），"可以校正今之《素问》《灵枢》者，难覼（罄）缕述。" 系唐前之旧，足以校今

④ 《素问》《灵枢》多韵语，今本之不谐于韵者，读《太素》无不叶" 叶者—谐于韵

原书出唐写卷子本，少经后人改动，在一定程度上不失原书真迹

《太素》《发微》《类经》《集注》皆 方法 特点

《识》共30卷

原缺：1.4.7.16.18.20.21 七卷

难以一一列 "逐条详尽陈述"

总之：归类不破义；迁文不糅杂；系唐前之旧足校今；音谐于韵

(2) 学术特点：

① 早，最为近古。"忠"于原旨

② 注文精辟："虚里"，"城邑居处也。此胃大络，乃是五脏六腑所禀居处，故曰虚里。其脉出左乳下"，与诸释皆异，以其命名论证胃之大络的重要性，又指出其诊察部位。今多只指部位，有大失。∴今人对《内经》经文的理解，以经释经者多，随心所欲解者多。"髓海有余"之解。中医怎么发展。

早→忠原旨。注文精辟，精于训诂，开黄注之先河，唯多残缺

批注：

1.《太素》将《素问》《灵枢》原文分为摄生、阴阳、人合、脏腑、经脉、俞穴、营卫气、身度、诊候、设方、九针、补泻、伤寒、寒热、邪论、风论、气论、杂病19类。

③ 开分类研究《内经》之先河.

开先河

④ 精于训诂，对通借已久之字、罕见字均据《说文》本义说明本经之通偒[1]. 精训诂

⑤ 残缺重. 多残缺

(3) 《太素》对医经文献整理研究の意义

医经文献整理研究包括对医经文献の校勘、注释、辑佚と理论探讨等诸多方面の内容。

① 有助于对《黄帝内经》源流の考证.

《太素》类编时使用の《素问》《九卷》本，与今本《素问》《灵枢》相比，无论在篇章结构、文序方面，还是在遣词与文字方面，均有诸多不同之处，且有大量异文存在。注文还保存《素问》《九卷》其他传本の异文，为后人了解《素问》《九卷》古传本情况，提供了宝贵の资料，对研讨唐隋前の经文旧貌及传本等，亦具重要学术价值。

② 有助医经文献校勘

《太素》撰注于唐初，其取《素》《灵》内容，皆为唐以前旧文，后世传抄数误处又较少。∴其保存经文对校勘今《素》《灵》《甲乙》《脉经》《千金》等诸多医经文献均有学术价值。《太素》

批注：

1. 应作“假”。

今已成为校勘医经者不可或缺の他校本之一，在医经文献の整理研究中发挥着重要作用。

③ 有助于医经文献の注释

精于训诂、于注音释词、名物训诂、分析篇章、阐释医理等诸方面均有发挥，为后人留下了许多值得借鉴之处。

④ 有助于《内经》の学习と研究

作为我国现存最早の一部全注《内经》之作，从分类、注释と校勘三方面研究了《内经》，以《说文》《尔雅》等书为依据，对《内经》の字词进行诠释と校勘，对医理难明、义理隐晦者进行注释，对《内经》中の不同学术观点予以辨析、证明，对难字、僻字、异读字加以音释。注释详尽、深入浅出，使读者明白易懂，是学研《内经》の重要参考书。

⑤ 有助于对杨氏注释と学术思想の研究

⑥ 有助于对《明堂经》の辑复校正研究

2. 《发微》　明·马莳（玄台）

《黄帝内经素问注证发微》

《黄帝内经灵枢注证发微》

全注还9卷
段注分章节
照应素问
亦针药皆宜

王冰亦随句而注。

(1) 方法

① 全注《素》《灵》

变唐以来24卷——→9卷本

9篇/卷　以合99—→81篇之旧。

② 每篇分段，按段注证，不同随句注解法（集注等）

③ 注《灵枢》常以《素问》为照应（参照）：相同者援引之；后世有讹者，在分注下以经旨之正。"

④ 指出《灵枢》理论阐发亦枕美也，切勿泥为阐针之书，其与《素问》各有高低于其中。

(2) 学术特点：

注长经、穴
释忠经旨
启注灵端

① 长于经脉、腧穴、证治的注释，为他注所不及

✓② 注释忠于经旨："少火""壮火"之解。

③ 其注《灵枢》可谓专门研究《灵枢》之启端，堪称有功于后学。

长于俞穴、经脉
忠于经旨
启端
灵枢研究之启端

3. 《类经》　　明·张介宾（景岳）

是现存全部分类注释《内经》最完整的一部。历40年之久。

(1) 方法：

① 融《素》《灵》全部内容分12大类[1]　　32卷390篇
详加注释

② 经文虽移位，却一一标明出处，以便查核　　仿《太素》

总分类详加注，文虽移明出处

(2) 学术特点：

① 注文简明畅达

② 临床经验丰富，注释结合实际，多有独到发挥，用"按"标明。

✓ ③ 观点公允，易为学者接受　如注《论勇》：按："勇者刚之气，怯者懦之质。然勇有二：曰血气之勇，曰礼义之勇。若临难不恐，遇痛不动，此其资禀过人；然随触而发，未必皆能中节也。若夫礼义之勇，固亦不恐不动，而其从容有度，自非血气之勇所可并言者。"非常符合实际。

(3) 其他：具"见便得趣""直寻本原"的优点，是学《内经》的必要参考书。
备

简明畅达
有发挥
观点公允
易接受
见便得趣
具本原
学《内经》者
必备！

批注：

1.12大类：摄生、阴阳、藏象、脉色、经络、标本、气味、论治、疾病、针刺、运气、会通。

4. 《集注》 清·张志聪（隐庵）集门人、儿子 21人 集体注释 5年

《黄帝内经素问集注》

《黄帝内经灵枢集注》

(1) 方法：

① 顺文释义 【顺文释义 经释经——难懂】

② 以经释经

(2) 特点：

① 集体注释，集众人之智慧，思路宽广，颇得经旨，不因循守旧。 乃历代诸家所不及

② 详机理，胜它注一筹，阐明反映出阴阳、脏腑、气血等气化学说的特点。

集体智慧思路广
详机理明气化
高人一等

以上诸释《内经》家，各有独到，各有不足，学者当明取长补短，择善而从。

※ 日·丹波元简の《素问识》《灵枢识》，丹波元坚の《素问绍识》即在比较各注家の基础上择善而取之，处理较好，足资借鉴。

述注而不自注。

选注原则：　注释考证精确
阐理入微（深、精、细）
符合经旨　而有发挥

对分歧者：　疑似之间　"孰非""何是"
并存之　让学者自考择。
选注以　王冰
马莳
张介宾
张志聪
吴崑
为多

发表己见　考证博引
撷 xié　采撷广泛
参度严谨
分析诸注
体会经旨
多有帮助。
深受重视

另有节注者《内经知要》《素问节解》（《素问经注节解》）∵不全　请自学

1·3·3 专题发挥《内经》之书

1. 《难经》 脉学、诊法、针灸腧穴、病证

2. 《伤寒杂病论》 热病（外感）

3. 《中藏经》 诊法

4. 《脉经》 脉学

5. 《甲乙经》 集经络 腧穴 针灸

6. 《宣明论方》（《黄帝素问宣明论方》）
《素问玄机原病式》 发病机十九条

7. 《内经拾遗方论》 集《素》《灵》62病证制方
《重订骆龙吉内经拾遗方论》 刘增88种为150种
《明教方》 以实验证诸学理 100例

介绍以上诸书 旨在：

1. 为学习《内经》提供必要的参考书
∵皆为《内经》成书后历代医家学研《内经》的心得体会与学术成就
为后学者提供学习捷径、开拓思路

2. 展示《内经》发展的历史进程，体现其历史意义、现实意义——不仅仅是"一本书"而是一门学科

3. 正确认识学习《内经》的必要性，↑[1]学习的自觉性。为学习中医学理论奠定坚实的理论基础，创造良好的学习条件。

批注：

1. "↑"表示"提高"。

1.4 《内经》の地位和作用

1.4.1 【地位】：

中华文化之要籍

医学　四大经典之魁

东方医学理论的重要支柱

医家之宗

中国科学史上の地位——《红楼梦》

在文学史上の地位（《内经》加哲学と中医学の方法·序—》）

1.4.2 【作用】

中医理论体系の奠基之作

中医学发展の基石

为中医学研究指出方向——多学科

对世界医学影响卓著

1·5 学习《内经》の方法 （9幻话）

一. 通读原文·从易到难·循序渐进

以现有教材为始.

二. 结合注释 分析原文 提要钩玄

探精索微

找精华

三. 联系实际 前后纵横 互相照应

"远取诸物，近取诸身" 《易经》

∵《内经》非一时一人之作

∴ 零乱、矛盾 > 之感（嫌）

学习要善于 归纳（综合）、分析、比较 { 求同、求异

掌握精神、框架、灵活变通

以实践为检验の标准 分清矛盾是非

第二章　阴阳五行学说

2. 阴阳五行学说

(1) 哲学阴阳五行说认识生命现象，探求生命规律，即哲学阴阳五行说と医学理论相结合——→中医学的阴阳五行说，是中医学理论体系の重要组成部分。是中医学的方法论（说理工具）。

哲学の阴阳：是中国古代哲学の（属性）一对范畴，是对自然界相互关联の某些事物と现象对立双方の概括。

中医学の阴阳，是
中医学方法の一对
范畴，是代表人体
自身、人体与其所
在环境间对立与
统一关系の符号。

2.1 《素问·阴阳应象大论》

论人体阴阳之象与自然界阴阳之象相应合

故以取类比象之法而大论之。

1. 人与自然之象的表现と应用。（阴阳）

2.1.1 黄帝曰：阴阳者，天地之道也……治病必求于本。故积阳为天，积阴为地……此阴阳反作，病之逆从也。

提要：总论阴阳（基本概念）

分析：

一、阴阳の作用　　（重点）　阴阳的性质と应用

(一) 概括自然界の普遍规律

——天地之道也

(二) 事物分类の纲纪

——万物之纲纪

(三) 事物发生、发展、变化の总原因（动力）

（动力）

——变化之父母，生杀之本始。

神明之府.

(四) 治病必探求根本（阴阳）——指导临床诊治.

——治病必求于本. 阴阳是疾病之本

根本是什么？《学报》1993. 5：9《论治病求本》[1]

二、阴阳の性能、常变举例

(一) 性质——对立

阳 } 在 { 上（天）、躁、生清、热.
阴 }   { 下（地）、静、生浊、寒.

"积阳为天，积阴为地；阴静阳躁；寒气生浊，热气生清"

(二) 功能——对立统一. 相反相成

阳 } 主 { 生、杀、化气（散）　"阳生阴长
阴 }   { 长、藏、成形（聚）　阳杀阴藏"

∴ 自然界　生长化收藏　"阳化气
人　体　生长壮老已　阴成形"

(三) 反作（阴阳反作致病）

阳 } 变 { 上 ——→ 下 ——→ 飧泄
阴 }   { 下 ——→ 上 ——→ 䐜胀

清（阳）气在下则生飧泄

浊（阴）气在上则生䐜胀

按语：

简述阴阳の基本观点，指出阴阳の对立统一是自然界の根本规律；宇宙の发生、发展、运动变化，根源皆在阴阳作用。

对立　天地
消长　杀藏
互根　生长
转化　寒←→热

批注：

1.《论治病求本》发表于1993年《山东中医学院学报》17卷第5期第9页。

2. 医学作为治疗人体疾病の科学，必须接受这种思想的指导。∴强调"治病必求于本"。中医理论の发展正是肇端于这种哲学思想与古人同疾病作斗争の经验结合而沿着朴素唯物论と自发辩证法轨道前进的。

启发：

中医要学会用现代科学语言总结经典理论，提出新定义、新方法、确立新原则。

2001.5.

难点："治病必求于本"，"本"指什么？

从经文理解，本指"阴阳"。道理很简单。∵开篇明义"阴阳者，天地之道也……治病必求于本。"但《内经》以后の历代医家，结合自己の理解と实践，从不同侧面提出了自己の见解，主要の关键在于将"治病求本"具体化。如：

1. 本指阴阳者：经旨

王冰

马莳

吴崑

张志聪

喻昌

此乃理论原则，具有普遍指导意义，不应求其具体化，否则自我限制，难以灵活运用。学《内经》切忌过分追求具体化。

2001.5.

20世纪70、80年代西医？提出"三级预防"：未发病前的预防、早期诊治、防止恶化，不正是中医"治未病"の内容吗？中医不善总结

2. 本指阴阳二邪：立足于疾病说
元·朱丹溪《丹溪心法》

3. 本在脾肾：生命说—先后天
明·李中梓《医宗必读》

4. 本乃肾阴肾阳：生命说—先天
清·冯兆张《锦囊秘录》

5. 本为脾胃：生命说—后天
明·黄承昊《折肱漫录》

6. 本系病之六变：症状—诊断
明·张介宾《景岳全书》

7. 本谓病机：诊断
清·韦协梦《医论三十篇》

总观诸家论点
其思路有二：
1. 认病求本
—诊断
2. 求机体生
命之本

可见以阴阳为
本既合经旨
又符合实际
即：阴阳是生
命之本……《生气通天》生之本，本于阴阳
生命源于阴阳。

"阴平阳秘…"←健康本于阴阳平衡
"阴胜阳病…"→疾病因为阴阳失衡
"阴阳离决…"→死亡：阴阳离决
合2~7说者。
"人生有形，不离阴阳"
《宝命全形论》

概念不清，诸说纷呈，莫衷一是原因：
"病"定义的不确定性！

病：
- 广义：失去健康的状态，"不舒服"，其本为人之正气（阴阳）
- 狭义：有确定的病名、病因、病理过程和结局，其本因病而异，因人而异，因时而异……是不确定的"标本"之本。

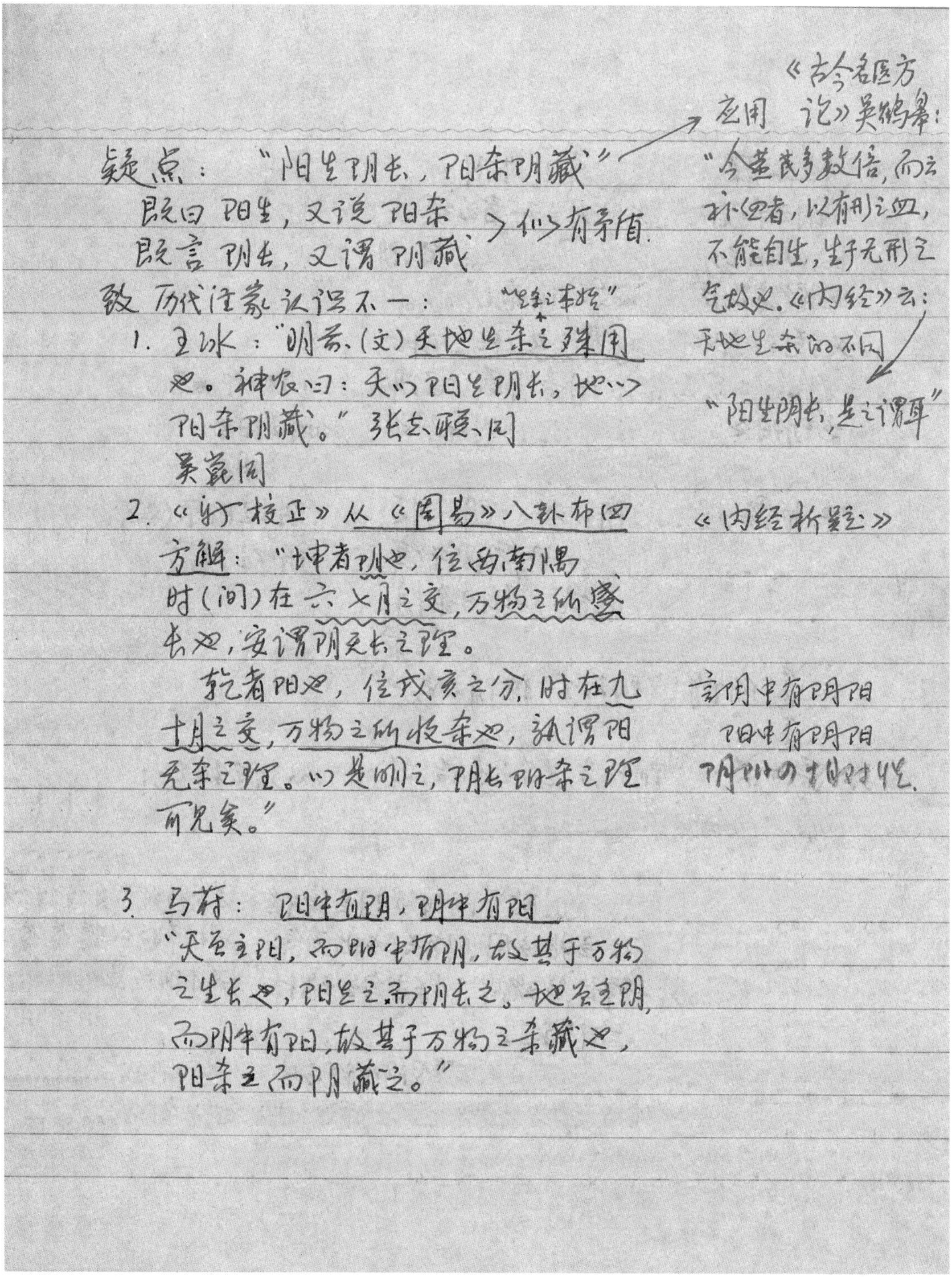

《古今名医方论》吴鹤皋：“今黄芪多数倍，而云补血者，以有形之血，不能自生，生于无形之气故也。《内经》云：“阳生阴长，是之谓耳”

天地生杀的不同

疑点：“阳生阴长，阳杀阴藏”

既曰阳生，又说阳杀
既言阴长，又谓阴藏 ＞似有矛盾.

致历代注家认识不一：“经文本旨”

1. 王冰：“明前（文）天地生杀之殊用也。神农曰：天以阳生阴长，地以阳杀阴藏。”张志聪、同
吴崑同

2. 《新校正》从《周易》八卦布四方解：“坤者阴也，位西南隅，时（间）在六七月之交，万物之所盛长也，安谓阴无长之理。

乾者阳也，位戌亥之分，时在九十月之交，万物之所收杀也，孰谓阳无杀之理。以是明之，阴长阳杀之理可见矣。”

《内经析疑》

言阴中有阴阳
阳中有阴阳
阴阳的相对性.

3. 马莳：阳中有阴，阴中有阳
“天为主阳，而阳中有阴，故其于万物之生长也，阳生之而阴长之。地为主阴，而阴中有阳，故其于万物之杀藏也，阳杀之而阴藏之。”

4. 张介宾：阴阳发展の作用

"阳之和者为发生，阴之和者为成实，故曰阳生阴长；阳之亢者为焦枯，阴之凝者为固闭，故曰阳杀阴藏。"

又说："此即四象之义，阳生阴长，言阳中之阴阳也；阳杀阴藏，言阴中之阴阳也。盖阳不独立，必得阴而后成，如发生赖于阳和，而长养由乎雨露，是阳生阴长也；阴不自专，必因阳而后行，如闭藏因于寒冽，而肃杀由乎风霜，是阳杀阴藏也，此于对待之中，而复有互藏之道，所谓独阳不生，独阴不成也。"

阴阳中复有阴阳
阳中之阳生
阳中之阴长
阴中之阳杀(收·肃)
阴中之阴藏

5. 高士宗："阴阳者，生杀之本始，故阳生而阴长，阳杀而阴藏。"

以经释经！

哲学の阴阳学说，是用哲学阴阳の对立属性及其对立制约、互根互用、消长转化关系认识自然，解释自然现象，探求自然规律的宇宙观与方法论。

是分析认识世界各种事物与现象の基本纲领。

中医学の阴阳学说，是中国古代哲学阴阳说与中医学理论相结合の产物，是用中医学の阴阳对立属性、互根互用、消化转化关系认识生命、解释生命现象，指导诊察疾病、辨识病证、探求养生防病治病规律の方法论。

是中医学理论体系の重要组成部分。

析疑：

1. 前文曰："积阳为天，积阴为地"
∴"阴阳"即指"天地"。
即"阳生阴长，阳杀阴藏"
即 天地阴阳运动的作用为生长、杀藏。"天生地长，天杀地藏"
换言之为：阳性 温热
天行春夏生长气候时，地面上的生物即发生、成长；
寒凉阴性
天行秋冬杀藏气候时，地面上的生物便衰退（凋谢）、收藏。

天空流行
天空空气
空气流动

2. 后文曰："天有四时五行，以生长收藏，以生寒暑燥湿风。"
∴天行四时五行之令，∴气候表现有寒暑燥湿风之变，地面上的生物体相应地发生着生、长、收、藏等变异。
足以证明

天指自然界即空间；四时即春夏秋冬四季，代表时间。

张介宾《大宝论》：凡物之生由乎阳，万物之死亦由乎阳，非阳能死物也，阳来则生，阳去则死矣。

结合《四气调神大论》
春三月，此谓发陈，天地俱生，万物以荣
夏三月，此谓蕃秀，天地气交，万物华实
秋三月，此谓容平，天气以急，地气以明
冬三月，此谓闭藏，水冰地坼，无扰乎阳"

2·1·2

故清阳为天……云出天气。故清阳出上窍……浊阴归六府。

提要 以自然界云雨形成为例，说明

阴阳之互根、转化关系；

～清浊↑↓[1]分布规律。

人亦应之。

分析 一、（自然界）阴阳↑↓互根、转化

已知：清阳⇒天气

浊阴⇒地气

地气（阴气）↑ ⟶ 天⇒云

天气（阳气）·云↓ ⟶ 地⇒雨

∴ 雨出地气，云出天气

云↓地 地水↑天复↓为雨；云由天↓于地之雨↑成

地水（阴）蒸腾于天为云气

天云（阳）凝聚降地为雨气

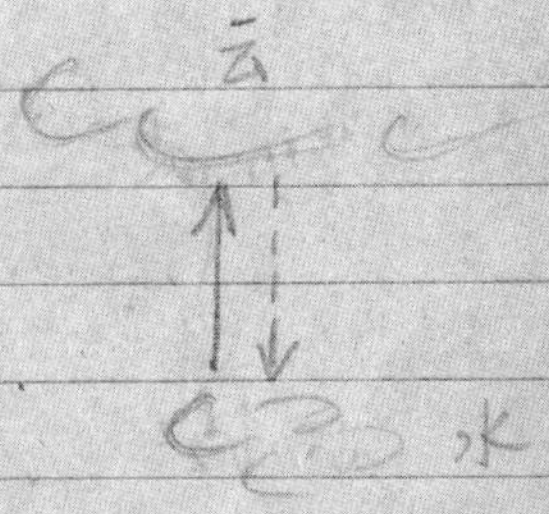

二、人体阴阳相应表现（重点）

清阳（天）⟶ 上窍

浊阴（地）⟶ 下窍

清阳（天—外）⟶ 发腠理（表）　天覆地，天在外

浊阴（地—内）⟶ 走五脏（里）　地被覆，故在内

批注：

1.“↑”表示“上升”，“↓”表示“下降”。下同。

清阳（天·外）实四肢（外）

浊阴（地·内）归六腑（内）

☆难点：清阳、浊阴の（相对性）含义

清阳
- 出上窍　（功能）　官窍の功能
- 发腠理　（卫气）　卫气の功能
- 实四肢　（水谷精气）清纯な阳の物质

浊阴
- 出下窍　（粪·尿）　污浊の物质
- 走五脏　（浓稠の营养物）　浓稠の物
- 归六腑　（水谷有形之物）　有形の物质

∴清阳、浊阴无专指即

所指无定在！

且夫阴阳者，有名而无形（固定形态）

总之　阳在上、外、无形之物と功能

阴在下、内、有形之物と功能

水为阴，火为阳……气薄则发泄，厚则发热。壮火之气衰，少火之气壮……壮火散气，少火生气。

承上文"天人相应"

提要

1. 确定水火、气味の阴阳属性
2. 药食气味入体后 味形气精化の互根转化关系
3. 药食气味の阴阳属性と功能

※ 4. 少火壮火与正气の关系

分析

一、水火、气味の阴阳属性

水——润下而寒——阴

味——有质而降

火——热而升明——阳

气——无形（固定形态）且升　（指寒热温凉言）

二、味形气精化の互根转化关系

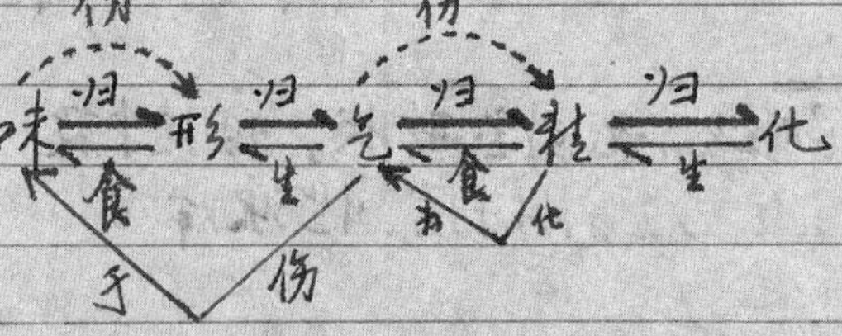

生理：
互根
消长
转化
病理：
互伤

经文多系互词，两两成对，可整理为：

气味归精形（精形食气味），　《上海中医药杂志》1982,(3):3

精形归气化

气化生精形

气味太过则伤精、伤形、伤气

气味个[1] —伤→ { 精、形 } 阴；气　阳

三、药食气味の阴阳属性と功能

（一）气味の含义と阴阳属性

1. 含义

气，药、食之品の四气，包括寒凉温热。

非五气　{ 非五行理论中之寒暑燥湿风五气

更非五脏化生の五气喜怒悲忧恐 }

味，药、食诸品の滋味

含酸苦甘辛咸等五味

非五行理论中之五臭：臊、焦、香、腥、腐

气と味不同 { 形体の感觉と体验。气

口、鼻感官の感受　味 }　相对而言

2. 阴阳属性

气，肉眼难见，无固定形状，轻清个散　阳

味，相对气而言，附于质，性浊降。　阴

批注：

1.“气味个”表示“药食气味摄入太过”。

苦寒 咸寒

(三) 功能

1. 味—阴↓
   - 厚：阴中阴—泄—清利泻下（大黄、芒硝）
   - 薄：阴中阳—通—利（茯苓、苡仁）泽泻
   - 大便、小便 > 出下窍
   - 甘辛　甘　淡　甘寒
   - 淡　阳 ←辛热—厚

2. 气—阳↑
   - 厚：阳中阳—发热—温热壮阳（桂附）
   - 薄：阳中阴—发泄—发散解表（麻黄）
   - 出上窍
   - 苦降—热
   - 阴　薄　厚

※ 应用

每味药都有自己的气与味

药物性能的发挥就是气与味综合作用的结果，也是药物气味阴阳双方对立统一的表现。

有的药以气为主
有的药以味为主
\> 二者相辅相成密不可分是中药的药理依据。如

大黄 { 大苦 大寒 > 阴中之阴—泻下（阴中之阴） 攻里不过寒

佐 主 细辛
大黄附子汤
三物备急丸
大黄 巴豆 干姜

附子 { 大辛 大热 > 阳中之阳—发热（阳中之阳）

石膏 { 大辛甘 大寒 —发散热邪（气分）（阳中之阴） 清—热

※ 四、少火、壮火与正气の关系　　(重点)

(一) 少火

气味温和之药食，食用适宜

对人体の补益性

或指平和の阳气

是人身　正气の　生化源泉

∴ {气食(shí)少火 / 少火生气} > 使人正气充盛

(二) 壮火

气味纯厚の药食用之不当，对人体の

危害作用

或谓亢烈の阳气

∵ 壮火 {消耗 / 升散(动)} > 阳气 {壮火食气 / 壮火散气}

∴ 壮火使人身正气衰减而少

提示：了解阴阳の可分性

概括药物性能

掌握药食过用或偏食导致阴

阳失衡の危害性

气味辛甘发散为阳……阴胜则阳病……重寒则热。寒伤形……形伤气也。

提要

1. 药食气味的作用

※2. 药食气味偏嗜导致阴阳偏胜病理表现

3. 寒热邪气伤人致病特点

分析

一、药物气味的作用

药食气味 { 辛甘—发散—助阳；酸苦—涌泄—助阴 }

↓

※二、药食（或感邪）偏嗜致阴阳偏胜病理表现（重·难）

（一）阳胜

摄食辛甘（阳）药食↑ 或感受阳邪（风暑）→ 邪 → 人体 { 阴精↓[1]；阳气↑ }

{ 制约；协同 } 制 ——> 热（实）症状？

（二）阴胜（同理）

过嗜酸苦药食 或感受寒湿阴邪 → 阴邪 → 人体 { 阴精↑[1]；阳气↓ }

{ 协同（助长）；制约 } ——> 实寒证 症状？

难点：

邪气为什么助长正气之阴阳？

实为邪气的阴阳性质与正气的阴阳性质相似助长

并非结合的助长

批注：

1. "↑"表示"亢盛"，"↓"表示"衰弱"。下同。

风胜则动……湿胜则濡泻。天有四时五行……寒暑伤形……生乃不固。重阴必阳，重阳必阴。故曰：冬伤于寒……冬生咳嗽。

以生长收藏　倒装.
以生寒暑燥湿风

提要　1. 自然界六气→的产生及其太过
　　人身五气
　　致病的一般规律
2. 提出伏邪发病的观点.

分析

一. 自然界与人体五气的产生与太过致病规律

(一) 自然界六气

1. 产生：

四时五行 —消长运动→ 生长收藏
　　　　　　　　　　↓
　　　　　　　　寒暑燥湿风

※ 2. 致病特点　（重点）

	风	动	取类比象　眩晕、震颤、抽搐.
《发微》	热	肿	（痈肿）
	燥　胜·则	干	
《发微》	寒	浮	（阳气不行，浮虚胀满）
	湿	濡泻	（伤脾）→洞泄、飧泄.

(二)人体五气

五脏 —化→ 五气(喜、怒、悲、忧、恐)

暴 { 怒 ——→ 阴 (肝—腹阴位·肝血)
暴 { 喜 ——→ 阳 (心—胸阳位·心神)

二、四时伏邪发病(阴阳转化病证)　(疑)

重阴必阳
重阳必阴

冬(阴)感寒(阴)邪 —春→ 温(阳)
春(阳)伤风(阳)邪 —夏→ 飧泄(阴)
夏(阳)伤暑(阳)邪 —秋→ 痎疟.(阴?)
秋(阴)伤湿(阴)邪 —冬→ 咳嗽(阳)(上)

未即发故曰伏邪　　因证反

春夏木火之邪伤人　病寒(皆有寒热)
秋冬寒湿伤人　病热(咳非皆热)

说证不够充分，也许尚未找出或尚不理解，要从"相对论"认识，姑且如此，抛砖引玉，以求高明。

故曰：天地者，万物之上下也……阴阳者，万物之能始也。故曰：阴在内……阴之使也。

提要 1. 总结上文说明自然界事物之所以变化皆阴阳变化の结果。

2. 体现阴阳の广泛性。

3. 指出阴阳互根互用关系，概括人类生命活动の规律——物质与功能の对立与统一。

分析

一、总结上文

略

二、广泛性

天、上、气、男、左、火……阳

地、下、血、女、右、水……阴

三、阴阳互根互用关系と人类生命规律（重）

阴（内）—使→阳（外）

生命规律：物质（阴）と功能（阳）の统一。

阴在内、静 { 为阳守于外の物质基础。
阴为阳气守卫（固守）而不流失

阳在外、动 → 阴精の遣使即调节の作用

2·1·4

帝曰：法阴阳奈何？……病之形能也。

帝曰：调此二者奈何？……此圣人之治身也。

天不足西北……此天地阴阳所不能全也，故邪居之。

故天有精，……中傍人事以养五脏。天气通于肺，地气通于嗌，风气通于肝，雷气通于心，谷气通于脾，雨气通于肾……则灾害至矣。

提要 取法阴阳，阐明生理病理变化及疾病调治法则。

分析

一、以阴阳法则辨别疾病阴阳属性

(列举阴阳偏胜の症状と体征)及自然气候对疾病の影响.

(一)辨疾病阴阳属性 ——《调经论》

阴阳邪胜：

身热 —— 阳盛　　寒邪附于表、阳气郁闭于内

无汗 —— 腠理闭（邪盛于表；阳邪轻开，甚闭．津耗竭 → 似闭）

喘粗俯仰 —— 阳邪胜于里（胸）

齿干 —— 伤阴

烦冤 —— 热胜扰神

腹满 —— 热盛（阳胜）／阴绝／脾土败绝

独阳向外 䐜胀

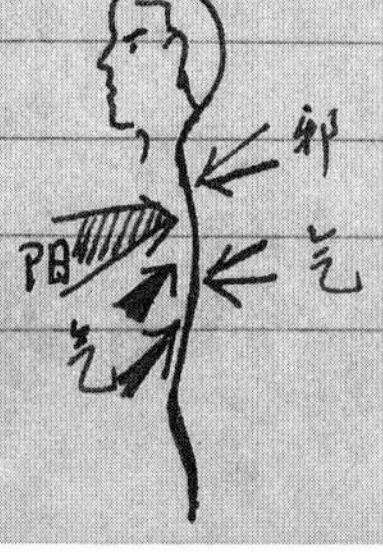

阳盛则外热

阴胜
- 身寒 —— 阴胜
- 汗出 —— 阳虚不固
- 身常清 —— 阳伤不温
- 数慄而寒 / 寒则厥 ＞ 阴胜寒甚 阳气竭
- 腹满 —— 脾胃阳虚不化 浊阴不降

孤阴

二、时令与疾病的关系

（一）
春夏阳盛 —助→ 阳邪 ∴ 阳胜病 益甚难耐
秋冬阴盛 —制→ 阳邪 ∴ 阳胜病 缓解可耐

（二）同理
秋冬阴盛 —助→ 阴邪 ∴ 阴胜病 益甚难耐
春夏阳盛 —制→ 阴邪 ∴ 阴胜病 缓解可耐

难点　壅

阳盛（胜） —— 腠理闭 —— 无汗 —— 身热

阴盛 —— 汗出不固 —— 身常清 —— 数慄而寒

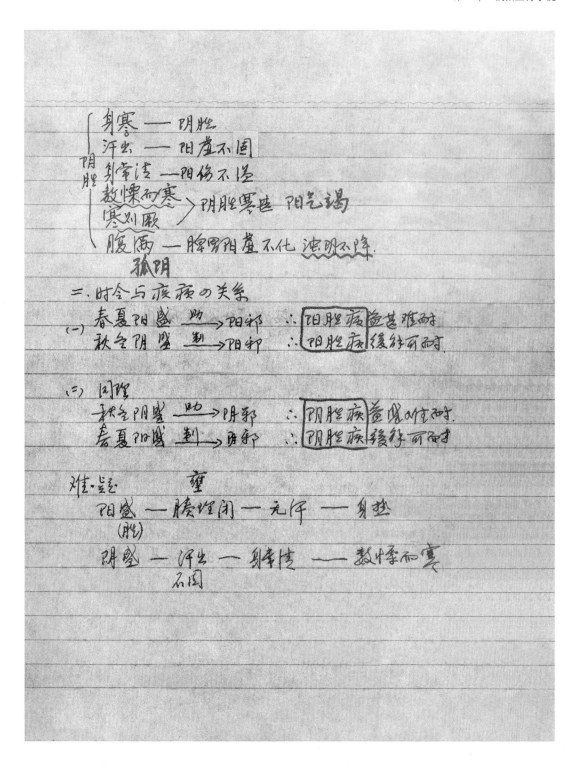

三、调阴阳、乐恬惔 益寿延年（略）

（一）早衰的表现 —— 阴阳失调

年40 { 阴气自半
起居衰

年50 { 体重
耳目不聪明

年60 { 阴痿
气大衰
九窍不利
下虚上实
涕泣俱出

（二）防衰的原则 —— 调阴阳

1. 知七损八益 —— 节房事

2. 法阴阳 —— 效法、仿效、阴阳规律

3. 为无为事，乐恬惔之能。（能 tài）[1]

处恬惔之状态

四、法阴阳养生

（一）耳目四肢功能法天地。

批注：

1.“能”通“态”，读“tài”。

（二）天人相应　远取物，近取身

1. 法天——上

养头

汗，——天地之雨

阳气——天地疾风

暴气——象雷

逆气——象阳（上）

2. 法地——下

养足

六经为川

肠胃为海

九窍为水注之气

3. 法中

养五脏

（重点）四、六气通脏

天气通于肺

水谷　地气通于嗌

木　风气通于肝

火　雷气通于心

土　谷气通于脾

水　雨气通于肾

七损八益解

1. 《黄帝内经太素》承上文解："阴阳更胜之变"阳胜（盛）病态有8：身热、腠理闭、喘粗、俛仰、汗出不而热、齿干、烦冤、腹满（死）。" 阴胜（盛）病的见症有7：身寒、汗出、身常清、数慄、寒、厥、腹满（死）。" 阳盛（胜）为实，故称益。阴盛（胜）为虚，故称损。

2. 王冰《黄帝内经》：七损者，女子月经贵于时下，八益者，男子精气贵乎充满，反之则病。

   女子二七天癸至，月事以时下。

   丈夫二八天癸至，精气溢泻。

   ∴七可损，八当宜益。

3. 《类经》《内经知要》：七为阳数，八为阴数，阳不宜消，阴不宜长，反之则早衰。

   ∵生从乎阳，死从乎阴

   ∴阳不宜消，阴不宜长。

   　当益　　　　当消

4. 与3相反，《集注》：阳（七）宜损，阴（八）当益。

   ∵阳常有余，阴常不足

   ∴有余当损，不足当益。

5. 《素问识》：据《上古天真论》
女子有三损：五七、六七、七七；
男子有四损：五八、六八、七八、八八。
合之有七损。
女子有四益：七、二七、三七、四七；
男子有四益：八、二八、三八、四八。
合谓八益。

6. 湘·长沙·马王堆出土竹简《养生方·天下至道谈》：八益，一曰治气、二曰致沫、三曰智时、四曰畜气、五曰和沫、六曰窃气（亦作积气）七曰寺赢、八曰定倾。

七损：一曰闭，二曰泄，三曰竭、四曰勿（又曰茀）、五曰烦、六曰绝、七曰费。

目前很何未此说。属房中术（古代）

同出而名异，智者察同……

同出 ①王冰："同于好欲"

《吴注》："同得天地之气以成形" 同生.

《发微》："阴阳之要，人所同然"

《集注》："神气生于阴精，故同出于天一之真" 精神思维同出于天一之真

△《悬解》② "知七损八益则强，不知则老。人同此理，而老壮绝异。"

异名 王冰：异其老壮之名

《吴注》：有长生、不寿之殊

《类经》："智愚之名异"

《集注》："而有精气神三者之异名耳"

《节解》："同其体而异其形"

结论 "同（天地论）出生，寿夭名异"。

《素问语释》："同得天地之气以生，而有强与老的不同功果。出，生也。名，功也。"成果的意。

附 另有人认为：同、异乃古代辩证法揭露事物内在矛盾的一对术语。∴同异皆须就同一或具内在联系的同一类事物言，若对两个不同类事物便无相并说之意。《灵·营卫生会》：故血之与气异名同类焉……夺血者

毋

无汗，夺汗者毋血"论血与气の内在关系，互根互用，一损俱损，一荣俱荣。这种事物の内在联系常人不易察知，∴下文有"智者察同，愚者察异"。（《内经》教参认为：本句谓"阴阳二气同出于天真，而有阴と阳の异名。——本人不与其同解。）

察同　《类经》：智者所见皆合于道，故察同，愚者闻道而笑，而各是其是，故察异。

《直解》：察同者，于同年未衰之日而省察之，智者之事也。察异者，于强老异之日而省察之，愚者之事也。

《释义》：智者察同，则知损益之源，愚者察异，但观壮老之节。

教参：此同、异是承上文"同出而名异"而言，故其意当为掌握阴阳内在联系的人则为智者，而不懂得阴阳内在联系の人则为愚者，故智者能调阴阳而为"有余"，愚者不能调阴阳而为"不足"。

《诠释》：聪明的人研究の是人生共同の根本规律，愚钝的人研究の是不同の现象。

恬惔之能

无为之事

王冰：圣人不为（作）无益以害有益，不为（作）害性而顺性，故寿命长远，与天地终。引《庚桑楚》曰：圣人之于声色滋味也，利于性则取之，害于性则损之，此全性之道也。《书》曰：不作无益害有益也。

无为，非无所作为的消极事，乃自然而然，即顺其自然。该做就做，不该做不做。

能
- tài（态），《素问校释》[1]，指精神状态、情态。
- néng，王冰注及其所引，足证。
  《吴注》：圣人所为如此。
  《类经》：能者，如关尹子所谓唯有道之士能为之，亦能能之，而不为之之义（即能做，而不该做即不做的意思）。

二者俱通。

批注：

1．指人民卫生出版社1993年出版的《黄帝内经素问校释》（山东中医学院、河北中医学院校释）。

2·1·5

故邪风之至，疾如风雨……半死半生也。

故天之邪气，感则害人五脏；

水谷之寒热，感则害于六府；

地之湿气，感则害皮肉筋脉。

故善针者……以左治右。以我知彼……

用之不殆。

善诊者……以诊则不失矣。

提要：仿阴阳以诊治.

分析：

一、早期诊治或失治与疗效の关系

（一）邪气犯人——疾如风雨

发病急、传变快、早诊治、防传变、疗效高

（二）失治疗效差——传至五脏 50%[1]

（三）邪气侵害の途径规律

天邪（六淫）——>害五脏

水谷寒热（含失节、不洁、偏嗜）害——>六府/传化

地湿 坐卧/接触——>皮肉筋脉

批注：

1.“50%”表示原文中的“半死半生”。

二. 诊治辨阴阳——阴阳理论在诊治上の应用.

(一) 针治

从阴引阳　以右治左 ⎫ 以观过与不及之理
从阳引阴　以左治右 ⎬ 见微得过
以我知彼　以表知里 ⎭ 用之不殆

道理:
①经脉交叉
②阴阳互根
③阴阳相关

(二) 诊察 · 辨证

察色(明润.光泽)(枯晦.黑暗)
按脉(浮沉迟数)(沉数
审清浊　知部分
视喘息 ⎫
听音声 ⎭ 知所苦
观　　 ⎧ 权 ⎫
脉象　 ⎨ 衡 ⎬ 知病所主
　　　 ⎩ 规
　　　　 矩
　　　　　　 ⎧ 浮 ⎫
按尺寸(尺肤) ⎨ 沉 ⎬ 知病所生
　　　　　　 ⎩ 滑
　　　　　　　 涩

以治无过
以诊则不失矣

道理:
①阴阳可分
②阴阳对立

2·2 《素问·金匮真言论》

金属制作の匮子，以示贵重、保险

言篇中所论皆至真不易之说，非常珍贵，必藏于"金匮"之中，方为珍重、宝贵、秘密（非其人勿教，非其真勿授）。

金匮，匮以金制（非黄金实为金属）内藏之书，乃帝王家有，不可轻易外传，其珍贵如金。

真言，见道之论，至真至要之言。

一、四时气候变化与五脏の关系，及其发病规律。

二、人体形态结构分阴阳及其目的，生命活动の对立统一运动观点。

三、四时五脏阴阳理论の5.层次结构

2·2·1

黄帝问曰：天有八风……所谓四时之胜也。
东风生于春，病在肝……此平人脉法也。

提要　四时八风触五脏发病的规律。

分析　略

词：八风，东、东南、南、西、西南、西北、北、东北等八方之风。以其常变而有发病、不发病之异，其常按时而至不致病为实风，其变，不时而至致病，称虚风。

五风，心风、肝风、脾风、肺风、肾风等五脏风证的总称。由八方虚风侵袭经脉，循经触脏而发病。

经风，八风发邪，经脉受之而为。

东风
生于春
病在肝
俞在颈项：春气发荣于上
——病在头，颈项乃头之误
肝胆之脉颈项无俞穴，下言病在头故颈项
乃头之变文

南风
生于夏
病在心
俞在胸胁　心脉循胸出胁（厥阴包络
之脉——心为君主不受邪包络代之）

西风
生于秋
病在肺
俞在肩背　肺之位

北风
生于冬
病在肾
俞在腰股　腰为肾府

中央
为土
病在脾
俞在脊　脊居体中应土主中央

春气　病在头
善病鼽衄　鼻塞流涕或出血

夏气　病在藏　心，通夏气为诸脏之主
仲夏善病胸胁　外为胸胁，内为脏
仲，中间，第二，夏季の第二个月，5月
长夏善病洞泄寒中
代中央，仲夏之后　六月。利泄无度，内寒，脾阳衰微

秋气　病在肩背　肺之应
善病风疟　疟疾之一　发于腠理疏泄　遇之汗不出　着邪内伏　复感秋风凄切（寒凉），金寒火热相战之果。

冬气　病在四肢　四肢为腰股之末梢，腰股病显致于四肢，肢酸懒乏力之状　腰膝酸软乏力乃肾虚（病）之"必"见症。
善病痹厥　关节痹痛，手足麻木或逆冷。（四肢为阳之本，冬时阳气内藏，经气外虚，风入经络）

冬不按蹻

冬季不以按摩、气功、健身操等养生法. ∵冬阳伏在阴，当伏之时而扰动筋骨，则精气泄越，以致春夏秋冬各生其病。故冬宜养藏（秋冬养阴，阴者藏也，顺其性），春阳易升，阴精自固，何有诸疾？

春不鼽衄，不病颈项
仲夏不病胸胁
长夏不病洞泄寒中
秋不病风疟
冬不病痹厥　（飧泄而汗出也）
皆阳虚之象，未必无理.

夫精者，身之本也，故藏于精者，春不病温

∵冬不按蹻，精气伏藏，阳不妄升，春无温病，又何虑乎鼽衄颈项等病。

《生气通天论》："阳气者，一日而主外，平旦人气生，日中而阳气隆，日西而阳气虚，气门乃闭。是故暮而收拒，无扰筋骨，无见雾露，反此三时，形乃困薄。"

2·2·2

故曰：阴中有阴……故人亦应之。

夫言人之阴阳……故以应天之阴阳也。

提要：论阴阳中复有阴阳，人亦应之。

分析：

一、自然界阴阳消长规律——人亦应之

（一）阴阳中复有阴阳

"阴中有阴，阳中有阳"——互文即

"阴中有阴阳，阳中有阴阳"

说明阴阳的可分性

（二）阴阳消长规律

日出地上——昼——天之阳 {午前 午后

为 {阳中之阳（平旦至日中）

阳中之阴（日中至黄昏）

日入地中——夜——天之阴 {子前 子后

为 {阴中之阴（合夜至鸡鸣）

阴中之阳（鸡鸣至平旦）

（以上两项）人亦应之

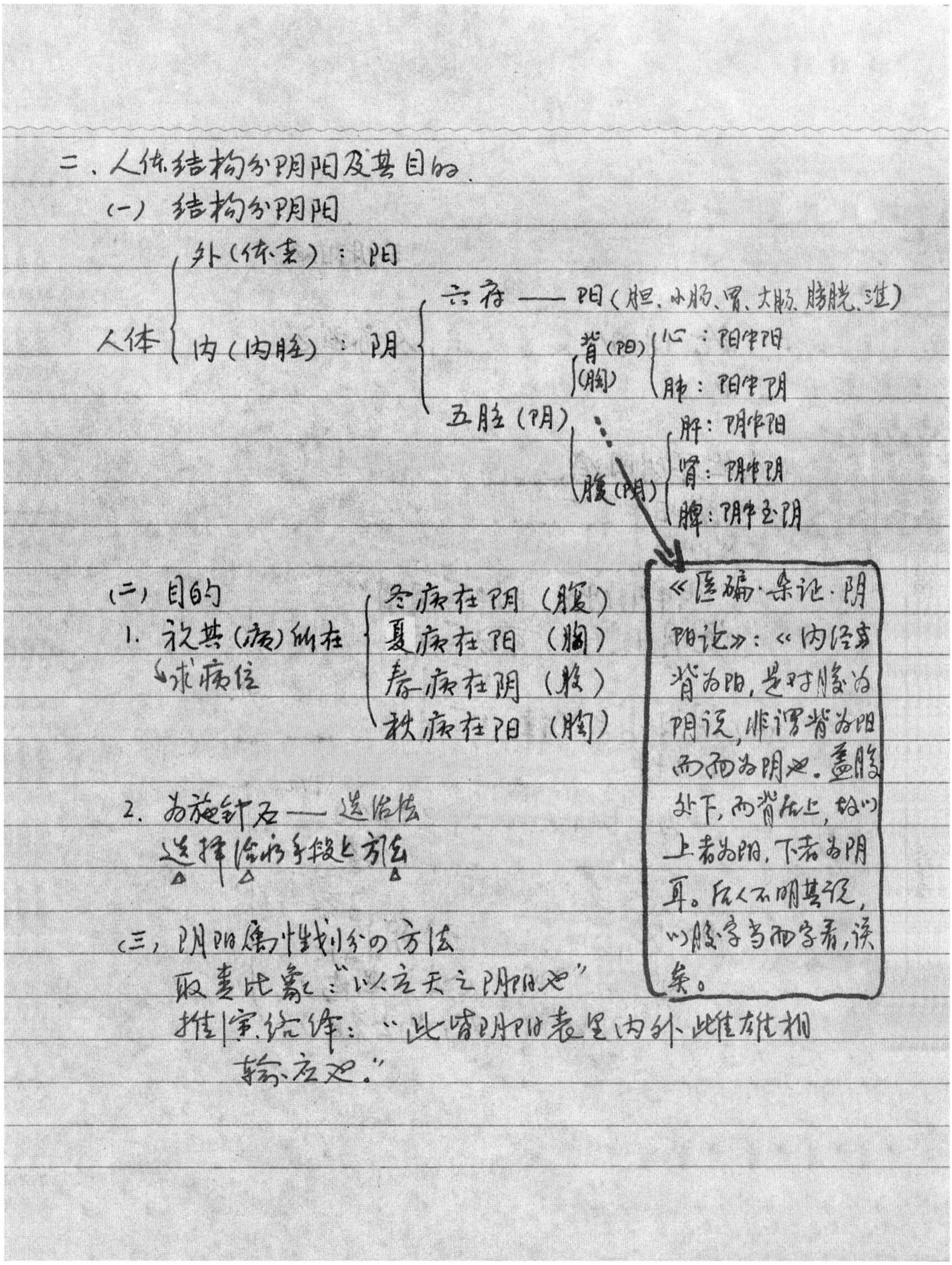

二、人体结构分阴阳及其目的

（一）结构分阴阳

人体：
- 外（体表）：阳
- 内（内脏）：阴
  - 六腑——阳（胆、小肠、胃、大肠、膀胱、三焦）
  - 五脏（阴）
    - 背（阳）（胸）
      - 心：阳中阳
      - 肺：阳中阴
    - 腹（阴）
      - 肝：阴中阳
      - 肾：阴中阴
      - 脾：阴中至阴

《医编·杂证·阴阳论》：“《内经》言背为阳，是对腹为阴说，非谓背为阳而而为阴也。盖腹处下，而背居上，故以上者为阳，下者为阴耳。后人不明其说，以腹字当而字看，误矣。”

（二）目的

1. 求其（病）所在
   - →求病位
   - 冬病在阴（腹）
   - 夏病在阳（胸）
   - 春病在阴（腹）
   - 秋病在阳（胸）

2. 为施针石——选治法
   - 选择治疗手段、方法

（三）阴阳属性划分的方法
- 取象比类：“以应天之阴阳也”
- 推演络绎：“此皆阴阳表里内外雌雄相输应也。”

2·2·3

帝曰：五藏应四时，各有收受乎……

非其真勿授，是谓得道。

提要　论五藏应时，各有所受

分析　略

2·3　《素问·阴阳离合论》

讨论阴阳离合之数的问题。

一、一阴一阳，阴经与阳经，离之为二（千、万），合之为一。《类经》："分而言之为离，阴阳各有其经也，并而言之则为合，表里同归一气也。"

二、阴阳各分太、少、厥（阳明）为离，三阴三阳总合于一阴一阳则为合。《直解》："离则有三，合则为一。从三而十百千万，皆离也；三阳归于一阳，三阴归于一阴，皆合也。"

文中有"三阴三阳不应阴阳"之言，则后说义胜。

总之阴阳本为一分为二，亦以阴与阳二者而言，并显离合之数。

内容

1. 阴阳变化万千，其要在一阴阳的对立与统一。
2. 三阴三阳离而为三，合则并为一的道理。
3. 开、合、枢的概念及后世发展。

第三章　藏象学说

3. 藏象学说

藏象

藏象学说

藏象　　の形成

1. 古代解剖学知识　　基础
2. 长期の生理病理观察　　依据
3. 长期の医疗实践　　研究方法
4. 方法：取象比类　　论述方法
　　　　抽象推演

以阴阳、五行为符号

5. 特点　整体观念

藏象学说の内容

藏府 と 精气神 の性能、关系

1. 五脏学说の理论核心，就是阴阳五行。

∵ 五脏是本五行来的。　五脏分属五行

脏腑相合是本阴阳来的。　脏（阴）腑（阳）表里相合

2. 五脏学说の客观规律，是天人合一。

∵ 中国人の哲学思想是从古天文学中发现的，即效法自然の观念。提出"人与天地息息相通"，又说"人是一小天地"存在着普遍の规律。

∴ 五脏学说是建立在自然界这些客观规律の基础之上的。

六节[1]，古人用甲子（天干、地支）纪天度，甲子一周为一节（60天），六个甲子为一年。故称"六六之节，以成一岁"，简称六节。

藏象，脏腑内外相应の生理病理征象。

内容：

1. 天体运行の规律、天人相应の道理；五运失常，时序变异，给人造成の灾害。
2. 举例阐述脏腑藏于内，功能常变表于外の征象及其与时令の关系
3. 以人迎气口脉象の异常，确定病位と预后。

批注：

1. 此篇为3.1《素问·六节藏象论》。

脏　腑

五脏　　肝　心　脾　肺　肾

与

六腑　　胆　小肠　胃　大肠　膀胱　三焦

奇恒之府　　脑　髓　骨　脉　胆　女子胞

3.1　《素问·六节藏象论》

[原文]　首论六节成岁の天度规律，~~然后~~再论藏象相应の道理。故名。

帝曰：藏象何如　……　凡十一藏取决于胆也。

【提要】　以四时五藏阴阳整体观论藏府性能

[分析]

重[1]　一、五脏（六腑）功能

(一) 心
- 生之本：心为君主（素问）；心主血（集注）
- 神之变（处）：藏神之处，生命の征象

1988.10.31《文汇报》"心脏确实参与大脑思维活动"　"器官移植"

(二) 肺
- 气之本：气の生成·输布（构成人体 维持生命活动 气の升降出入是生命の标志）
- 魄之处：藏魄之处（皮毛）。五神之一，附形之灵（与生俱来的）。

(三) 肾
- 封藏之本：藏构身之本精气，不宜耗泄。
- 精之处：是后天之精肾藏于此。

批注：

1."重"表示此项为学习重点。下同。

（难）[1] 四、肝 { 罢极之本：（耐受）疲劳の根本 { 耐受 / 产生 / 消除 } 疲劳　藏血 养筋
魂之居：五神之一，随神往来。梦寐、变幻、游行、想象

（疑）[2] 五、脾、胃、肠、膀胱 } 系 { 仓廪之本 / 营之居 } 名曰器 { 化糟粕 / 转味而入出者也

滑寿认为有错简，当云："脾者仓廪之本，营之居也，其华在唇四白，其充在M，此至阴之类，通于土气。胃、大肠、小肠、三焦、膀胱，名曰器，能化糟粕转味而入出者也。"

段之列类の"类"字不妥

《直解》，从其说。

认为：无足依据，从脏腑分类言不无道理。

批注：

1.“难”表示此项为学习的难点。

2.“疑”表示注家观点不统一，存疑。

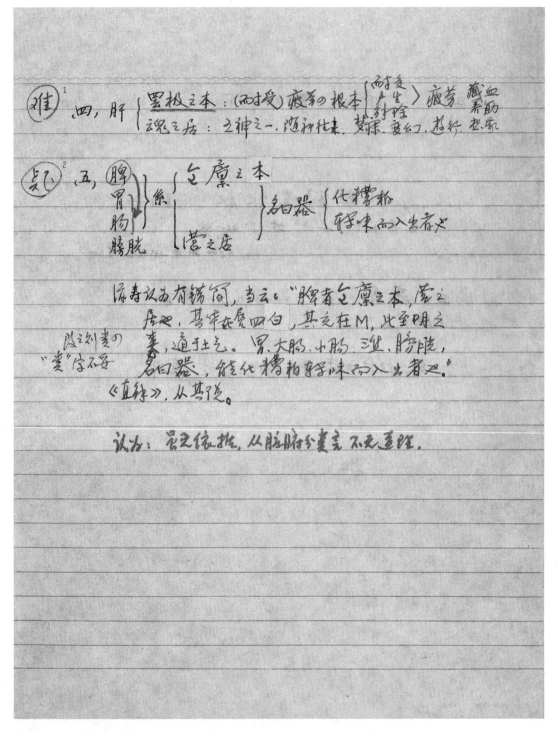

二. 五藏与五体组织の关系

(一) 心 { 华面：血之精气 / 充血脉： } 可检见

(二) 肺 { 华毛 / 充皮 } 宣发精气向外可见者

(三) 肾 { 华发 / 充骨 } 同上

(四) 肝 { 华爪 / 充筋　运动所接 }

(五) 脾、胃、大肠、小肠、三焦、膀胱 } 其 { 华唇 / 充肌 } 水谷精气 { 化血气 / 养周身 }

三、与四时の关系

(一)心
- 通夏气
- 阳中之太阳。
  - 膈上、五行属火

(二)肺
- 通秋气
- 阳中之太（少）阴
  - 阳位
  - 经脉言 → 阳中之阴，阴不足

(三)肾
- 通冬气
- 阴中之（少）太阴
  - 少阴从经脉言，太阴言阴气盛

(四)肺
- 通于春气
- 阴（阳）中之少阳 → 腹腔为阴，阴中之阳
  - 平旦至日中天之阳，肝旺于春，一日中之晨

(五)脾、胃、大肠、小肠、膀胱、三焦 } 此
- 至阴之类
- 通于土气

第一个阴阳指所在部位属阴、阳；

第二个阴阳指其属性、阴阳气之多少。

四、十一脏取决于胆　（疑）

（一）含义
- 1. 非凌驾心上之重要
- 2. 强调胆の功能《内经》

泛言，强调一脏功能者不乏其例：
"肺者 藏之长" "肾者 主藏之本"

（二）胆の重要性理论：

√1. 胆主春生之气，春气升则万化安
李东垣

2. 胆位相火（少火）温煦诸脏，延续生命。
赵献可

√3. 主决断　不偏不倚
王冰、张介宾

√4. 主枢，通行全身内外上下
张介宾

5. 维持饮食物的消化吸收，气血运行，精神活动，协调十一脏功能

6. 横排版、竖排版："土" "十一"

32

《素问·灵兰秘典论》

帝王藏书之所 灵台兰室中所藏の秘密典籍
的内容——藏府功能及相互关系

[原文]

黄帝问曰：愿闻十二藏之相使……请遂言之：心者，君主之官……戒之，戒之！

[提要] 论十二藏功能及相互关系，心的主导作用

[分析]

一、十二藏功能——类比法

(一)心者（纎）jian
- 君主之官
- 神明出焉：Ⅲ级神
  - 广义：自然界、生命现象
  - 狭义：精神

心主神明，处事纤细无遗 "所以任物者谓之心"

《明堂》曰："心者纎也" 疑为"纎"之误，《说文》"纎，细也" 段注："纤细而无遗" 人生在世凡处事任物皆需心认真周密分析方能有条不紊。

(二)肺（傅）《明堂》、《集韵》：左右
- 相傅之官
- 治节出焉：治理调节
  - 气
  - 血

(三)肝 干
- 将军之官（保卫）解毒
- 谋虑出焉

性能、保卫の作用
- 主疏泄、气血调顺志意和 { 志意通达和、精神畅脏安
- 藏血调血量，维持正常生命活动 人卧血归于肝
- 将军之官，将军本职保卫
- 胆受肝之余气主决断

肝者，干也。《集韵》：干，扞（hàn）也，即相卫也。（衛也）
重点说明肝生理上具有保卫人体の作用

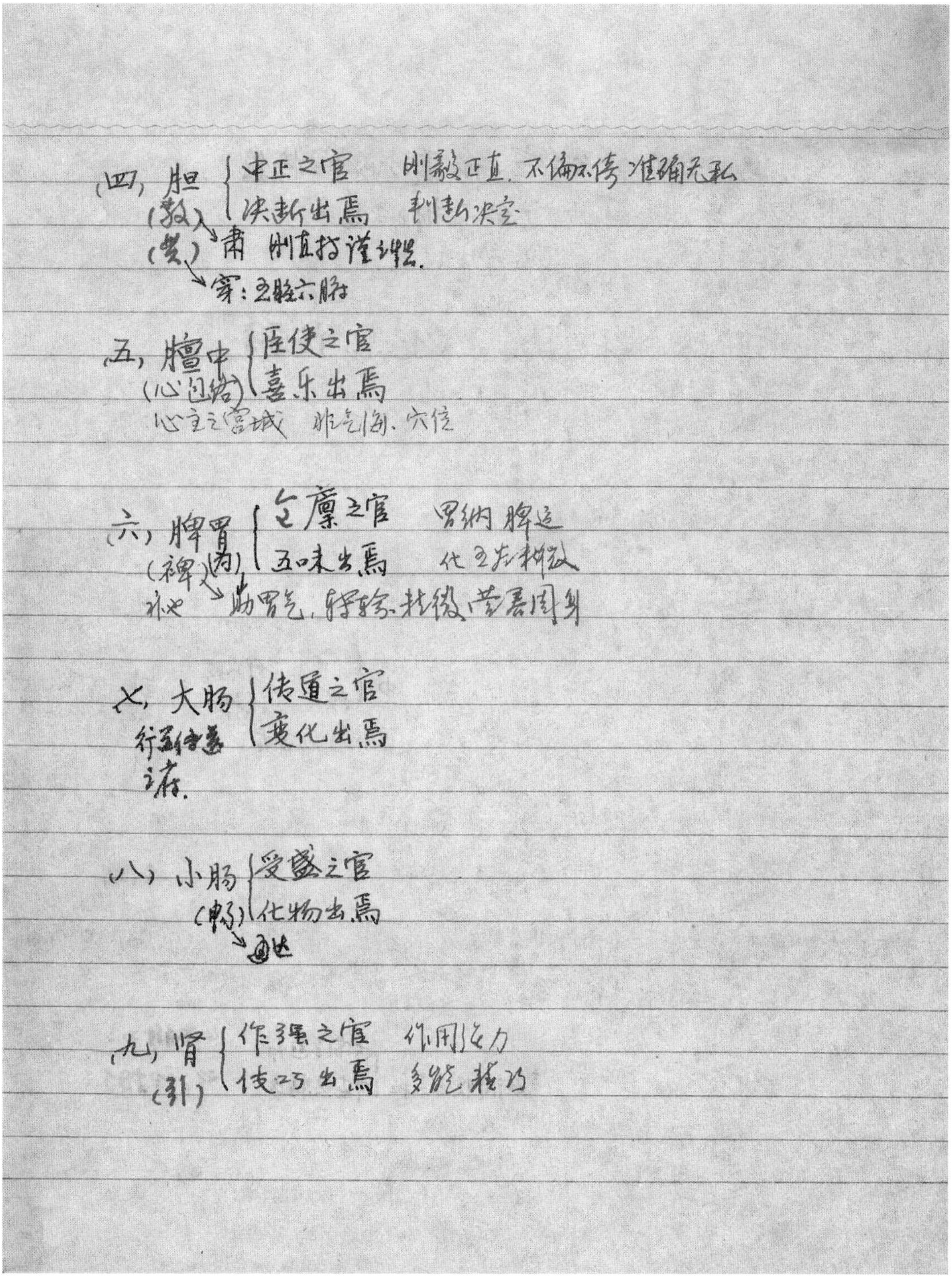
(四) 胆 { 中正之官　刚毅正直，不偏不倚，准确无私
(敢) { 决断出焉　判断决定
→ 肃　刚直持谨端悫.
(贯) → 穿：五脏六腑

(五) 膻中 { 臣使之官
(心包络) { 喜乐出焉
心主之宫城　非气海、穴位

(六) 脾胃 { 仓廪之官　胃纳脾运
(裨)(为) { 五味出焉　化五谷精微
补也 → 助胃气，转输精微，营养周身

(七) 大肠 { 传道之官
行道传送 { 变化出焉
之府.

(八) 小肠 { 受盛之官
(畅) { 化物出焉
→ 通达

(九) 肾 { 作强之官　作用强力
(引) { 伎巧出焉　多能技巧

（十）三焦：
- 决渎之官　分利
- 水道出焉

（十二）膀胱：
- 州都之官 津液藏焉
- 气化则能出矣
  - 复蒸腾
  - 排出体外

请参照《内经》教参の相应部分

二. 十二官の关系

脏腑と脏器不同

（一）不得相失——协调一致（统一）

（二）心为主导：
- 主明：下安
  - 养生——殁世不殆
  - 治天下——大昌
- 主不明：十二官危
  - 使道闭塞不通，形大伤＞养生殃
  - 治天下——宗大危

△“神明出焉”　藏神　表出之状态——明

状

一、以比喻法论脏腑功能及相互关系。此乃藏象学说の基本内容と理论核心。

二、"十二官相使"の整体观，是藏象学说の特点，是中医学理论体系の主要学术思想。对中医理论と临床治疗技术个有重要指导作用

三、各脏腑の概念 {结构与形态、功能。
综合功能

突出了"气化"と"传道"，是"藏象"と"脏腑"的区别。

3.3

《素问·五藏别论》

论证藏府功能区别与分类而命名。

五藏，六府，概称脏。——以5为主，脏为核心

别 { 区别　此作区别。
　　另外

内容：1. 脏腑分类　2. 切气口诊病的道理。

[原文]

黄帝问曰：余闻方士，或以脑髓为藏，

……满而不实也。

[提要] 藏府功能特点与分类。

[分析]

一、奇恒之府

(一) 名称

脑、髓、骨、脉、胆、女子胞

(二) 生成

地气（阴气）所生

"脾气散精" "脏气散于肝"
"脏气归于脾" "脏气归于肺"……

(三) 功能特点

"肾者，主水，受五脏六腑之精而藏之，五脏盛乃能泻。"

藏于阴（精）

象于地 — 藏而不泻 { 中空有腔 / 似府者.

不绝对 { 胆输胆汁 / 女子胞 { 排经血 / 娩胎儿

水谷有形之物

遗传？

二. 传化之府

(一) 名称　　称传化之腑，而不曰"六腑"

胃、大肠、小肠、三焦、膀胱　(胆)

(二) 生成

天气之所生——阳气

(三) 功能特点

象天——阳

泻而不藏，水谷在此不能久留，输泄

受五脏浊气

三、五藏

藏精气而不泄，不绝对

满而不能实

脏真散于肝

脾气散精

五脏盛乃能泻

《上古天真论》：肾者主水，受五脏六腑之精而藏之，五脏盛乃能泻

✓四. 藏府区别：

五藏——贮藏精气不输泄水谷糟粕

只能被精气充满，不能被浊

相对而言　物充实

六府——传化水谷浊物，不贮藏精气

只能被水谷浊物充实，不能充满

水谷入口 { 胃实肠虚

食下则肠实胃虚

五、魄门与五脏の关系　古通→魄　魄　鬼　玄府

（一）魄门——肛门 {排糟粕之门户
大肠末端与肺相表里
肺藏魄

（二）与五脏の关系

心神主宰
肝气疏达
脾气升提
肺气宣降
肾之固摄

} 魄门启闭 —促→ 内脏↑↓
（有时）

∴魄门启闭状态反映五脏（六腑）の状况 {精气↑↓
功能常变

对临床诊断、治疗、预后均有指导意义

类别	脏器	性质	应象	功能
五脏	实体 肝心脾肺肾	阴	地	藏精不泻 满而不实
六腑	有腔 胆小胃大胱焦	阳	天	传化物不藏 实而不满
奇恒之腑	有腔 脑髓骨脉胆胞	阴	地	

满
实 > 解 {精气，精气の充满（无形）；精气为贵，只有不足，无有余。
水谷；

∴揭示脏与腑の形态区别。

3·4　《灵枢·天年》

论人の自然寿命过程及先天禀赋、五脏、气血等与寿夭的关系。

内容：

一. 提出人始生"以母为基，以父为楯"观点，强调神之得失乃生死の关键

二. 生命过程各不同阶段的生理特征

三. 人之寿夭以先天禀赋为基础

3·4·1

[原文]

黄帝问于岐伯曰：願闻人之始生，何气筑为基……得神者生也。

黄帝曰：何者为神……乃成为人。

黄帝曰：人之寿夭各不同……各如其常，故能长久。

黄帝曰：人之寿百岁而死……百岁乃得终。

[提要] 论生命の原理，神の含义及重要性；长寿の表现。

楯，shǔn.《类经》"楯，材具也。人之生也，合父母之精而有其身。父得乾之阳，母得坤之阴，阳一而施，阴两而承，故以母为基，以父为楯。譬之稼穑者，必得其地，乃施以种……夫地者基也，种者楯也，阴阳精气者神也，知乎此则知人生之所以然矣。

[分析]

一、生命の原理

"以母为基，以父为楯"

楯(shǔn)
- 《说文》："阑槛也"。 Kǎn jiàn 栏杆
- 同盾，卫护者。
- 《类经》p.63. 材料。见参页

精血相合 从现代医学受精过程言，张介宾の解释准确。

重 二、神の含义及其重要性。

是人就是神，与是人不是神之"神"含义不同。前者指人的生命现象。后者指神秘不测即不可知。

(一) 神——人 形、神统一观

生命现象の总称
生命の象征
- 生物
  - 动物
  - 植物
- 人
  - 感知
  - 运动
  - 精神、思维。

形神统一"寓御"："血气已和，营卫已通，五藏已成（形），神气舍心，魂魄毕具（神），乃成为人（形）。"

(二) 神の重要性

得神、失神の表现参考诊断学。

"得神者生"
- 生命力健壮——不病
- 虽病预后良好。

"失神者死"
- 生命力衰败——多病
- 不病亦危，没有病乎，

三、长寿の表现——结构と功能

五藏坚固
血脉和调
肌肉解利
皮肤致密
营卫常行
呼吸微徐
气以度行
六府化谷
津液布扬

——各如其常，故能长久

健康长寿
侧重功能
↕
侧重结构
总观面部骨高肉厚——形态结构
外观性状

使道隧以长
基墙高以方
通调营卫
三部三里起
骨高肉满

——下颌、耳
百岁乃得终
额角、鼻夹、下颌.

使道：
- 鼻孔《太素》①
- 人中沟（鼻唇沟）《发微》②
- 脉道《集注》③
- 七窍《类经》"五脏所使之道路"④ 肺气通于鼻……

使道：《灵兰秘典》《天年》

3·4·2

[原文]

黄帝曰：其气之盛衰……形骸独居而终矣。

黄帝曰：其不能终寿而死者……故中寿而尽也。

[提要] 生命阶段の特征；不能终寿の表现和机理。

[分析]

随年龄增长人の生命力、生理功能有规律性の盛衰表现·

一、生命阶段の生理特征.

其气在下"气"
- 生长之气
- 卫气
- 阴阳之气

10岁
- 五脏始定
- 血气已通
- 其气在下

故好走（跑）

《上古天真》：生长发育源于肾，肾在下焦.

20岁
- 血气始盛
- M方长

> 好趋（快走）

30岁
- 五脏大定
- M坚固
- 血脉盛满

好步

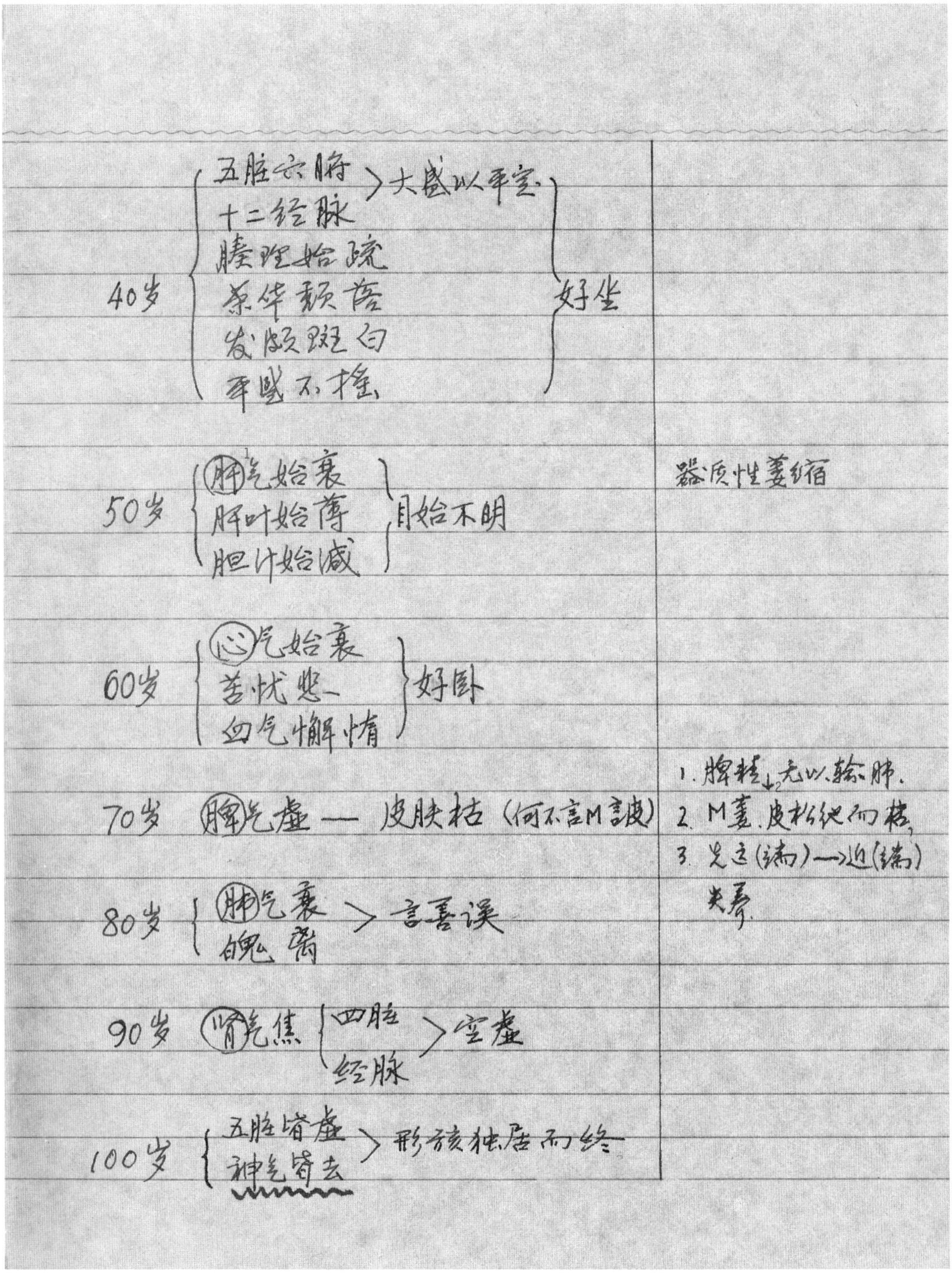

40岁：五脏六腑、十二经脉 > 大盛以平定；腠理始疏，荣华颓落，发颇斑白，平盛不摇 > 好坐

50岁：[1]肝气始衰，肝叶始薄，胆汁始减 > 目始不明　　器质性萎缩

60岁：心气始衰，苦忧悲，血气懈惰 > 好卧

70岁：脾气虚 —— 皮肤枯（何不言M[illegible]）　　1. 脾精↓[2]无以输肺。2. M萎，皮松弛而枯，3. 先这（端）→迫（端）失荣。

80岁：肺气衰，魄离 > 言善误

90岁：肾气焦；四脏、经脉 > 空虚

100岁：五脏皆虚，神气皆去 > 形骸独居而终

批注：

1. 圆圈强调了五脏在人体衰老中占有主要作用。
2. “↓”表示脾精减少。

二. 不能终寿の表现と机理

表现

使道不长	人中沟 鼻唇沟
空外以张	鼻孔外张 泄气
喘息暴疾	呼吸急快
卑基墙	面部骨瘦肉薄
薄脉少血	脉细弱
肉不实(石)	不丰满壮实
数中风寒	反复感受外邪发病.

机理

五脏不坚	
血气虚	
脉不通	
真邪相攻	邪正相争
乱而相引	正气功能紊乱，招引邪气侵犯

邪之所凑，其气必虚.

3·5 《灵枢·五味》

篇中论述药食五味分别选择性地先入脏腑，发挥其补益作用；五脏有病各有宜忌之味等药疗と食疗の理论原则，故以“五味”命篇。

五味 泛指药、食之品の酸、苦、甘、辛、咸五种滋味。

内容

一、五谷饮料入胃，五味各走其所喜之脏（亲和脏）

二、营、卫、宗气の生成と运行（分布）

三、药食五味及五脏病之宜忌

[原文]

黄帝曰：愿闻谷气有五味……以次传下

黄帝曰：营卫之行奈何？……一日则气少矣。

[提要] 论五味与五脏の关系；概述营、卫、宗气の生成と运行

[分析]

重点．五脏と五味の关系[1]

(一) 胃为五脏六腑之海

水谷 ⟶ 胃 $\xrightarrow[\text{养}]{\text{化精气}}$ 五脏六腑

∴胃是 { 水谷之海
　　　　五脏六腑精气汇聚之处

(二) 五味と五脏の关系

水谷 ⟶ 胃 ⟶ 化 { 酸 苦 甘 辛 咸 } 先走 { 肝 心 脾 肺 肾 }

谷气津液已行
化津液 〉全身
生营卫大通
传糟粕
余者就是
乃化糟粕
以次传下

批注：

1．指五脏与五味之间的关系。

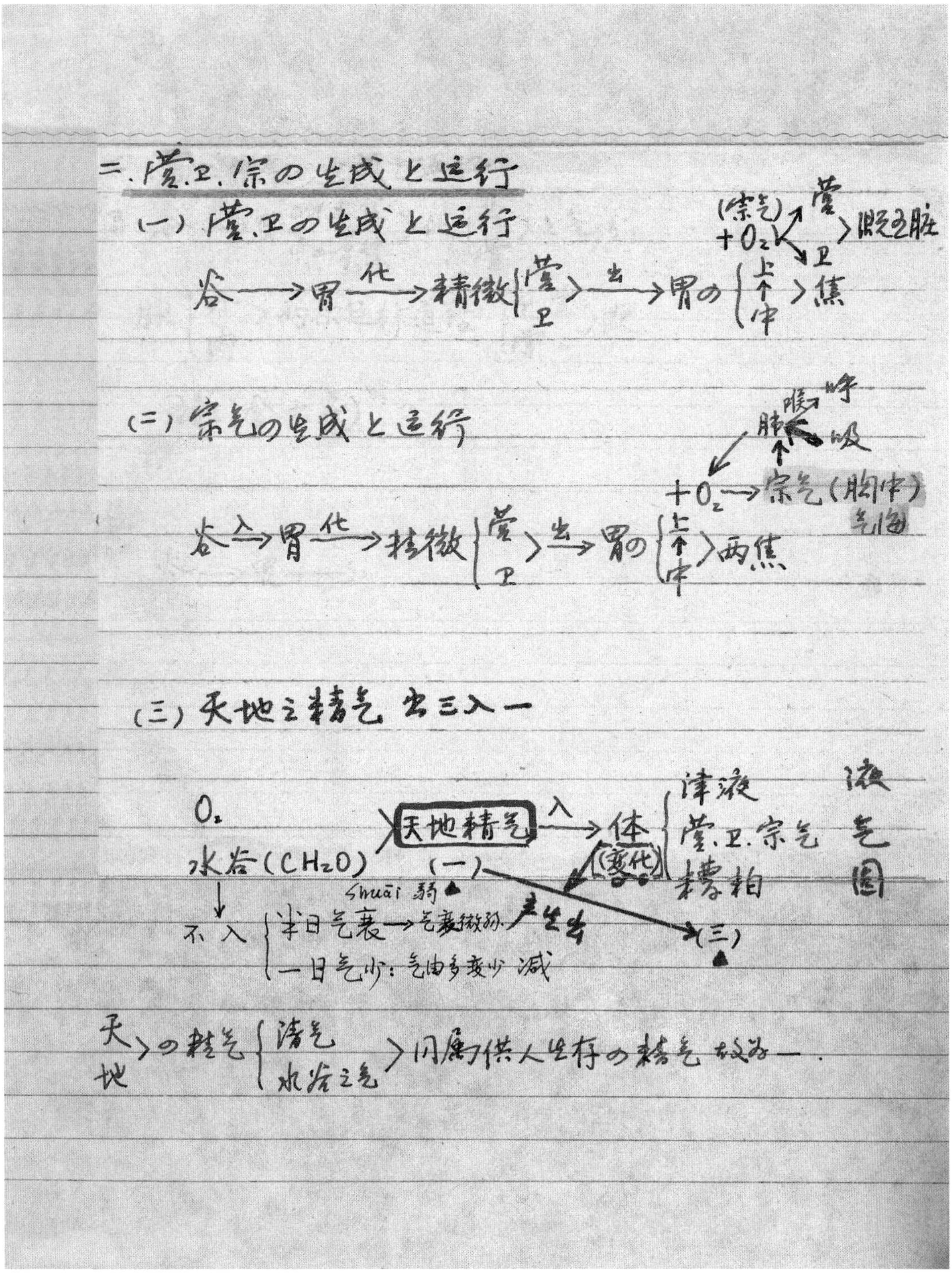

二. 营. 卫. 宗の生成と运行

（一）营. 卫の生成と运行

$$谷 \xrightarrow{} 胃 \xrightarrow{化} 精微 \begin{Bmatrix} 营 \\ 卫 \end{Bmatrix} \xrightarrow{出} 胃の \begin{Bmatrix} 上 \\ 中 \end{Bmatrix}焦$$

（宗气）$+ O_2 \begin{Bmatrix} 营 \\ 卫 \end{Bmatrix} >$ 脏之脏

（二）宗气の生成と运行

$$谷入 \xrightarrow{} 胃 \xrightarrow{化} 精微 \begin{Bmatrix} 营 \\ 卫 \end{Bmatrix} \xrightarrow{出} 胃の \begin{Bmatrix} 上 \\ 中 \end{Bmatrix}两焦$$

肺 呼吸

$+ O_2 \xrightarrow{} 宗气（胸中）气海

（三）天地之精气 出三入一

O_2
水谷（CH_2O）
shuāi 弱
不入 半日气衰 → 气衰撒孙 产生少
一日气少：气由多衰少 减

$$\left. \begin{matrix} 天 \\ 地 \end{matrix} \right\} の精气 \begin{Bmatrix} 清气 \\ 水谷之气 \end{Bmatrix} > 同属7供人生存の精气 故み —$$

天地精气 (一)　入 体（变化）　津液 营.卫.宗气 糟粕　淀气圆

(三)

3·6 《灵枢·海论》

3·6·1 [原文]

黄帝问于岐伯曰：余闻刺法于夫子……凡此四者，以应四海也。

黄帝曰：远乎哉！……下在风府。

[提要] 论人身有四海、名称、部位

[分析]

一、人身四海名称

（一）十二经脉合四海

1. 经脉の作用

内属腑脏 ＞沟通表里。
外络肢节

2. 经脉合四海

人身有四海、十二经水

经水此即经脉

《灵枢·经水》：

经脉十二者，外合于十二经水而内属于五脏六腑。

（同十二经脉功能）

此人之所以参天地而应阴阳也，不可不察。足太阳外

篇中讨论人身精气汇聚之四海名称、部位、及其生理、病理、诊断、治疗等问题。故名"海论"，亦即论海。

内容：

1. 人身四海应自然界四海、喻示其重要性
2. 四海俞穴部位名称
3. 四海逆顺、有余不足の病证及治疗法则。

海 ①纳百川者
②人众所聚。
③学术渊薮

④四海犹四方也。

东海、郡名、汉置、山东郯城县西南30里

南海 郡名、汉置 广东南海县

北海 郡名、汉置 故城在山东昌乐县南50里

西海、县名汉置 山东日照县西

合
①同也
②配也
③交也
④会也
⑤和也
⑥聚也
⑦[illegible]也
⑧答也
⑨坚密
⑩中也
⑪犹满也
⑫并也

合清[1]水，内属膀胱，而通水道焉。
足少阳外合于渭水，内属于胆。
足阳明外合于海水，内属胃。
足太阴外合于湖水，内属脾。
足少阴外合于汝水，内属肾。
足厥阴外合于渑水，内属肝。
手太阳外合于淮水，内属小肠，而水道出焉。
手少阳外合于漯水，内属三焦。
手阳明外合于江水，内属于大肠。
手太阴外合于河水，内属于肺。
手少阴外合于济水，内属于心。
手心主外合于漳水，内属于心包。
凡此五脏六腑十二经水者，外有源泉，而内有所禀，此皆内外相贯，如环无端，人经亦然。

自然界　经水皆注于海，海有西东南北四海
人体　与自然界相呼应，十二经脉也注于人身四海：髓海、血海、气海、水谷之海。

批注：

1. 清、渭、海、湖、汝、渑、淮、漯、江、河、济、漳，古代十二河流名称。

二、四海の部位と输穴

（一）确定四海部位と输穴の准则

必明知阴阳表里·荥输の位置.

四经既明 四海定矣.

（二）四海の部位と输穴

1. 胃
   - 水谷之海
   - 输
     - 上在气街
     - 下在足三里.

水谷之海在胃.

2. 冲脉
   - 十二经之海
   - 输
     - 上：大杼（手、足太阳）
     - 下：巨虚上下廉（即上、下巨虚穴）阳明

十二经之海在冲脉

3. 膻中
   - 气之海
   - 输.
     - 上：柱骨上下（哑门と大椎穴）
     - ：人迎

气海在膻中（胸中）

4. 脑
   - 髓之海
   - 输
     - 上：盖（百会）
     - 下：风府

髓海在脑.

胃　①水谷之海　《海论》《五藏别论》

　　②五脏六腑之海　《五味》《太阴阳明论》

冲脉　①血海　　　}《海论》、何以知之？

　　　②十二经之海 }

　　　③五脏六腑之海　《逆顺肥瘦》

　　　④经脉之海

3·6·2 [原文]

黄帝曰：凡此四海者……不知调者害。

黄帝曰：四海之逆顺奈何？……懈怠安卧。

黄帝曰：余已闻逆顺……黄帝曰：善。

[提要] 论四海利、害、生、败；

逆顺病证；

调治法则。

[分析]

一、四海利害生败

（一）利害

利——知调

害——不知调

调：善

（二）生败

生——得顺（顺其性）。

顺应四海生理特性，促进其功能发挥（创有利）。

败——得逆（逆其性）.

违反四海生理特性，妨害其功能发挥（设障）。

二、四海病证——逆顺（即反顺、反常）

（一）气海

有余 实

气满胸中
悗息 } 胸满闷
感吸呼急促
面赤：面色红

不足 虚

气少——气短
不足以言——言语断续不接

（二）血海

有余 实

感觉身胀大
心情抑郁不安，说不出何病
郁盛冲脉，冲脉充身

不足 虚

常感身体瘦瘦（小）内缩感
觉身小说不清甚病情
血少不足以充脉（形）
抬举上下肢可见.

（三）水谷之海

有余（实）——腹胀满

不足（虚）——饥不受谷食

（四）髓海

有余 实 { 轻劲多力 / 自过其度 } 有常变之分

作强·技巧

{ 常——智力、体力过人（肾藏精）

变（病）

《癫狂病》 { 狂始发少卧不饥 / 自高贤也 / 自辩智也 / 自尊贵也

自我感觉良好！

英雄不自称为英雄

自称者假冒伪劣也！善骂詈，日夜不休

如今广告者多自我吹嘘

到头来 坑国家 害人民 误自己

不足 虚 {

脑转——头晕如方旋转

耳鸣

胫酸——腿无力

眩冒——视物昏花 → 目无所见

懈怠安卧：身无力 }

贤 ①《说文》贤本多财之称，引申之凡多皆曰贤。

②胜也。

③多也

④愈也

⑤厚也

⑥有善行也

⑦能也

⑧才也

⑨善也

⑩亚圣之名

⑪闻其善而善之，亦谓贤。

⑫"贤人"谓贤过于人。

守 ①主守也
②保卫也
③执守也
④待也
⑤久也
⑦居其宿也
⑧诸侯所守土也

三. 四海病证の调治法则

审守其输：审察各海所主の输穴变化

调其虚实：调整虚实 {虚则补之；实则泻之}

无犯其害：{不违反四海生理功能；不犯 {虚虚、实实} 之戒}

3·7 《灵枢·本输》

篇中从十二经终始论井、荥、输、原、经、合穴的名称与部位、脏腑相合关系，四时取穴常规，故名“本输”。

本，根据。

推本求源——从经脉起止为论。

推本求源（经脉终始）论：输穴の名称、部位，腑脏相合关系、四时取穴常规，∴名篇。

[原文]

肺合大肠……是六府之所与合者。

[提要] 论脏腑相合关系，六腑功能。

[分析]

一、脏腑相合

肺—大肠

心—小肠

肝—胆

脾—胃

肾—膀胱

属 zhǔ

①连接
②集合
③专注
④依注

二、六腑功能

(一) 大肠——传导之府
(二) 小肠——受盛之府
(三) 胆——中精之府
不同于六腑，其他腑均藏，转输的浊物
而是中清不浊的精汁。
(四) 胃——五谷之腑
(五) 膀胱——津液之府
(六) 三焦——中渎之府　水道出焉　属膀胱
是孤府（独大，无表里匹配）
孤：独、无配

三、肾将两脏

少阴经脉属肾 ——→ 其直者，从肾上贯肝膈
→ 入肺中
↓
络膀胱

3.8 《素问·太阴阳明论》

论述太阴阳明关系：位置相邻

经脉联系，阴阳有别

生理功能各异

受邪发病各有特点。

3.8.1 [原文]

黄帝问曰：太阴阳明为表里……

故病异名也。

帝曰：愿闻其异状也……下先受之。

[提要] 论太阴阳明の关系，生病而异の道理と表现

[分析]

一、关系

太阴、阳明 > 表里 {脾、胃} > 脉 {属（络）、络（属）}（构成）

太阴、阳明 > 指足 {太阴、阳明} > 经

脉 {脾、胃} > 脏器·经

脉之 {属络、络属} > 构成

{里、表} > 关系

重 二、生病而异の道理

（一）阴阳异位·即部位不同。

太阴—阴·脾—行于内（阴）

阳明—阳·胃—行于外（阳）

"阳道实，阴道虚"

阴阳学说の基本观点之一。即凡事物之属于阳者，必然有充实、满盛、向外など特点。

而事物之属于阴者，必然具有柔弱不足向内など特点。

以脾胃病言，脾为阴脏其病多虚；胃腑为阳，其病多实。

∴对中焦病有"实则阳明，虚则太阴。"

治疗此类病证常从补脾为始。如：

治胃虚寒方理中汤其药多为治补脾气之品；脾病并有实热证，治多泻胃。泻黄散之栀子、石膏者均是泻胃之品。∴中焦病の治疗特点："实证责之于胃，虚证责之于脾。"

(二) 更虚更实

太阴脾
- 春夏阳旺 阴虚
- 秋冬阴旺 阳虚

阳明胃
- 春夏阳盛而实
- 秋冬阴盛而实

∴此二脏
- 春夏
- 秋冬

> 四时 自身或彼此

虚实交替.

(三) 更逆更从

脾脉
- 春夏 阳旺阴↓ 为逆
- 秋冬 阴盛阳↓ 为从

胃脉
- 春夏 阳旺 为顺
- 秋冬 阴↑阳↓ 为逆

同理 此二脉在
- 春夏
- 秋冬

> 四季

- 自身
- 彼此

> 逆从交替.

（四）升降有别

阴经 从足走腹经气以升为主

阳经 从头走足经气以降为主

此合手足三阴三阳.

∴ 手三阴 脏 ⟶ 手

手三阳 手 ⟶ 头

足三阴 足 ⟶ 腹

足三阳 头 ⟶ 足

阴气 足 ⟶ 头 —循臂⟶ 手

足太阴脾 足 ⟶ 腹（胸）

接手少阴心（胸）⟶ 手 （P.72）[1]

从心系上挟咽、系目系. 其直者从心系却上肺，下出腋下……

阳气 手 ⟶ 头 ⟵⟶ 足 P.70.[2]

手阳明大肠还出挟口交人中. 足阳明胃起于鼻之交頞中 …下足跗……

（五）受邪先后、发病部位、途径各从其类 / 或从内或从外

1. 受邪先后
- 阴邪（寒湿）⟶ 阴经
  - 阴受湿气
  - 伤于湿者下先受之
- 阳邪（风寒）⟶ 阳经
  - 阳受风气
  - 伤于风者上先受之

2. 发病途径与部位
- 饮食不节、起居不时 ＞ 内气乱·阴受入脏·病起阴 从内·虚 阴道虚
- 虚邪贼风 — 阳受入腑·病起阳 从外·实 阳道实

难点

批注：

1. 指教材《内经讲义》第72页。
2. 指教材《内经讲义》第70页。

三、病异の表现

- 病
  - 名
    - 阴受之入五脏
      - 下：飧泄
      - 久：肠澼（下）
    - 阳受之入六腑——喘呼（上）
  - 状
    - 入五脏——䐜满闭塞、泄泻　下
    - 入六腑——身热、不时卧、喘呼　上

3·8·2 [原文]

帝曰：脾病四支不用何也……故不用焉。

帝曰：脾不主时何也……不得主时也。

帝曰：脾与胃以膜相连……故不用焉。

[提要] 论证 脾病四支不用 / 脾不主时 / 脾为胃行津液 }の道理。

[分析]

一、脾病四肢不用の道理　重点

（一）四肢营养之源——胃

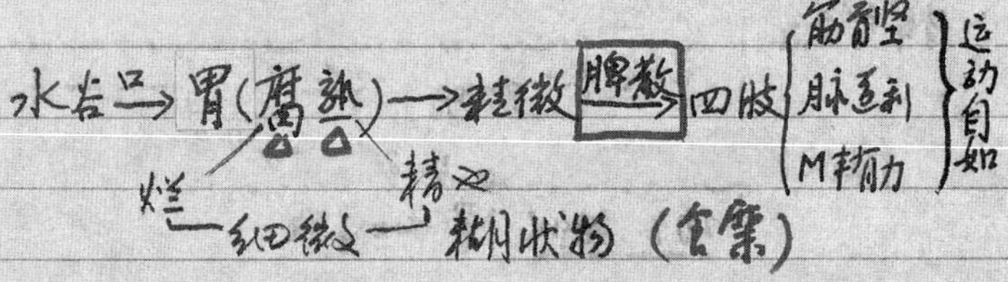

（二）四肢不用之理。

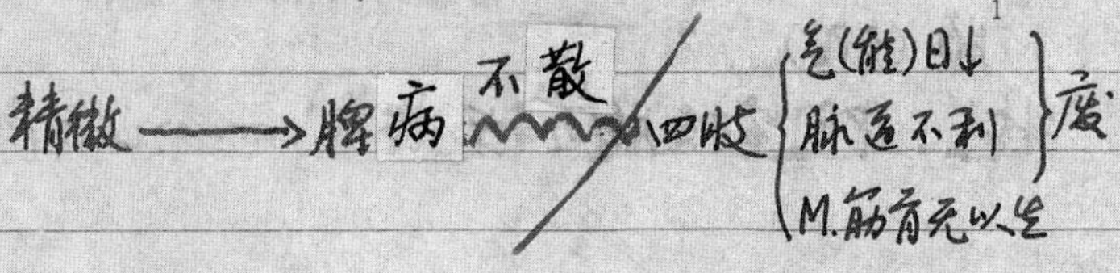

批注：

1.“↓”表示“气日以衰”。

二、脾不主时

《素·脏气法时论》“脾主长夏”
王冰：长夏谓六月也。夏为土母，土长于中，以长而治，故云长夏。

脾—土
- 方位　治中央　空间
- 时令　旺季　时间
- 性质　似土

} 不独主一时

- 万物之母
- 脏四旁

} 不可独主一时 | 时空

（散）显现 ← 着胃土之精 → 脏

∴ 四时18日寄治

揭示：中医藏象の特点
- 有解剖学基础“脾与胃以膜相连”，不能说它不是解剖学の脾。
- 与自然界时间、空间有关，并比其脏四旁
- 与其他脏腑の联系—整体性

三、脾为胃行津液

提问：答非所问，并未能回答以膜相连而能行津液の道理！
答：实已回答。∵首先肯定脾是三阴脉，脾脉贯胃属脾络嗌，实在说明脾胃、咽之间借经脉贯通。∴脾脉能转输胃之津液入三阴经（太、少、厥）脉之中。

脾胃关系
- 部位相近·以膜相连（胃脾韧带）（筋膜）
- 经络
  - 足太阴 里
  - 足阳明 表

  } 属络
  - 为胃行气于三阴
  - 为胃行气于三阳（亦）
- 彼此沟通　阴阳相贯　如环无端
- 功能相似　胃纳脾散

∴ 脏（三阴）、腑（三阳） > 分别通过自己の经脉—禀气阳明

特点、中间皆赖脾の转输 ∴为之行气（津液）
天（阳腑）气　非自然之天气

另外“阳明者，表也”，表明阳明脉是太阴经之表，其经脉属胃络脾循喉咙，脾胃咽连通。

脾脉与三阴脉通，其本为三阴脉之一；又因与阳明胃脉直接连通 ∴它能将胃中水谷精微转入三阳经脉中　虽与经相贯通　有些经脉不直接接胃脉　手阳明大肠无直通　却之转输、造化作用

3·9 《素问·经脉别论》

论引起脏腑经脉病变の因素と机理及其诊断方法。与一般常论有别，故曰“经脉别论”。

强调 诊断经脉变化决死生之法．作一般论经脉の文章。不同于《灵·经脉》《脉度》等。

[原文]

食气入胃……揆度以为常也。

[提要] 本要论述：饮·食物在体内化精微、成经脉の过程，以示诊寸口脉决死生の道理。

[分析]

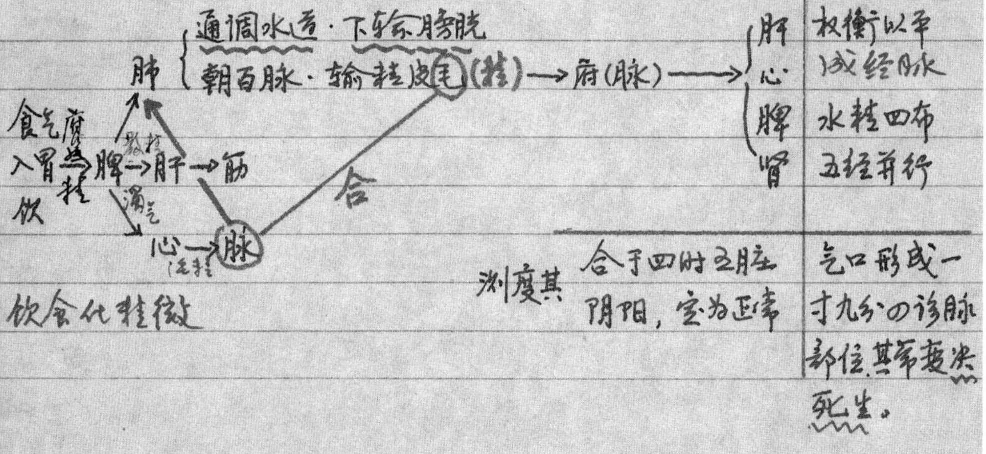

3.10 《灵枢·脉度》

因篇中重点讨论28脉的长度而命名。即计算经脉长度。脉，经脉；度，衡量。

[原文]

五藏常内阅于上七窍也……六腑不和则留为痈。

[提要] 论五脏与相应官窍的关系

[分析]

一、五脏与相应官窍的生理关系

五脏精气充盈
相应官窍功能正常

- 肺气 → 鼻 → 知臭香
- 心气 → 舌 → 知五味
- 肝气 → 目 → 辨五色
- 脾气 → 口 → 知五谷
- 肾气 → 耳 → 闻五音

五脏精气充盈功能正常，藏于胸腹腔内，观上七窍功能可知

五脏精气养七窍　　七窍功能正常

二、五脏与相应官窍的病理关系

(一) 五脏不和——七窍不通

五脏精气↓[1] 功能失常，七窍失养，功能↓[2]

批注：

1. “↓”表示“精气减少”。
2. “↓”表示“功能降低”。

五脏皆藏 { 精、神 } ——> 经脉 ——> 七窍：精神之户牖

↓

不通（废用）

（二）六腑不和 ——> 留为痈

六腑属阳主表，主通

↓

不和 ——> 不通：气血留滞

↓ 郁

发热、腐肉、败血

痈疡

揭示：机体之完整、统一，以五脏为中心，经络为桥梁，广络联系六腑、官窍、四肢百骸，对于分析认识疾病，确定治法颇具意义

诊断学价值.

3·11 《灵枢·大惑论》

篇中解登高而惑の机理.

兼析 善忘 / 善饥 / 不得卧 / 多卧 }等常见病证，但医生临证却迷惑不解其机理，以舒临证之惑

∵ 云の以论惑之理 { 为首 / 为详 / 为重

∴ 以惑名篇

大者 重在论 { 惑病严重 / 解惑重要 } 之谓

[原文]

五藏六府之精气，皆上注于目而为之精……

上属于脑，后出于项中。

[提要] 论眼睛の结构、功能及其与五脏、六腑の关系 } 全文均属重点

[分析]

※

一、眼睛の结构、功能与五脏の关系

（一）脏腑之精濡养眼睛

五脏、六腑 > 精气 —注→ 目※ {睛、精明} > 精、别白黑、审短长、视万物

↑ 诸脉者皆属于目

关于精の含义：①睛 ②视物功能.

1. 足厥阴肝经 连目系
2. 手少阴心经 系目系
3. 足少阳胆经 起于目锐眦
4. 足太阳膀胱经 起于目内眦
5. 足阳明胃经 起于鼻之交頞中
6. 手少阳三焦经 止于目锐眦
7. 手太阳小肠经 止于目内眦
8. 络脉入目

二、脏腑精气充足，经脉流畅，目睛正常

视物功能良好.

（二）脏腑之精构成目睛.

精之窠为眼：
- 骨（肾）之精 ——> 瞳子 （水） 轮 瞳孔（仁、神）
- 筋（肝）之精 ——> 黑眼 （风） 轮 角膜 虹膜
- 血（心）之精 ——> 络 （血） 轮 两眦 血络
- 气（肺）之精 ——> 白眼 （气） 轮 球结膜、巩膜
- 肌（脾）之精 ——> 约束 （肉） 轮 眼睑 眼胞

二. 眼与脑的关系

肌之精（约束）裹撷｛筋、骨、血、气｝之精 + 脉 ——> 目系｛上属脑、后出项中｝

※［意义］

1. 创五轮学说[1]. 对望眼诊病与诊治眼疾极具价值.
2. 望神重在眼，眼是心灵之窗 > ∵眼由五脏精气构成，五脏藏神.
3. 望眼诊病的理论依据（基础）
4. 与诊断学的关系. 为眼科奠定基础.

批注：

1. 五轮学说：瞳子为水轮，黑眼为风轮，血络为血轮，白眼为气轮，约束为肉轮。分别与肾、肝、心、肺、脾相联系，用以诊断和治疗眼科疾病。

精·气·神

精 { 构身之本：先天之精 + 后天之精
　　生殖之精（专指）

本是一物

活动 气　构成机体，并维持生命活动的最基本物质（呼吸之气 + 水谷之气 ——→ 精气）

神 { 变幻莫测（有生命、无生命）
　　生命现象的总称（动、植、人）
　　人的生命表现或专指精神意识思维活动

3·12 《灵枢·决气》

论一气分六气，六气の生成と功能．病变特点等．故称"决气"。决者，分也。

[原文]

黄帝曰：余闻人有精、气、津、液、血、脉……是谓脉。

[提要] 论一气分六气，六气の来源と功能

[分析]

一、一气分六气

一气：
1.《太素》—— 真气　先天精气＋后天精气
2.《发微》—— 一气六名（总言一气，分言六名）
3.《类经》—— 气化功能 } 皆不合经旨
4.《集注》—— 先天之气 } 皆不合经旨
5.《内经》（教材）—— 水谷精气化生．（置于后面：两神相搏，合而成形，常先身生，是谓精）

六气：
- 精，虽禀先天，亦须后天之补充滋养
- 宗气，由上焦开发，①"宣五谷味"而成 CHO
- 津、液 > 皆赖"谷入气满"而化生，仅有阴阳清浊之别）
- 血，中焦受气取汁（实为心神变化而为赤色の津液）
- 脉，"壅遏营气"之力，依赖脾胃之气の供养与维持

} 同源

∴六气名虽异，但皆由一气所化，反映《内经》以"脾胃为后天之本"の观点。

由六气之源或概念可知："一气"当作"真气"，杨氏[1]之解正确。

二、六气之源与功能

天（O_2）
地（CH_2O）｝精气（宗气）
应《五味》："天地之精气，其大数常出三入一"

（一）精——此指先天之精

1. 两神（人）相搏（结婚）——→新形体の精微物质，→《天年》："血气已和，营卫已通，五脏已成，神气舍心，魂魄毕具，乃成为人"。

2. 功能
结婚——→生育子女

（二）气——在上焦形成の（宗气）。具有温养皮肤，充养机体，润泽毛发，若雾露之溉，大地一样の精微物质（作用）
熏肤（阳）
泽毛（阴）
气分阴阳

上焦开发，可理解肺叶张举吸入O_2，宣发五谷之味即O_2+CH_2O→宗气，具有熏肤、充身、泽毛、若雾露之溉，大地样作用者为之"气"。此气是后天之气（宗气），非它真气。

（三）津——腠理发泄，出于肌表の汗液，即体内の津液

（四）液——水谷入体化生的，具有充养骨腔，滑利关节，补养脑髓，润泽皮肤功能の体内液体。
属（主）

卫气是由宗气化生的。（《灵·五味》）∴宗气含卫气の功能。
别出两行营卫之道

批注：
1. 指杨上善。

(五) 血——脾胃接受水谷化生精微
物质，摄取其中の精纯汁液
变化而成の红色液体

(六) 脉——约束、控制血液沿其管
道，畅行不休，无终有迴路的
组织。

※ 新见解

1. 关于一气作"真气"の论据：

精，指先天之精.

气，为后天之宗气：∵其明言 上焦开发 宣五谷味

津液 > 先天即备，后天复化而补之
血

脉，先天即备，后天充养、健全.

"总言一气，分言六名"的理解无错
唯思路不同而已
"气化"功能可通，但实际牵强
∵原文主要论述"一气と六名"
の关系及名称、来源，不能功能
と名称乱侃而解. 否则所问

只作"先天之气"
"水谷精气" > 有失局限

2. 气の概念——宗气

上焦开发 系肺叶张举 吸入O_2.

宣五谷味 指宣发五谷精气入胸中

由此 $O_2 + CH_2O \longrightarrow$ 宗气.

但言 卫气 实乃片面.

只指 熏肤充身泽毛 即言卫气

岂不知 卫气是宗气の部分，宗气含卫气

∴宗气是卫气の功能.

此气应是较广义的气.

此气の所在部位——胸中

《灵·五味》."别出两行营卫之道"

均是证明。

[原文]

黄帝曰：六气者……此其候也。

黄帝曰：六气者，贵贱何如……

然五谷与胃为大海也。

[提要] 六气病证特点

六气的主次

[分析]

一、六气病证特点

(一) 精脱　耳聋 { 肾藏精 / 开窍于耳

{ 精脱 / 耳失充养

(二) 气脱　目不明 { 五脏六腑之精气上注于目为之精 / 气脱 目失充养

(三) 津脱　腠理开 大汗出(泄)

(四) 液脱 { 骨屈伸不利) / 色夭 / 脑髓消 { 胫痠 / 耳数鸣

（五）血脱　色白夭然不泽　华面
　　脉脱　其脉空虚——脉为血府

二、六气の主次

各随其所主
各部所主
《类经》

肾主精
肺主气
脾主津液
心
肝主血
心主脉

《类注》

精藏于肾
血之主于心
气之主于皮肤
津发于腠理
液淖泽注骨　灌于脑
脉循于藏存身形

各有所主之部

三、胃と水谷为大海

强调脏胃と水谷精微在生命活动中の重要性.

先天之气
后天之气
皆以胃と水谷为大海. 即水谷充养

3.13 《灵·营卫生会》

讨论营卫之气の生成、功能、运行与会合，故名篇

3.13.1 [原文]

黄帝问于岐伯曰：人焉受气？…… 人受气于谷…… 故曰：日中而阳陇为重阳…… 与天地同纪。

[提要] 论营卫之气の生成、运行与会合

[分析]

一、生成

谷 → 胃脾 → 肺 + O_2
- 清 { 精专、轻柔 } > 富于营养·脉中
- } 五脏六腑皆受气
- 浊 { 浓稠剽悍、慓疾滑利 } > 保卫·脉外

二、运行规律（与昼夜·睡眠）

(一) 相伴而行

1. 形式：阴经·阳经 首尾相贯

如环无端

营 } 行脉 { 中 } 相偕·周流 { 濡润营养 } 于身。
卫 }   { 外 }   { 温煦保卫 }

(二) 分行　散行

1. 营气　行脉中

沿十二经流注次序，递行相贯，周而复始

∵营气

从太阴出，从太阴会，∵太阴主内，营气运行于脉中。营运于脉内。

2. 卫气　行于脉外 { 卫在脉外

{ 卫气行于阴25°，行于阳25°[1]

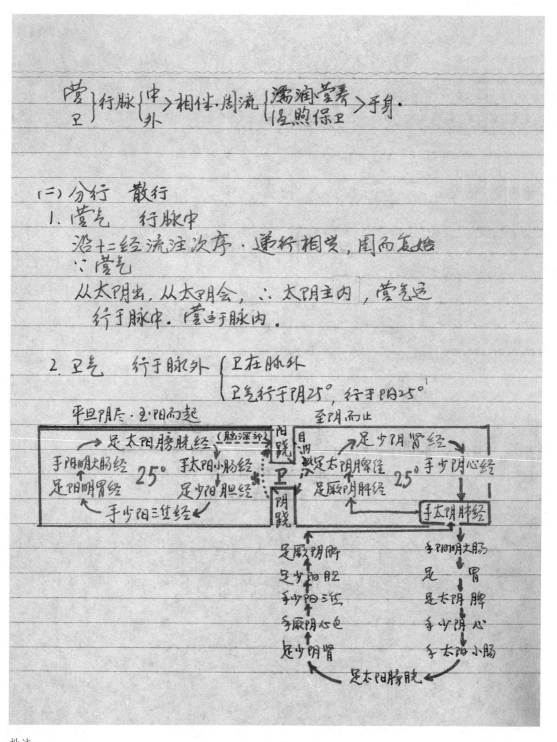

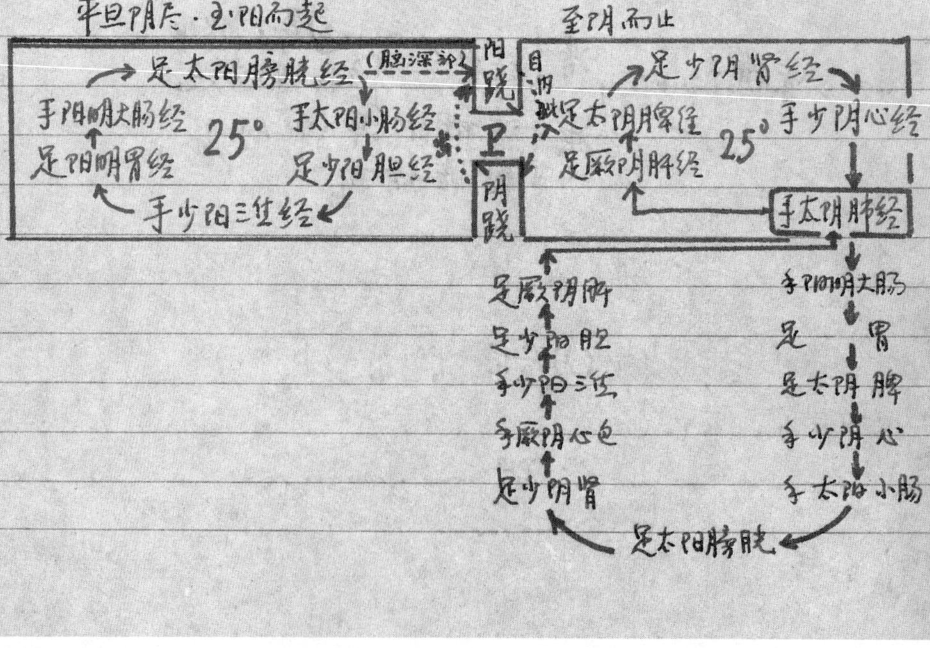

批注：

1. “25° ”指行于阴经二十五度，行于阳经二十五度。

3.13.2

[原文]

黄帝曰：老人之不夜瞑者……夜不瞑。

[提要] 营卫之气与睡眠的关系

[分析]

一、营卫充盛 昼精夜瞑

少壮 {
- 气血盛—营卫充
- M 滑
- 气道通（营卫运行之处）

} 营卫运行正常

↓

昼精·夜眠

二、营卫衰少 昼不精夜不瞑

老者 {
- 气血衰—营卫↓
- M 枯
- 气道涩

} 营卫运行失常
- 五脏之气（功能）相搏（紊乱）

↓

昼不精·夜不眠

营卫与睡眠

卫气为主：原文

“卫气行于阴25°，行于阳25°，分为昼夜，故气至阳而起，至阴而止。”

营卫“夜半而大会，万民皆卧，命曰合阴。”

营卫协调：

1. 营卫谐行 并行阴阳
2. 卫气数行

(1)昼行阳，阳盛·精神

(2)夜行阴，阴盛，夜眠

《大惑论》：夫卫气者，昼日常行于阳，夜行于阴，故阳气尽则卧，阴气尽则寤。”

营卫与三焦

3·13·3

【原文】

黄帝曰：愿闻营卫之所行……

故命曰漏泄。

【提要】 论营卫运行之始

上焦の部位、功能

漏泄の病因病机

【分析】

一、营卫运行之始

(一) 营出于中焦 { 水谷精微化生

其运行始于手太阴肺经，肺经起于中焦

(二) 卫出于下焦 有两说

1. 出于下焦 从循行言， 张介宾《类经·经络二十三》

行于阳分 始于足太阳膀胱经

行于阴分 始于足少阴肾经

肾与膀胱皆属于下焦

2. 出于上焦 张志聪

"下，当作上……《决气》：'上焦开发……是谓气'。《五味论》：'辛入

于胃，其气走上焦，上焦者受气而营诸阳者也。
卫者，阳明水谷之悍气，从上焦而出，卫于表阳，故曰卫出上焦。”

未必！∵上焦出气，未必全是卫气，上焦出宗气亦是。

又《灵·痈疽》：“肠胃受谷，上焦出气，以温分肉而养骨节，通腠理。”似支持“卫出上焦”之说。

关于卫出上焦，或下焦的问题

可能是从先后天立论，“出于下焦”者，认为：卫气根于下焦“肾中阳气”，肾为先天；

“出于上焦”者认为卫气的后天，本于上焦肺气的宣发。这种分析有待研究。

二、上焦的部位与功能

（一）部位：胃上口
并咽以上
贯膈而布胸中

（二）上焦气的运行：

与营气并从胃上口起贯膈布胸中；其气旁行者，走腋，循手太阴肺经而还于手阳明大肠经。上行至舌，下行交足阳明行于中下焦。

(三) 功能　慓悍滑疾、遍布全身 > 熏肤泽毛

若雾露灌溉大地一样温养全身

主纳[1]：吸O_2.；水谷入口.

三. 漏泄之病因病机

(一) 病因：伤于风邪、热性饮食

(二) 病机：风热阳邪开泄腠理，汗出。∵卫气慓疾滑利，见开即出∴不循其常行之道而运行。∵其出汗多而曰漏泄。（面、背、身半）

批注：

1.“内”音义同“纳”，摄纳之意。

3.13.4

[原文]

黄帝曰：愿闻中焦之所出……故人生有两死，而无两生。

[提要] 中焦の部位、功能、气血关系。

[分析]

一、中焦の部位

上焦之下

中脘——胃体

二、功能：接受水谷精气化营血　　化血

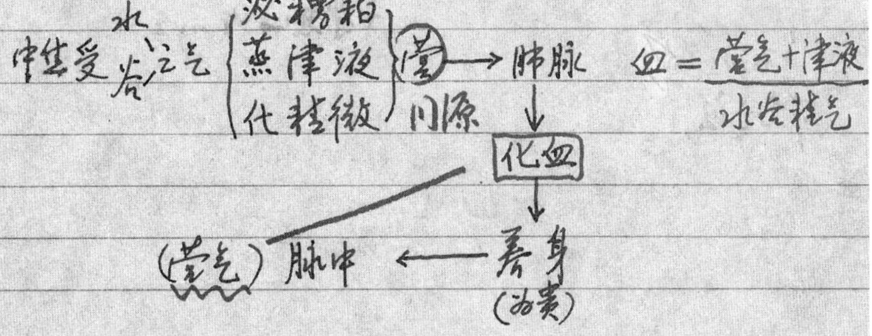

三、气血关系　同源·互换

(一)同源　气/血 > 水谷精气化生 { 营卫之气 / 中焦受气取汁 / 心神化赤

（二）互损

夺血者 无汗（句）
夺汗者 无血（句） > 血汗同源.

∵ 血 ══ 营气 + 津液 ——> 汗（心液）

∴ 失血者
- 汗无源
- 不可再发其汗

大汗出者
- 血不足
- 不可再耗其血

∴ 人生有两死
- 夺血者死
- 夺汗者亦死

无两生
- 夺其一（或血、或汗）者有可生之机
- 夺其一 即不生

有两则死
- 夺血
- 夺汗

无两则生
即只夺其一者
不死，有
可生之望.

3·13·5

[原文]

黄帝曰：愿闻下焦之所出……

下焦如渎，此之谓也。

[提要]

下焦の部位、功能

饮酒先谷而液出の道理

三焦的个体功能

[分析]

一、下焦の部位

别回肠 ——→ 注膀胱

    ——→ 魄门

二、功能

水谷糟粕 —下焦→
- 清 吸收养身
- 浊
  - 余
  - 废

  → 分别 → 归属
  - 大肠
  - 膀胱

传泄糟粕

余液！

主出

三、饮酒先谷液出の道理

酒
- 熟谷之液 不再发酵
- 气悍以清，行速

∴

特快车
- [illegible]少距离
- 不停小站

四、三焦の个体功能

(一) 上焦如雾 《决气》 雾露状

(二) 中焦如沤 发酵泡沫浮游状

(三) 下焦如渎 水沟

3.14 《灵枢·本神》

推本求源论神の概念、分类、作用及其与五脏の关系。

强调治病（针刺）应以神の状态为依据，决定治疗原则、大法、与方法。

3.14.1 [原文]

黄帝问于岐伯曰：凡刺之法……请问其故。

岐伯答曰：天之在我者德也……因虑而处物谓之思。

故智者之养生也……长生久视。

[提要] 精·神与五脏の关系，（人与自然の关系）
神の分类、概念等
智者の养生方法

[分析]

一、神与五脏の关系

血脉营气精神 —藏于→ 五藏
←产生—

血、脉、营、气、精、神 } 藏于五脏 {
肝藏、脾统、心主
心主
脾藏营
肺藏气
肾藏神
心藏神

二、神の含义、概念

(一)人与自然

天德 } 人生の必须条件 { 阳光、雨露、气候
地气 }　　　　　　　　{ 动、植、矿

(二)神の含义、概念。

1. 精——先天之精。"生之来谓之精"

结合 《决气》：两神相搏……

《金匮真言论》：夫精者身之本也

《上古天真论》：二七……二八……

2. 神——两精相搏。

符合《天年》："何谓神"的解答。

男女两性の生殖之精相结合产生の新の生命现象，包括知觉、运动、精神、意识等，是生命の主宰，逐渐发育健全而成为魂魄意志思虑智。——张介宾

《天年》

另《集注》认为是：先天之精+后天之精，是谓两精。

二《平人绝谷》："神者水谷之精气也"

《发微》指营卫之气

3. 魂——随神往来

梦寐、恍惚、变幻、游行之境。∵其无形可见（他人）∴属阳神。藏于血，由肝主。与神同出入，∴神静魂藏，神不安则魂不藏，表现为失眠、多梦、梦游等。

西医：梦属优势灶、兴奋。大脑抑制时优势灶兴奋与"不藏魂"等同。同意。

4. 魄——并精出入

本能の非条件反射性の感觉と动作。与生俱来，包括听、触、视等感觉，吮乳、眨眼反射、哭笑之类，痛痒之觉。

（形）

附形之灵，精者身之本也∴并精而出入。

心——所以任物者。承担外来刺激并作出相应的分析、判断、处理の能力，以思维活动为基础

5. 意——心有所忆 印象初入

追忆、意念，印象之类 思维の初级阶段，未成定见之时。

思维及

6. 志——意之所存 意念存记

意念常存，坚定不移，并将付诸行动。决心行动，是思维的第二阶段。存，定也，固也。

射弧

7. 思——因志而存变

为实现"志向"，而反复推敲，并根据实际情况，随时调整、改变认识の过程。反映人们认识事物、处理事物所进行の反复(审计)过程。

属思维の第三阶段

8. 虑——因思而远谋(慕)

对思而产生の对事物と现象认识(深化)，充分(预测)未来の能力。

思维の第[redacted]阶段。

9. 智——因虑而处物

由虑(实为前所有思维阶段の总结)产生の完善处理事物の能力，是思维の最后(集大成)阶段。

三、智者の养生方法と效果

顺四时适寒暑　　避"虚邪贼风"

和喜怒　　恬惔虚无 精神内守　　节情志

安居处　　不过迁徙，以服水土——稳定

节阴阳　　性生活有节

调刚柔　　凡阴阳食饮起居……

↓

僻邪不至、长生久视

3.14.2 [原文]

是故怵惕思虑者则伤神……
鍼不可以治之也。

[提要] 总论情志病证与针刺本神之理.

[分析]

一.情志病证

(一)情志失控伤神の表现(五)

1、惊恐.思虑 ⟶ 神

表现 { 恐惧感
　　　 流淫不止 { 伤精
　　　　　　　　　 五脏精伤

(五脏主藏精)

↑

2. 悲哀动中 ⟶ 伤脏

表现 { 内脏神伤精败亡
　　　 丧生(死)

3. 喜乐 ⟶ 神

表现 { 神荡 } 乏力
　　　 精气耗散不收

↓流泪.涕.尿

4. 愁忧 ⟶ 神（脾）

表现
- 气结不行 “气闭塞而不行”
- 腹胀满不食

5. 盛怒 ⟶ 神

表现
- 神乱
- 迷惑不治

> 失常志

6. 恐惧 ⟶ 神

表现
- 恐惧畏怕
- 精神动荡不集中（东张西望）

（二）五神脏伤的表现与预后.

1. 心 — 怵惕思虑 ⟶ 神

表现
- 惧怕
- 自失 — 失控.
- 破䐃脱肉

} 毛悴色夭 — 死于冬

2. 脾
- 愁忧不解
- 伤意
  - 悗乱
  - 四肢不举

} 毛悴色夭 — 死于春

3. 肝 { 悲哀动中
　　　{ 伤魂 { 狂妄不精（不精细）
　　　　　　　{ 不正（行为不正常）
　　　　　　　{ 阴缩挛筋
　　　　　　　{ 两胁骨不举
　　　　　　　} 毛悴色夭
　　　　　　　} 死于秋

4. 肺 { 喜乐无极（无限制）
　　　{ 伤魄 { 狂
　　　　　　　{ 意不存人（目中无人）旁若无人
　　　　　　　{ 皮革焦
　　　　　　　} 毛悴色夭
　　　　　　　} 死于夏

5. 肾 { 盛怒不止 —伤→ 志
　　　{ 志伤 { 喜忘前言
　　　　　　　{ 腰脊不可 { 俯仰
　　　　　　　　　　　　　{ 屈伸
　　　} 毛悴色夭 — 死于季夏

6. 恐惧不解 { 伤精
　　　　　　{ 表现 { 骨痠痿厥
　　　　　　　　　　{ 精时自下（滑精）

心主血脉。

对毛悴色夭的理解。

→ 心肺气血功能衰败 与现代医学心肺功能决死生。

肺主皮毛、主气。

二、针刺本神の道理

(一) 五脏藏精化神气，维持生命

五脏贮藏阴精物质 ——→ 阳气 {精养神 / 柔养筋}

阳气 ↓ 生命之本

阳气者若天与日，失其所则折寿而不彰，→ 死

∴ 五脏精气不可损伤

伤则失守而不藏精 → 阴虚 → 元气(阳)

(二) 五脏已伤，针不可以治

察病人の精神状态 {精 神 魂 魄} 存 得 / 亡 失 > 表现（主要）

五脏已伤，不可针刺，更伤精耗气。

(三) 神与治疗の关系　《汤液醪醴论》

"形弊（一敝，败也）血尽而功不立者……神不使也" → 役使 派遣

指出形体衰败，气血竭尽，治疗不见功效，是∵神机丧失，不能使针、药等治疗措施发挥作用。

《类经》："凡治病之道，攻邪在乎针药，行药在乎神气。故施治于外，则神应于中，使之升则升，使之降则降，是其神之可使也。若以药剂治其内，而脏气不应，针艾治其外，而经气不应，此其神气已去，而无可使矣。虽竭力治之，终成虚废而已，是即所谓不使也。"

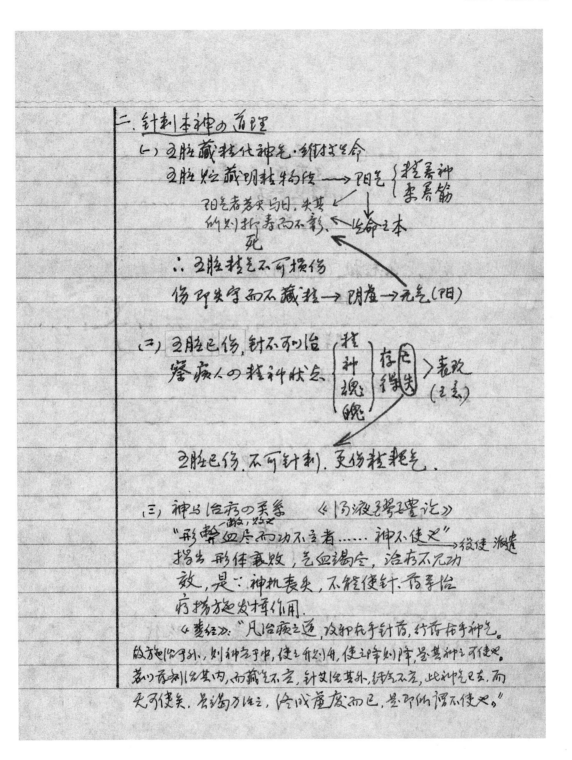

3.14.3

【原文】 肝藏血……谨而调之也。

【提要】 五脏虚实病证的表现
（五脏所藏及其病证表现）

五脏所藏及其虚实病证表现

【分析】

审五脏病形 知气之虚实 谨而调之

- 肝 藏血舍魂
  - 虚—恐（母志）
  - 实—怒（本脏志）
- 脾 藏营舍意
  - 虚—四肢不用，五脏不安
  - 实—腹胀经溲不利
  - 未标志
- 心 藏脉舍神
  - 虚—悲 不胜
  - 实—笑不休 本志
- 肺 藏气舍魄
  - 虚—鼻塞不利，少气
  - 实—喘喝，胸盈仰息
  - 不标志
- 肾 藏精舍志
  - 虚—厥
  - 实
    - 胀，
    - 五脏不安
  - 不标志

新记论治 必须遵守

依王之本 《太阴阳明论》

[illegible]之本

3.15 《灵枢·本藏》

本篇主要论述：血气精神、脏腑、经脉等生理功能。认为：体表各组织器官的色泽、皮肤纹理、肉之厚薄、缓急等不同，皆本原于五脏高下、大小、坚脆、端正与偏倾以及六腑大小、长短、厚薄、结直、缓急等区别（含正常、畸形、健强、虚弱四方面）。此理论为指导临床辨证与治疗提供了理论依据。故称《本藏》。

本，本原；依据。

[原文]

黄帝问于岐伯曰：人之血气精神者……无以相倚也。

[提要]

论经脉、卫气、志意の作用；

健康の标准

五脏、六腑の总体功能

[分析]

一、血气精神与生（性）命の关系

——健全——

血气精 —滋养/化生→ 形体组织 —产生→ 功能之神（生命）

性命 {形体、精神}

属于性命

使形体、精神健全（全面健康）

二、经脉、卫气、志意の作用

（一）经脉
- 行血气营阴阳——运行气血阴阳
- 濡筋骨——濡润
- 利关节——滑利关节

（二）卫气
- 温分肉
- 充皮肤
- 肥腠理
- 司开合

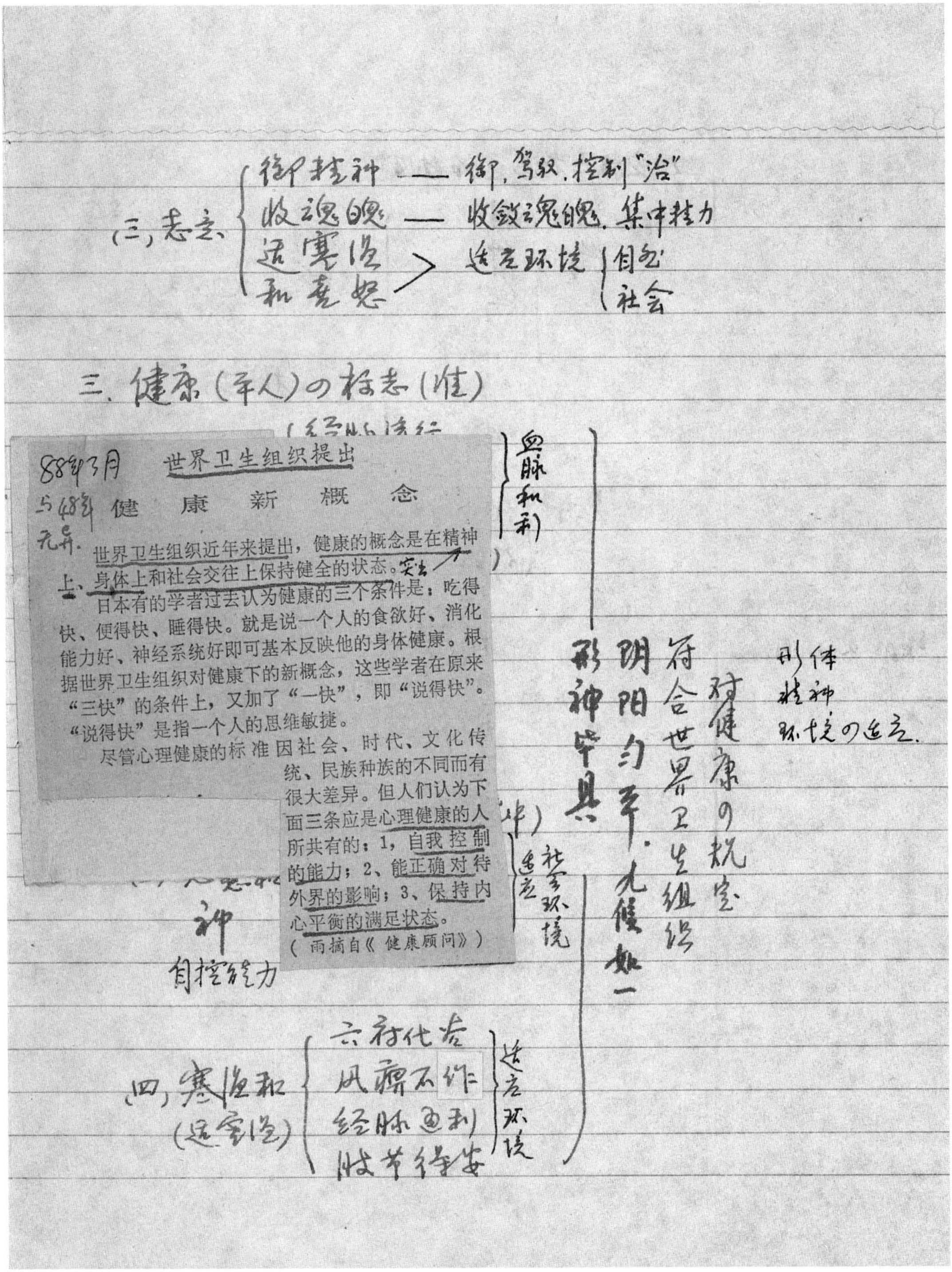

（三）志意：
御精神 —— 御，驾驭，控制"治"
收魂魄 —— 收敛魂魄，集中精力
适寒温
和喜怒 ＞ 适应环境｛自然、社会｝

三、健康（平人）の标志（准）

（经脉流行

88年3月

世界卫生组织提出

健康新概念

世界卫生组织近年来提出，健康的概念是在精神上、身体上和社会交往上保持健全的状态。

日本有的学者过去认为健康的三个条件是：吃得快、便得快、睡得快。就是说一个人的食欲好、消化能力好、神经系统好即可基本反映他的身体健康。根据世界卫生组织对健康下的新概念，这些学者在原来"三快"的条件上，又加了"一快"，即"说得快"。"说得快"是指一个人的思维敏捷。

尽管心理健康的标准因社会、时代、文化传统、民族种族的不同而有很大差异。但人们认为下面三条应是心理健康的人所共有的：1，自我控制的能力；2、能正确对待外界的影响；3、保持内心平衡的满足状态。

（雨摘自《健康顾问》）

血脉和利

形神皆具
阴阳匀平，九候如一
符合世界卫生组织对健康の概念

形体
精神
环境の适应

社会环境 适应

神
自控能力

（四）寒温和（适寒温）｛六府化谷、风痹不作、经脉通利、肢节得安｝适应环境

贤，才能，德行好。
善
多，胜
通"艰"：艰苦劳。
对人的敬称

肖：类似、相似。

不肖：不像，子不似父
谓不贤；自谦。

四、五脏六腑的总体功能

（一）五脏藏：精、神、血、气、魂、魄

（二）六腑：化水谷、行津液

人具受于天（先天）
无愚智贤不肖
无以相倚也

第四章　经络学说

4　经络学说[1]

选篇

本章分十二经脉と奇经八脉两节，共选《素问》《灵枢》七篇：《骨空论》《经脉》《营气》《九针论》《背俞》《逆顺肥瘦》及《脉度》等多为节选。

要求

一、掌握经络的形成、概念

二、理解经络~~学说~~系统的组成、与脏腑关系及其在生命活动中的重要作用

三、理解十二经脉、奇经八脉の生理功能、主要病证规律及其对临床的指导意义

四、了解十二经脉、奇经八脉的循行路线及经络学说在《内经》理论体系中的地位。

五、了解近年来对经络实质研究的动态と进展

经络Sの组成
- 经脉
  - 十二经脉
  - 奇经八脉
- 络脉
  - ~~[illegible]~~ 经别
  - 别络
  - 孙络
- 连属部
  - 十二经筋
  - 十二皮部

批注：

1. 此章内容分专业讲解。针推专业重点学习，中医专业了解即可。

一、经络の概念及经络学说の内容

经络，是存在于人体脏腑外，但又与脏腑密切联系着の一个结构系。它与脏腑共同构成生命活动の基础。经络学说，就是研究人体经络系の组织内容、生理功能、病理变化及其与脏腑关系の学说。∴它与"藏象学说"一样，也是以内经为理论体系の重要内容之一。

中基经络表

经络系包括经脉、络脉、奇经、经别及经筋、皮部など内容。这些内容，虽然都各自成系，具有各自の功能特点，但又有共同の功能，即通行气血，沟通表里，贯通上下，联系脏腑肢节。通过气血の运行，为人体各脏器组织提供营养物质，维持它们の功能活动，维持它们相互间的联系，保证生命の正常活动。∴在生命活动过程中，经络系与脏腑是不可分割の整体，因而也本将经络学说归并在脏象学说中，成为藏

象学说の重要组成部分。由此可见，经络学说在生理、病理、诊断及治疗など方面都有其极为重要の作用，特别是针灸、按摩など临床学科，更是以经络学说为其理论基础。

二、经络概念の形成

人们最初对经络の发现，肯定是来自于长期与疾病斗争の实践，但对其形成の过程，历代以来，存在着不同の认识。

1. 由点到线

据记载，我们祖先在从事生产实践时，发现身体某些部位有不舒服感或疼痛，就会不自觉地用手去按揉或捶击，通过揉按或捶击，疼痛也得到缓解，有时体内有疼痛，在体表の一定部位会出现压痛，或在皮肤上出现结节或色泽变化など现象；有时偶然发现体表某处被火烧伤或被乱石、荆棘刺伤，结果使身体某部の疾患得到减轻或消

失，或皮肤上的某些异常现象，也随之减轻以致消失。这种现象多次重复，逐渐积累了一定的感性认识，进一步从无意识地刺激，发展到有目的地刺激体表一定部位来解除体内疾苦。这些经验的积累，逐渐使人们对体表某些部位的特殊作用有了一定的认识。这就是治疗性的体表"点"的概念的形成。

随着石器工具的运用，人们在"点"的认识基础上，采用锋利石块刺破皮肤或放血达到治疗疾病的目的，这就是最早（原始）的针具"砭石"，这也是针灸疗法的起源。

随着生产力的发展，出现了殷商的青铜器，具备了制作金属针的条件，我国古代真正的针刺术，从此才开创了新纪元。金属针的使用，使刺激部位由较大的面缩小到较小的点，经反复实践，逐步掌握了不同针刺点的特殊作用。另方

便记忆，穴位的名称也就由此而产生了。

金属针的使用，临床发现针刺时有明显的针感向某特定的部位传导，从而产生了"线"的概念。《灵·邪气脏腑病形》篇说："中气穴，则针游于巷"。气穴，即穴位，也就是上述的"点"。巷，即通道，这里指针感传导的途径，游于巷，就是感传现象的描述。

随着实践经验的积累，对穴位治疗作用的认识不断深化，而新的穴位又不断发现，在此基础上，人们对已知穴位进行分析与归纳，发现许多治疗作用大同小异的穴位，往往成行地分布在一定的部位上，能够治疗一定脏腑的疾病。如手太阴肺经的穴位，一般都能治疗气管、咽喉部位疾患。临床又进一步证实：具有类同治疗作用穴位的分布与针感传导路线常常一致，使人们认识到穴位与穴位之间有着一定

联系的途径。另外，人体内脏疾病，在某些体表穴位上有压痛点，从这种反应点与内脏疾病的关系看，它们之间必有一定的联系通路。古代医家就是在观察穴位（点）的基础上，通过感传以及穴位之间的联系，产生了"线"的认识，并探索出各条线路之间复杂的内在联系。这样由点到线的认识及腧穴归经，经过长期的归纳与总结，形成了经络学说。

2. 由线到点

1973年湖南长沙马王堆汉墓中随葬的一批古佚医书出土，有人否定了经络学起源于由点到线的观点，提出"由感传现象开始，逐渐发展到穴位"的观点，也就是由线到点的观点。理由：帛书《阴阳十一脉灸经》与《足臂十一脉灸经》均有脉无穴，也无五行的概念；只涉及一些脏腑，但无十二经内系十二脏腑；十一经脉都是彼此孤立，尚无按

体观念；也有四肢と内脏由经脉联系の记载。因而提出了先有感传线路，后有穴位の由线到点の新论点。他们将经络学の形成描绘如下：

古代经一段漫长の岁月，在治病过程中，通过体表按摩、针灸など，发现引体上出现感传现象の活动，这些感传线の活动可以治病，特别是疼痛の疾患。由此花了大量の时间，观察这种活动の规律及治疗范围。西汉初年，总结为十一条路线，称之为脉，以为是血管の活动。约在汉武帝时，认为此活动と脉有关，但不就是脉，因而出现了"经"字，改称"经脉"，对所针灸の部位，出现了"俞""会"など名称，尚未出现"穴"字。约至东汉，《内经》成书年代，经络学说逐渐形成，概括了内联脏腑、外络肢节の概念。此即为经络学の形成，是先有线后有穴の论点。

3. 经来自气功

1982年有人既否由气到经说，也否经学依赖按摩、针灸的感传，认为它来自古代延年益寿的气功。其理是：当时人们为却病延年，一些人往往或追求"恬淡虚无"与"精神内守"，很可能在"静中"迈进了"功能"大门。在气功中，通过意念的贯注，使真气运转于任、督二脉，调整呼吸，凝心静虑，则气合全身。在练气功时，使真气规律地在任、督二脉中循行，相互贯注如环无端地运行，此即经络学说之起源。

由于真气在任督二脉中的贯注运动，好似主轮带动十二经脉一齐转动（练气功到一定程度，即会觉察出来），这就使十二经脉显示出来，自从个别人觉察出人体有任、督二脉及十二正经后，历代医家不断地在自身上及病人身上体验，

逐渐补充了奇经八脉与十二经别等等。并在诊断、治疗中与脏象学说揉合在一起，形成今天的经络学说。

三　《内经》有关三阴三阳名称的论述。

十二经脉所冠三阴三阳的名称，《内经》记载如下：

1. **根据自然界阴阳二气的盛衰消长而定名：**

自然界阴阳之气，在不断地消长变化运动，因而出现阴阳之气盛衰多少的不同情况，根据其盛衰存多少，定出太、少阴阳等名称。如《素·天元纪大论》："阴阳之气，各有多少，故曰三阴三阳也。"《内》中关于自然界阴阳多少，太、少又有两说：

(1) 四时阴阳：　《内》认为自然界四时气候的温热凉寒，就是自然界阴阳消长变化出现的少阳、太阳、少阴、太阴之气主司季节所形成的，《素·六节藏象论》：阳中之太阳""阳中之太阴"　"阴中之少阴""阳中之少阳"等等

就是此意。

(2) 六气之阴阳　六气阴阳，即运气学说中的六气六步。《素·天元纪大论》："寒、暑、燥、湿、风、火，天之阴阳也，三阴三阳上奉之。"又说："厥阴之上，风气主之；少阴之上，热气主之；太阴之上，湿气主之；少阳之上，相火主之；阳明之上，燥气主之；太阳之上，寒气主之。所谓本也，是谓六元。"

六气是气候变化的本元，三阴三阳是六气的标象。标本相合，就成为厥阴风气、少阴热气、太阴湿气、少阳火气、阳明燥气、太阳寒气。∴从运气学说言，六气分主一年所形成的气候变化，也就是三阴三阳主一年六步的体现。

2. 据阴阳离合部位而定名

《素·阴阳离合论》载有三阴三阳的名称，周学海《读医

脏象·三阴三阳命义》："人身三阴三阳之名，因部位之分别而定名，亦由气血之殊性以取义也。《素问》之曰阴阳离合也，曰：'圣人南面而立，前曰广明，后曰太冲……少阴之前，名曰厥阴。'由此观之，三阴三阳以人身之部位而定名也，不昭昭乎。部位既定，由是经络血气之行于太阳之部者，命曰太阳经，行于少阳、阳明之部者，命曰少阳、阳明经。行于三阴之部者，命曰太阴、少阴、厥阴经。故膀胱为寒水之经，水，阴也，而曰太阳，以其行太阳之部也；而小肠之为太阳无论矣。心为君火之经，火，阳也，而曰少阴，以其行少阴之部也，而肾之为少阴可知矣。若血气之行于经脉者，则三阳之气血亦运行于三阴，三阴之气血亦运行于三阳，岂有阴阳截然画界者哉，是故经络之三阴三阳，正以定人身前后左右表里部分之名者也。"

4·1 《灵枢·经脉》

篇名解释

本篇主要讨论十二经脉和十五络脉的循行及虚实病候，强调经脉有"决死生、处百病、调虚实"的重要作用，故以"经脉"作篇名。

内容提要

一、十二经脉的名称、起止点、循行部位、及其与脏腑的关系、病变表现、治疗原则。

二、十五络脉的名称、与经脉脏腑的关系、病变表现、治疗大法及观察络脉变化的诊断学意义

三、五阴经脉之气绝的临床表现及其预后

四、以十二经脉病证为例，论人迎与寸口对比脉法。

教学要求

一、掌握十二经循行路线、病证特点及病机

二、Ⅱ 经脉与络脉之区别及刺络法的临床意义

三、Ⅰ 十五别络的名称及部位

四 Ⅲ、了解人迎与寸口的对比脉法。

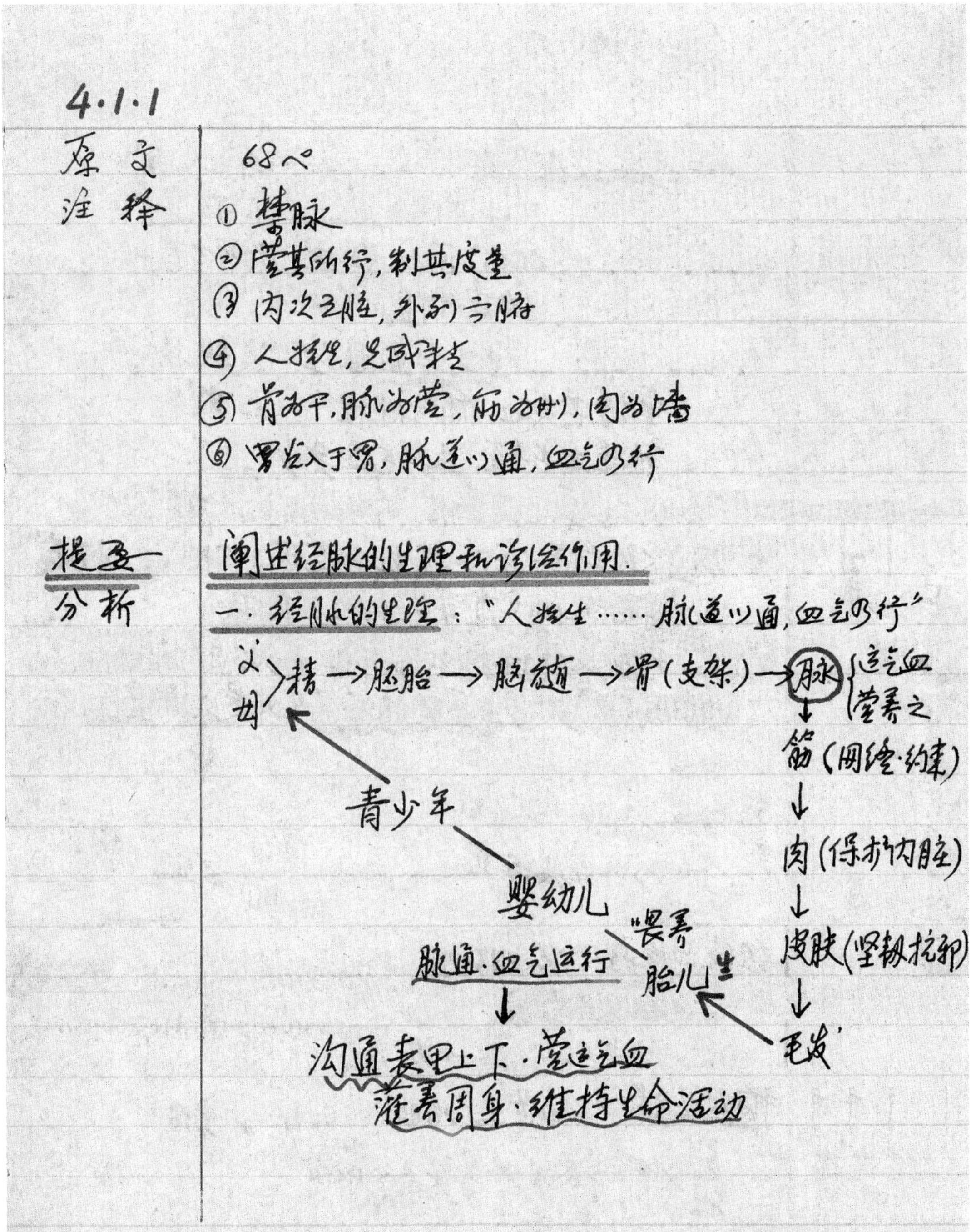

4·1·1

原文　68页

注释
① 禁脉
② 营其所行，制其度量
③ 内次五脏，外别六腑
④ 人始生，先成精
⑤ 骨为干，脉为营，筋为刚，肉为墙
⑥ 谷入于胃，脉道以通，血气乃行

提要　阐述经脉的生理和诊治作用.

分析　一. 经脉的生理："人始生……脉道以通，血气乃行"

二. 经脉的诊治作用 “凡刺之理……外别六腑”

“决死生……不可不通”

强调经脉除生理作用外（上述）尚有重要的临床诊断和治疗价值：

1. 针刺治病——首先要通脉理 “凡刺之理，经脉为始”
   1. 掌握其起止、循行规律
   2. 熟悉其长短、运行气血多少
   3. 理解其内联五脏、外络六腑、肢节等情况
2. 据脉理判断疾病转机的善恶。“决死生，处百病”
   以调整经脉之虚实处理全身疾病

所以，经脉必须保持畅通无阻（以畅运气血阴阳协调平衡）。这个道理作为医生是必须通晓的。

经络是诊断的依据：

五脏、六腑 > 内在病变 —循经传变→ 证候 —循经表现→ 体表 { 定位、定性、预后

经络与治疗 “从阳引阴，从阴引阳”

上 → 下　　左 → 右　　阳病治阴，阴病治阳。

下 → 上　　右 → 左

药物归经：白芷 → 阳明　　细辛 → 少阴

羌、独 > 活 → 太阳　　吴萸 → 厥阴

4.1.2

原文　P.69~76

注释　详教材

提要　论十二经脉的起止、循行规律、发病特点、治疗原则等

分析　一、经脉起止、循行

二、经脉病证与治疗

关于"是动则病"与"是主×所生病"

1. 气血先后说：《难经》22[1]

"经言是动者，气也；所生病者，血也。邪在气，气为是动；邪在血，血为所生病。"

2. 本经、他经说：《难经经释》

"是动诸病乃本经病，所生之病则以类推旁及他经者。"

（生：产生）

3. 病因内外说：《集注》

是动在气不在经，病因于外；所生病者，乃脏腑所生，外见于经证，病因于内。

是动：本经由外邪所引动而发生疾病；

"主所生病"：是本经所属的内因所发生的疾病。

[2]

4. 变动、所主说　《类经》413.

动，言变也，变则变常而为病也。如《阴阳应象》

批注：

1. 即《难经·二十二难》。

2. 人民卫生出版社1965年出版《类经》413页。

四：在表动为执，为所生之表。

云"细察本篇之义：凡在五脏，则各言脏所生病；凡在六腑则或言气，或言血，或脉或筋，或骨或津液，其所生病本各有所主，非以血气二字统言十二经者也。《难经》之说诚，似非经旨。"

5. 证候、疾病说　《上海中医药杂志》1981（5）

是动指证候，所生病指疾病：是动病多动词、连词、形容词组不是病名，而是对证候的描述。所生病均属病名。

6. 急慢、轻重说　《中医杂志》1981（11）

是动病多是疾病发展的早期阶段或急性阶段，其病情或轻或重。所生病多是疾病的中后期、慢性阶段或较重阶段，是邪气入里损及脏腑的表现。一般是动病可因正气虚弱或邪气太盛损及脏腑而转为所生病。

7. 是主、所主治

该经脉（及有关脏腑）功能发生病理变动时，可能出现××等证，该经脉上的穴位能主治××方面所发生的病变。

诸家对"是动则病""是主××所生病"论述不一。众说纷纭，莫衷一是，故《灵枢识》认为："是动、所生，其义不够明晰，亦未知孰是"有待研究。

4.1.3

原文

77页

注释

①足太阴过于外踝之上

②六经络手阳明少阳之大络

③起于五指间

④饮酒者，卫气先行皮肤

⑤平：盛满

⑥动：

⋮

⋮

⑬

提要

经脉与络脉的区别；络脉的诊断、刺治方法。

分析

一、经脉与络脉的区别

"经脉十二者……皆络脉也"

二、经络的诊法

"六经络手阳明少阳之大络……其会皆见于外"

三、络脉的刺法

"故诸刺络脉者……留之发为痹也。"

经络	浅　深	分布特点	常诊部位
经脉	伏行分肉间，深而不见	太阴过踝上处可见	气(寸)口
络脉	(行)浮而常见	不经大节，必行绝道	手鱼际

[redacted]

原文 78页

注释

① 诊：诊断方法，观察

② 胃中寒，手鱼之络多青

⋮

④ 多血络：

提要

诊刺络脉之法。

分析

一、诊络脉法

络脉色
- 青——寒且痛（寒凝血流迟滞，还原Hb↑）（痛↑ 青紫^）
- 赤——热（热盛血涌，血色红）

手鱼之络
- 青——胃中寒（同上）
- 赤——胃中热（同上）
- 暴黑——留久痹（邪气久留之痹证）
- 赤、黑、青兼见——寒热错杂（往来）
- 青而短——少气（青为阴，短为阳不足）

鱼手太阴之部，胃气通于手太阴，故可候胃气。

二、刺络法

寒热者 ——> 皆多血络，刺血盛之络，间日一次，邪血尽而止。

少气者 ——> 不可泻 ——> 昏仆闷乱
↑
扶坐急救之

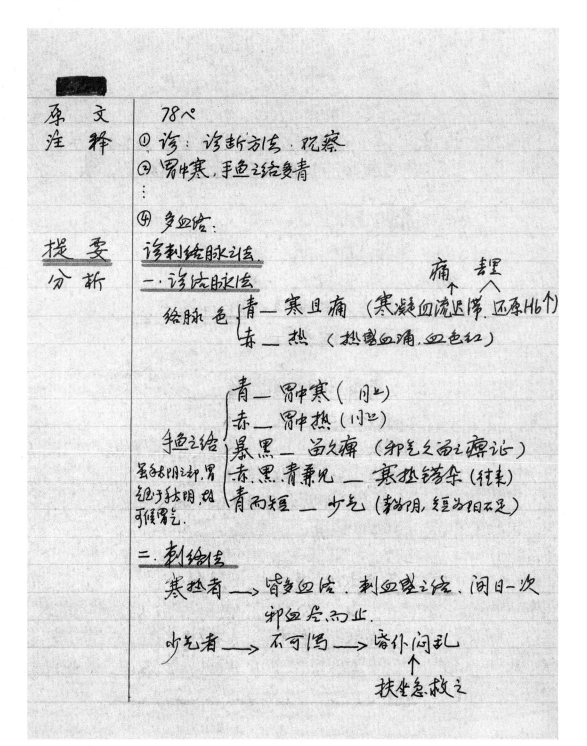

4·1·4

原文

78页

注释

①别：别出；络脉的又称“别络”。此下言十二正经及任督二脉各有一别络，脾经尚有一大络，总称十五别络。

⋮

⋮

㊺人经不同，络脉异所别也：

提要

论十五别络名称、部位、循行经路和虚实病证。

说明

一、本篇十五络内容：

十二络各一　12

任之尾翳、督之长强、脾之大包　1　1　1　＞合为15。

二、《难经》二十六难 十五络指

阳跷、阴跷　2

十二经各一　12　脾之大包　1　＞合为15

此非。∵阳跷乃足太阳之别

阴跷乃足少阴之别　＞不可易以为言。

当以本经为正。

三、本篇足太阴、足阳明之别络

足太阴　公孙　　复有脾之大络名曰大包

足阳明　丰隆　　《平人气象论》又云：胃之大络名曰虚里。

诸经之络皆一，而脾胃之络各二何也？

曰："脾胃为脏腑之本，十二经皆以受气者也。"

小结

一、本篇讨论经络的循行部位、疾病证候为主，论及经络的生理、病理、诊断以及治疗等问题，是《内经》论经脉最完整、系统的一篇

二、经脉内属脏腑，外络肢节，又各有一定的分布范围和循行规律，∴在病理情况下，病候表现基本上与经脉分布走向和相关脏腑功能失调一致。

三、经脉理论对指导临床辨证有重要意义，它可分析疾病的浅深，在何经何脏、何腑，从而确定治疗，提供可靠依据。∴本篇指出："经脉者，所以能决死生，处百病，调虚实。"

四、经络学说是针灸、按摩疗法的理论基础，越来越受到世界医学界的广泛重视和应用(介绍中医学走向世界)。

五、关于"是动则病"与"所生病"有待研究

复习思考题：

1. 经络学说在中医学理论体系中有何意义？
2. 十二经名称、起止点和循行路线。
3. 经脉与络脉的病证特点？对临床辨证有何意义？
4. 试述十五别络的名称及分布。

4.2　《灵枢·营气》

篇题

本篇系统论述营气的生成、性质和循行规律，故篇名曰"营气"

内容提要

一、营气的生成、性质、输布与功能

二、营气运行于十二经脉的规律。

教学要求

一、掌握营气的生成及性质

二、掌握营气循行经脉的次序

三、了解营气循行诸经之间的交接部位。

复习思考题

1. 营气的生成与功能各如何？
2. 营气运行各经流注交接顺序怎样？
3. 你对营气是否运行于任脉，是如何理解的？

原文 81页

注释

① 营气之道，内谷为宝：营气所以能生化不息，运行不休，都是由于饮食物入胃，化生精微，不断补充的结果。内，音义同纳；宝，宝贵，重要。

⋮

⑥ 究于畜门：注⑥[1]＋《灵枢识》："鼻孔中通于脑之门户"

提要 论营气的生成、性质；循行次序及交接部位

分析

一、营气的生成、性质：

"营气之道，内谷为宝……是谓天地之纪"

(一)来源：水谷精气。

(二)部位：贯注经脉之中，运行不息，终而复始。

(三)性质：清轻柔和，精纯，具有丰富的营养。灌溉五脏六腑、四肢百骸。

二、循行次序、交接部位。

"其气从太阴出，……复出太阴。此营气之所行也，逆顺之常也。"

"督脉络阴器……入缺盆"虽未言任脉，实含任脉在其中。《灵枢识》认为据"循脊入骶"之文例，"上循腹里入缺盆"之下，当有"是任脉也"。据《骨空》任督互称之例，联系临床实际，任督与十二经并重。

批注：

1. 指教材《内经讲义》81 页中注释⑥。

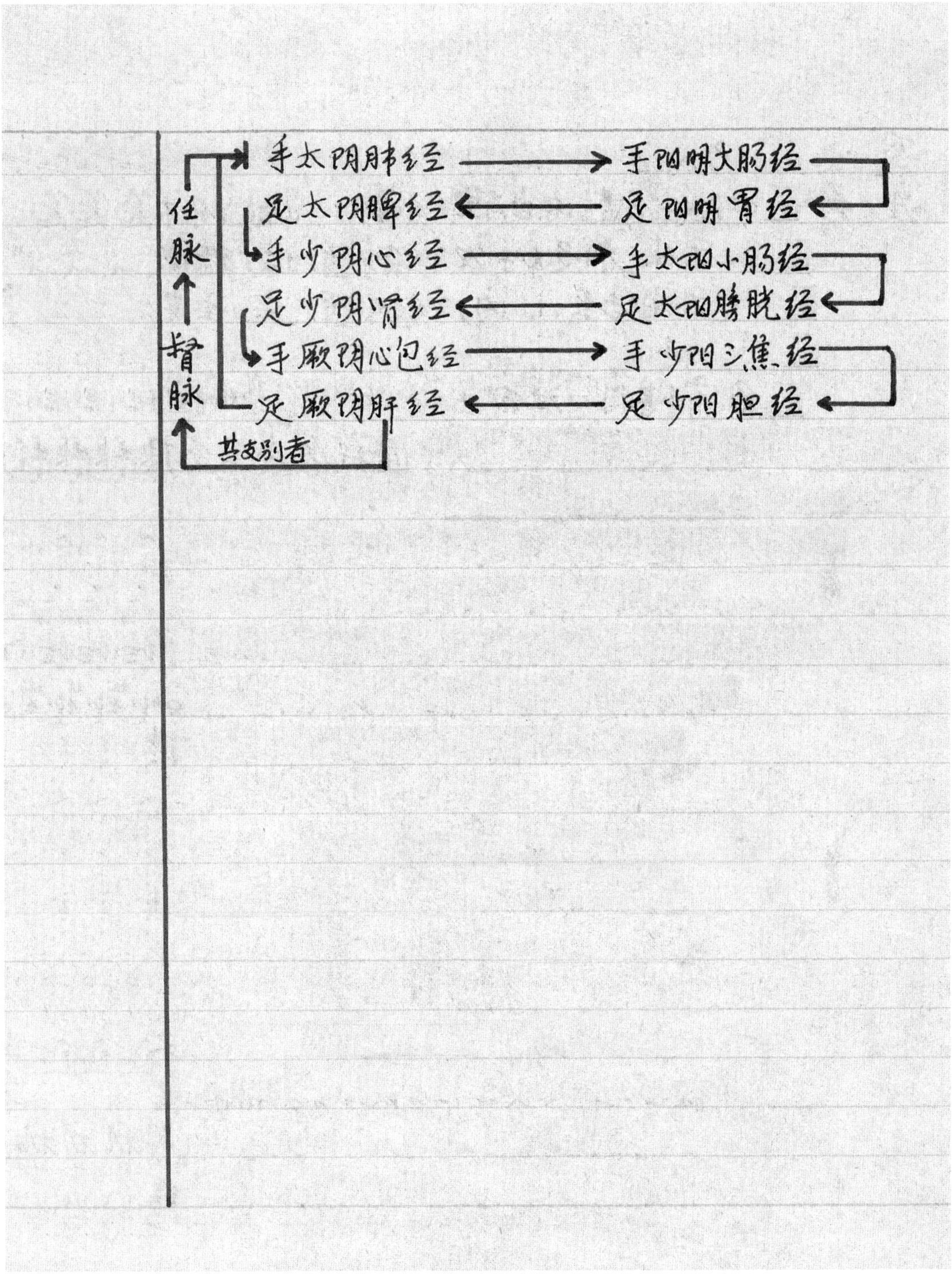
手太阴肺经
手阳明大肠经
足太阴脾经
足阳明胃经
手少阴心经
手太阳小肠经
足少阴肾经
足太阳膀胱经
手厥阴心包经
手少阳三焦经
足厥阴肝经
足少阳胆经
任脉
督脉
其支别者

4·3 《灵枢·九针论》

篇题解释

"天地之大数也，始于一而终于九"(《九针论》)。

九为数之极，古人制针具取其与天地阴阳数之极相应而为九种，以示其用途广泛，无所不治，名为九针。本篇讨论九针的制法、命名及其用途等，故以之名篇。

内容提要

一、九针的产生、命名、形状及其主治与禁忌

二、身形应九野及针刺之忌日

三、形志、苦乐所生之病及治法之宜

四、以五脏生理、病理为中心，阐明五味、五并、五恶、五液、五劳、五发、五邪、五脏、五主

五、六经气血多少不同，针刺各有所宜、所恶。

教学要求

一、了解九针命名意义及针分九种的含义

二、掌握九针之形及其适用范围

三、掌握五脏气、六腑气、五并、五恶、五液、五劳、五发、五裁、五邪等的机理。

复习思考题

免

1. 制九针的依据及各种针的形状和用途如何？
2. 你对天时与脏腑形体相应及针刺之宜忌如何认识？
3. 结合本篇内容谈谈你对"四时五脏阴阳"的体会。
4. 六经气血多少及形志苦乐对治疗有何参考意义？

原　文	82页 上
注　释	①恶气：厌恶出气，此作不宜出气解。恶（wù），讨厌。 ②表里：此指手足阴阳十二经脉的关系，根据脏腑相合的关系。如足太阴脾经与足阳明胃经既有脏腑相合，经脉之间又通过别络相联，构成表里相合关系。
提　要	论六经气血多少有异，针刺宜忌有别；十二经表里相合关系。
分　析	一、气血多少和针刺忌宜关系

经脉		气血多少	针刺忌宜
阳经	阳明	多气多血	出血气
	太阳 厥太阴	多血少气	出血恶气
	少阳 少阴	多气少血	出气恶血
阴经	太阴	多血少气	出血恶气
	少阴	多气少血	出气恶血
	厥阴	多血少气	出血恶气

二、表里关系

足阳明　太阴；　少阳　厥阴；　太阳　少阴；

手阳明　太阴；　少阳　心主；　太阳　少阴。

六经气血多少异说对照表

篇名 \ 经脉	厥阴	少阳	少阴	太阳	太阴	阳明
九针论	多血少气	少血多气	少血多气	多血少气	多血少气	多气血
血气形志篇	多血少气	少血多气	少血多气	多血少气	多气少血	多气多血
五音五味	多气少血	多气少血	多血少气	多血少气	多血少气	多血多气
太素·任脉	多气少血	多气少血	多血少气	多血少气	多血气	多血气
太素·知形志所宜	多血少气	多气少血	少血多气	多血少气	多血气	多血气
甲乙经·二十五人	多气少血	多气少血	多血少气	多血少气	多血少气	多血多气
甲乙经·十二经水(足经)	多血少气	少血气	少血多气	多血气	多血少气	多血气
甲乙经·十二经	一分	四分	二分	五分	三分	六分
水刺深及留针	一呼	五呼	三呼	七呼	四呼	十呼
经水篇刺	一分	四分	二分	五分	三分	六分
深及留针	二呼	五呼	三呼	七呼	四呼	十呼

表中可见 各篇关于气血多少的记载存在着不少差异，不管《内经》各篇或《太素》之篇、《甲乙经》各篇之间均不一致，错误是肯定的，但错在哪篇见解不一。

前人多认为：《灵枢》多误，当从《素问·血气形志》篇

近人提出：《灵枢》《素问》多有误，应校勘。校勘的出发点：1. 表里两经气血多少应当相反，才能体现阴阳互济；2. 表里两经气血多少应当相同，这样才有规律性，符合中医基础理论。

第五章　病因病机学说

5 病因病机学说

病因病机学说 病因学说与病机学说的总称，或简称。

病因学说 研究致病因素及其性质、分类、致病特点与临床表现等理论的学说。

内容：
致病因素名称
性质
分类
致病特点
症状表现

《内经》在唯物主义生命观思想指导下，否定了鬼神致病的唯心迷信观念。在人与自然环境对立统一、形神统一的整体观念基础上，认识到外在自然气候的异常变化、社会环境的改变、内在情志活动过用，及饮食劳倦等均可损伤形体，发生疾病。根据这些致病因素产生的基础不同将其分为阴阳两类：

六淫或六邪
七情刺激
饮食失节 [illegible]
劳逸失度

"夫邪之生也，或生于阴，或生于阳。其生于阳者，得之风雨寒暑；其生于阴者，得之饮食居处，阴阳喜怒。"（《素·调经论》）

其中风雨寒暑、居处，指自然气候异常变化影响人体发病，称"六淫"或"六邪"。邪从外来，外为阳，故属阳邪。所致病证属外感病。

饮食和阴阳喜怒，泛指饮食失节，或饮食寒温失调，或房事不节，情志过用，概为饮食劳逸、七情失度，伤人内脏，病从内生，故属阴邪。所致病证属内伤病。

这是我国最早的病因分类法。

病机学说 研究疾病发生、发展变化规律、机理之表现的学说。

致病因素作用于人体，能否发病？

取决于 致病因素（邪）＞对方力

人体（正）气（抗病力、抵抗力）

量的对比：正、邪斗争的结果。

病机｛发病 / 病理＜总病机 论—— / 传变 转归

正气＞邪[1]：不病

＜邪[2]：病·传

〃 ～〃[3]：非典型

〃 ↓·邪↓[4]：〃不典型

一般情况下 正气充沛 抗病力强，邪气不易入侵，或虽有入侵也不易发病；

如果正气相对虚弱，不足以抗邪，于是邪气侵犯 疾病发生。此即常言：

“正气存内，邪不可干”（《素遗篇·刺法论》）

“邪之所凑，其气必虚”（《素·评热病论》）

基本观点：

1. 脏腑经络整体观

2. 生命与环境协调、重时令、情志

这就是《内经》正邪相搏的发病观点。

“风雨寒热不得虚，邪不能独伤人……两虚相得乃客其形。”

∴说《内经》的发病学观点是：内因是根据，外因是条件，外因通过内因起作用。是有辩证法思想。

病因不同，体质有别，疾病发生的证候表现虽然多数，然总的病理机制可概括为：

邪正斗争、阴阳失调、升降失常、气血不和等几个主要方面。

批注：

1. “正气＞邪”表示“正盛邪衰”。
2. “正气＜邪”表示“正衰邪盛”。
3. “～”表示“正邪势均力敌”。
4. “↓·邪↓”表示“正衰邪不盛”。

这是《内经》及后世医家病因辨证的理论依据。

可见病因病机学说密切相关。同是预防疾病发生、传变和临床辨证的理论基础。未来学科分化它是一个新的学科，是基础与临床的桥梁课，必修学科。

病因病机学说的理论基础　“四时五脏阴阳”

病因学说中的“四时五脏阴阳”

“天有四时五行，以生长收藏，以生寒暑燥湿风；人有五脏化五气，以生喜怒悲忧恐。”（《素·阴阳应象》）

人体五脏阴阳通于自然界四时阴阳：

“心者……为阳中之太阳，通于夏气。

肺者……为阳中之太(少)阴，通于秋气。

肾者……为阴中之少(太)阴，通于冬气。

肝者……为阳(阴)中之少阳，通于春气。

脾胃大肠、小肠三焦膀胱者……此至阴之类，通于土气。”

∴四时气候异常变化，情志过度刺激，破坏了人与自然的统一，即扰乱了五脏之气的协调，导致疾病发生，成为致病因素。如：

“喜怒伤气”　七情伤　“暴怒伤阴，暴喜伤阳”

“寒暑伤形”　六淫伤　“阳受风气，阴受湿气”

“四时之气，更伤五脏”

可见“四时五脏阴阳”的理论，贯穿于病因学说之中，是病因学说的理论基础。

病机学说中的四时五脏阴阳：

病机学说是古代医学家在医疗实践中，通过长期的观察体验，在脏腑、经络、精气血津液等理论基础上，运用阴阳五行理论分析归纳总结出来的。贯穿着“四时五脏阴阳”的系统论思想，强调疾病的发生，是在致病因素作用下，人体五脏各系统、各层次结构机能活动异常变化的整体反映。

“人有精气津液，四肢九窍，五脏、十六部、三百六十五节，乃生百病，百病之生，皆有虚实。今夫子乃言有余有五，不足亦有五，何以生之乎？岐伯曰：皆生于五脏也。”（《素·调经论》）

把错综复杂的疾病发生机理，统归于五脏S的机能失调。并认为在疾病过程中，由于五脏各S之间、S结构的各层次之间，是相互作用、相互影响的，因而导致了疾病的复杂变化与不同转归，如：

风寒湿邪 —引起→ 五体痹 —深入→ 五脏痹。

五脏病变，可以互相传变，并有一定规律可循：《素·玉机真脏论》。

自然界的变化，影响疾病的发生与转归：

发生：“乘年之虚，逢月之空，失时之和，因为贼风

所伤，是谓三虚”（《灵枢·岁露》）

转归：旦慧、昼安、夕加、夜甚。

∵人身阴阳（正气）随自然界阴阳消长变化。

《灵枢·顺气一日分为四时》。

审证求因

疾病的发生＝致病因素 —作用→ 患病机体。

证候＝病因 —作用→ 患病机体的病态反应

病因性质·致病特点·人体体质 ——→ 反应各异。

《内经》时代，无可借代的检查方法。

只有分析症状 —辨证求因、审证求因→ 推求病因　据因而治。

（审因论治）

是中医学探求病因的主要方法，也是病因学说重要理论原则之一。

5·1 《素问·生气通天论》

[题解]

本篇主要讨论人的生命活动力与自然界息息相关的联系，故名《生气通天论》。

生气，生命活动之气也。即指生命的活力。有阴气阳气

通，联系、贯通、统一的意思

天，自然界。

[内容提要]

一、据"天人相应"观点，探讨了贼风邪气伤人所引起的病变

二、借天之日喻人身之阳气，说明阳气在人体生理功能中的重要性，列举阳气失常的病变和机理。

三、强调阴精、阳气的相互关系，指出阴阳协调是人体健康的关键，阴阳失调则病。

四、论"四时之气，更伤五脏"和"阴之五宫，伤在五味"的病理规律。

[教学要求]

一、✓Ⅰ 阳气在人体生理、病理中的重要作用及临床意义

二、✓Ⅰ、阴精、阳气的相互关系 Ⅱ、"阴平阳秘，精神乃治，阴阳离决，精气乃决"的道理。

三、✓Ⅰ 风寒、暑、湿等外邪和饮食五味不当的致病特征及其机理。

四、Ⅰ 煎厥、薄厥的病机病因和症状；Ⅱ、痤、痱、皶、痔、痿、肠澼、大偻、痈肿及风疟的病因病机。

5.1.1

[原文] 87ペ　黄帝曰：夫自古通天者から，此寿命之本也まで.

[关键词]　通天　生之本　阴阳　寿命之本

[提要]　论生命之源　本于阴阳　通于天气

[分析]

一. 生命之源　阴阳双方的对立协调统一作用

二. 人身阴阳（生命论）通于天气 —— 切实注意

适应　则寿
不适应　则伤
} 强调通（顺）应天气、通神明的重要性。

按：揭示生命之源本于阴阳二气相互作用。生命是自然界物质进化的结果（最高形式），而非"上帝"と"神仙"创造。∴"生之本，本于阴阳"非常重要，它是中医学生命观的基本论点，对中医学理论体系的创建と发展具有重大影响と作用 ——

生命的产生 —— 自然界阴阳二气の作用
生命的存在 —— 自然界の阳光露雨と物化
生命的消亡 —— 自然界の贼邪伤害
} 生命之气通于"天"

（气候反常
工业公害）

[原文] 88ペ 苍天之气から、气之削也まで.

[关键词] 清净 传精神 服天气 通神明 自伤

[提要] 论人气通天的表现；圣人通天气之法；不通天气之害.

[分析]

一、表现：苍天之气から、此因时之序まで

天气清静 — 志意治 / 自然界阴阳之气正常，人之精神活动不乱.

阳气固 / 阳气固密

邪气虽犯，弗能害 / 不发病.

二、圣人应天之法：故圣人传精神から、服天气而通神明まで.

传（抟）精神 / 精神专一.

服天气 / 适应自然界阴阳之气的变化（必然性）

通神明 / 令人身阴阳之气与自然界的阴阳变化统一.

对养生防病、诊断、治疗、针灸均有指导意义

三、不通之害：失之则内闭九窍から、气之削也まで

在内：九窍闭塞
在外：肌肉壅滞
卫气涣散而不护卫

} 自己不顺应苍天（自然）规律，招致生气削弱 ∴称自伤

5·1·2

[原文] 88ペ 阳气者，若天与日から、四维相代，阳气乃竭まで. 阳气者，烦劳则张から、形乃困薄まで

[关键词] 失其所 折寿 寒 神气 暑 汗
烦 喘喝 静 多言 燔炭 汗出而散
湿 首如裹 緛短 弛长 气

[提要] 论：**阳气の重要性と功能**
阳气失常の病变举例
阳气の活动规律

[分析]

天赖~~阳~~日以明、以运　　下页
人赖阳以输、以化、以卫

一、阳气の重要性と功能：

(一) 重要性：

天运以日光明 / 太阳失常，天地不明，万物不能生存
人身健康长寿 / 阳气失常，折寿夭亡

(二) 功能

阳光明媚照耀不失其常 / 天地运转不息，光明长存
万物生长（喜太阳）

人身阳气向上向外固密良好，健康无病

“因而上卫外者也” / ~~阳~~ 根据（因）太阳的性质
人身阳气也在上向外（因，顺应、根据）

取类比象方法，从天体与太阳的关系，联系到人体与阳气的关系

天
"天不自明，明在日月，月体本黑，得日乃明，
此天运当以日光明也"
"日不明，则天为阴晦"（阴天，日全蚀）
妨日光明

阳失常道：
天黑暗而不明，
万物不能生长。

人
(1) 精气的合成与分布（营养、推动） > 气化　　分布上。
(2) 余废（汗、尿）之类的分泌与及时排泄　　（固摄）　　外引
(3) 温养机体，保持36.5±[1]的恒温　　温煦　　保卫。
(4) 抗御邪气　　保卫　　营卫者上外

李中梓："在于人者，亦惟此阳气为要，苟无阳气，孰分清浊，孰布三焦，孰为呼吸，孰为运行，血何由生，食何由化，与天之无日等矣"

阳气实为人身之大宝：张介宾说"凡物之生由乎阳，物之死亦由乎阳，非阳能死物也，阳来则生，阳去则死。"∴阳失常所，则夭折寿命而不彰著于世，或于不知不觉之中。可见："天之大宝，只此一丸红日，人之大宝，只此一息真阳。

批注：

1．"36.5±"表示"36.5℃左右"。

二、阳气的生理与病理

(一) 生理

固而止(阳位)卫外 — 清净肌肤风苛毒弗之能害

运于机体而不外泄 — 欲如运枢

精则养神，柔则养筋 — 化精微：养五(神)脏，柔筋脉

↓ 聪明·爽慧

↓ 筋脉柔和·肢体屈伸灵活

(二) 病理

起居不慎：阳气被扰外泄，卫外↓，功能紊乱障碍 (实)

损伤 — 质·能 ⇓[1] (虚)

"欲如运枢" — 阳气被束不能正常运动如

1. 感外邪即发病（伤阳气）

外邪伤阳：

寒(或冬季)
- 欲如户枢在(神)内转，人体适应而生，护阳
- 起居如惊，阳(神)气不内守而外浮，阳不固密

暑(夏)
- 汗，烦，喘喝（汗出而散）
  - 阳邪(主热)开腠理，出汗，又伤阴，伤气
  - 主动则烦躁
- 静(神昏)多言
  - 热扰心神，多言无伦次
  - 阳邪耗阴，虚则郑声

湿(长夏、秋)
- 首如裹：阴邪蒙清窍，沉重不爽如有物裹状
- 伤筋 久郁热伤阴血，筋失养 < 大筋 — 拘挛 软短；小筋 — 弛长 痿

风(春) - 四时邪气交替侵犯人间阳气
- 阳遏不行，久甚衰竭 > 水液不化，溢于肌肤 > 肿

批注：

1. "⇓" 表示 "功能严重下降"。

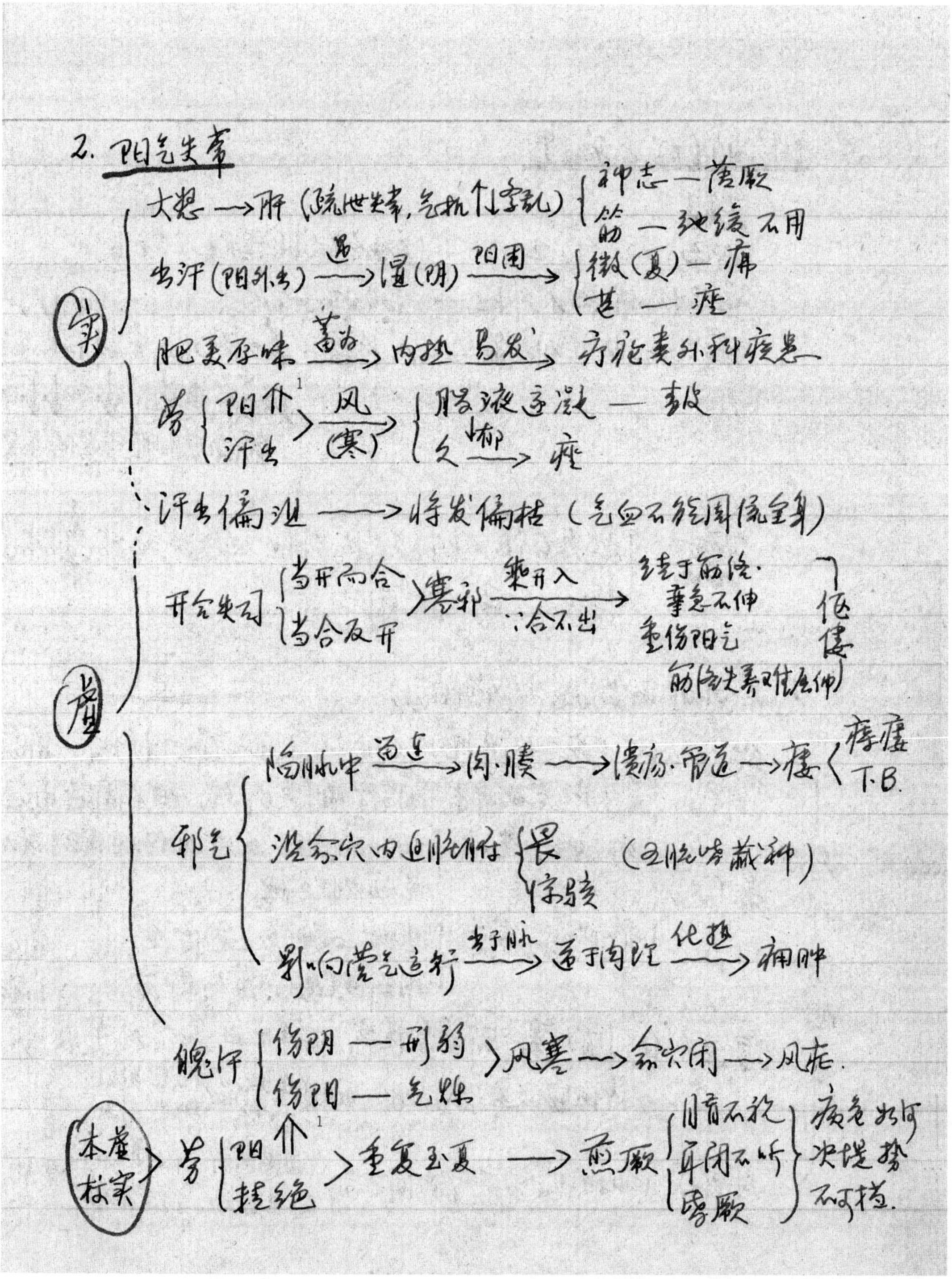

批注：

1. “阳亢”表示“阳气亢盛”。

3、阳气畜积の病证と预后：

- 风（邪）
  - 虽为百病始，但常时
    - 阳气正常卫外
    - 正气充沛—腠闭拒
    - → 大风苛毒—弗害
  - 犯体．失/误 治—病 深/久 → 变化 → 内传
    - 阴阳不通—良医弗为
    - 阳畜积．当隔
      - 急当泻阳（邪）
      - 不亟正治 ↓ 益阴气
      - 否·则死
      - （粗工败之）

三．阳气の活动规律·保养方法

- 一、活动规律
  - 时间
    - 平旦（晨）、日中（午）、日西（昏）　阳气
      - 始行于表—人气生
      - 最盛—阳气隆
      - 始衰入藏—气门闭．阳已虚（少）
  - 自然界
    - 平旦—日中—天之阳，阳中之阳　《金匮真言论》38页[1] 2.2.2
    - 日中—黄昏—天之阳，阳中之阴
    - 合黄昏（即黄昏后，夜临时）—鸡鸣—天之阴，阴中之阴
    - 鸡鸣—平旦—天之阴，阴中之阳
- 二、季时
  - 人体阳气活动
  - 自然界阳气活动
  - → 基本相应·同节律变化·消长

批注：

1.《内经讲义》38 页之“2.2.2《金匮真言论》”。

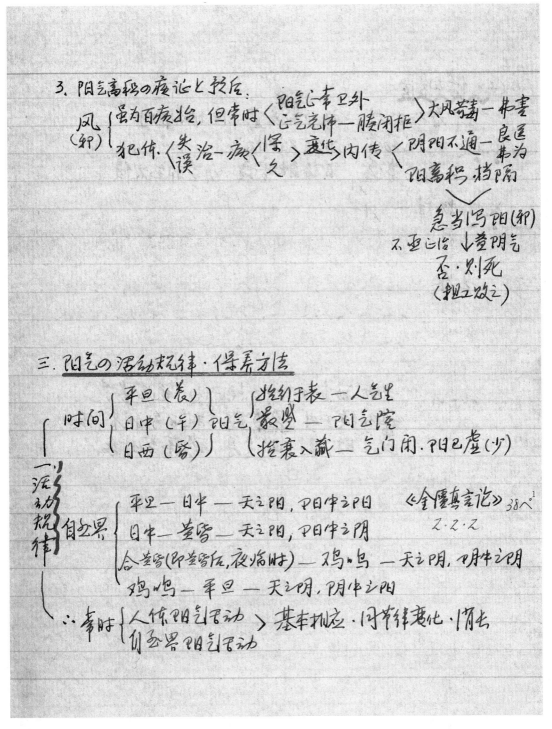

（二）保养方法

顺应：
- 暮而收拒：动以收为宜，抗邪为准则
- 无扰筋骨：不扰则阳不耗
- 无见雾露：不接触雾露，阴寒邪气不侵

反此规律——形体必将被邪气：
- 困迫
- 阳气衰薄，易病。

王冰："暮阳气衰，内行阴分，故宜收敛以拒虚邪。扰筋骨则逆阳精耗，见雾露则寒湿俱侵，故顺此三时，乃天真之道也"

张景岳："无扰筋骨，则阴不耗于内，无见雾露则邪不侵于外，若劳扰不分朝暮，反此三时，则阳气先衰，形体为困衰薄矣"

5.1.3　91ペ

[原　文]　岐伯曰：阴者藏精而起亟也から、高骨乃坏まで

[关键词]　阴　藏精　起亟
　　　　　阳　卫外　为固

[提　要]　论阴精阳气的作用关系；失调的病证；调和の保健；失于养生の病证。

[分　析]

一、阴精、阳气的作用关系

"阴者，藏精……卫外而为固也"　生理

"风客淫气，精乃亡"　病理

生理：
- 阴は〈藏于内／不断输发于外、产生阳气〉の精微物质で、
- 阳は〈卫于外／时刻固守阴精，不使外世〉の气である。

病理：风邪 —侵淫→ 伤气 及精（不化）{衰↓亡}

可见，阴阳二者互以自己对方的存在为前提、相反相成，共同维持人体の正常机能。即《中基》所谓の依存互根。

病时互相消损而致病性恶化 すなわち：阴盛则阳病，阳盛则阴病。

二、失调の病证："阴不胜其阳……九窍不通"

（一）阴<阳

阳偏胜
- 阳性热 — 血流急迫（脉流薄疾）
- 阳主动 — 狂躁

（二）阳<阴

阴偏胜
- 阴主内
  ↓
  五脏为阴 —精气→ 官窍 → 功能不调
  五脏为阴 —不协调、气争→ 不灵
  官窍 ↓ 不灵

《脉度》55页[1]

三、调阴阳保健 "是以圣人陈阴阳，……气立如故"

圣人 { 顺调阴阳 / 不使胜衰 } → 平衡 { 筋脉和同 / 骨髓坚固 / 气血调畅 } → 邪不能害

{ 耳目聪敏 / 气机↑↓出入运转正常 } → 健康无病

四、失于养生而病

（一）不避外邪 "风客淫气，精乃亡" 再申阴阳病理关系

风（阳）—伤→ 肌表（卫）—不化→ 精 { 衰 / 亡 }（肝为例，五脏皆藏精）

风（阳）"内通于肝" → （肝为例，五脏皆藏精）

批注：

1.《内经讲义》教材55页。

（二）失于饮食　“因而饱食……则气逆”

饱食 ——> 肠胃扩张·筋脉纵缓懈弛 ——> 下痢·痔疮

大饮 { 水（寒·阴）／酒（热·阳·辛） } > 中焦 ——> 肺（肺脉起中焦）气逆 < 咳／喘

（三）失于起居　“因而强力……高骨乃坏”

强力 { 体劳／房劳 } > 伤肾 < 作强·技巧 伤精不化气 ——> 肾气伤／主骨 — 高骨坏

［原文］　92ペ　凡阴阳之要，阳密乃固から、四时之气，更伤五脏まで

［关键词］　阴阳．　阳密

［提要］　再论阴阳关系突出阳气的重要性及四时伏邪发病

［分析］

一．阴阳关系与阳气的重要性

（一）阴阳协调的关键：　阳秘乃固

阳气致密固守于外

↓

阴精不受外邪侵袭而镇守于内

外不伤　　　　内不耗

∴阴阳间的规律在于阳气的致密

（二）重要性：

阴气平和 — 养精 — 足
阳气固密 — 养神 — 全
〉不乱（生命进程）

二．阴阳失调的表现与结果

表现 ｛四季缺如；阳强不秘 ——> 阴气乃绝 ｛阻绝（格拒）；衰绝〈内耗、外泄〉｝｝

↓

结果：二者离绝　病危或死亡．

阴↑阳病
阳↑阴
阴↓阳亢
阳↓阴↑
阳↑格阴
⋮

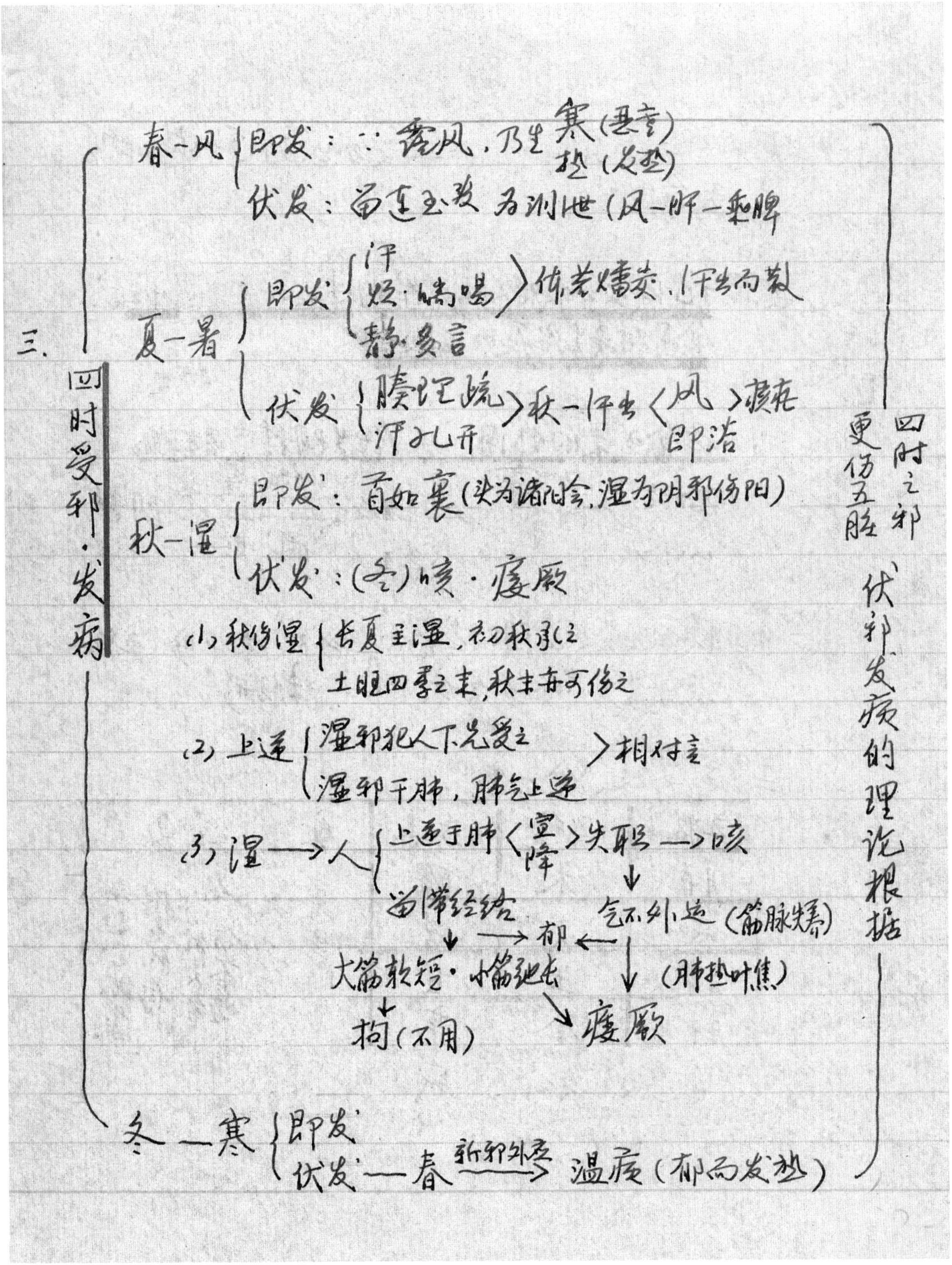
三、四时受邪·发病
春—风
即发：∵露风，乃生寒（恶寒）
热（发热）
伏发：留连至夏为洞泄（风—肝—乘脾
夏—暑
即发
汗
烦·喘喝
静·多言
体若燔炭，汗出而散
伏发
腠理疏
汗孔开
秋—汗出
风
即浴
痎疟
秋—湿
即发：首如裹（头为诸阳会，湿为阴邪伤阳）
伏发：（冬）咳·痿厥
(1) 秋伤湿
长夏主湿，初秋承之
土旺四季之末，秋末亦可伤之
(2) 上逆
湿邪犯人下先受之
湿邪干肺，肺气上逆
相对言
(3) 湿
人
上逆于肺
宣
降
失职
咳
留滞经络
气不外达（筋脉失养）
郁
大筋软短·小筋弛长
（肺热叶焦）
拘（不用）
痿厥
冬—寒
即发
伏发—春
新邪外感
温病（郁而发热）
四时之邪
更伤五脏
伏邪发病的理论根据

5·1·4

[原文] 92页 阴之所生，本在五味から、谨道如法，长有天命まで

[关键词] 阴 五宫

[提要] 论药食五味对人体の作用，过食の危害；合理服食用对养生治病的意义。

[分析]

一、药食五味的作用——化生阴精，养五脏

药食(饮) ＞ —五味→ 脏腑(五宫) ⇄ 阴精（化生 →；← 藏贮）

联系23页[1]《阴阳应象大论》："味归形（五脏皆属形）……形食味，……味伤形"

二、药食五味过食の害

五脏	五行	五味	宜	过食
肝	木	酸	养五脏气	自伤本脏 功能失常 相互影响「生克乘侮」
心	火	苦		
脾	土	甘		
肺	金	辛		
肾	水	咸		

批注：

1.《内经讲义》教材23页。

三.合理食用の意义

（一）养生防病：

五味各有所喜 — 五味食之 — 阴精化生 — 五脏得养

↓

五体有生

↓

气血津液有源

长有天命 ← 正气充沛

↓

邪不易犯

（二）指导用药纠偏治病：推论

矫枉过正 — 取其味药 { 泻有余　苦寒泻心火

补不足　甘温可补阳．

《至真要大论》："夫五味入胃，各归所喜，故酸先入肝，苦先入心，甘先入脾，辛先入肺，咸先入肾，久而增气，物化之常也，气增而久，夭之由也。"

［小结］

1. 阐述人与自然の关系　　生之本，本于阴阳，生气通天
2. 强调阳气の重要作用．阳气の功能与病变
3. 阴阳的关系和失调的病变
4. 阴精的生化来源，对五脏的损伤．调五味的意义

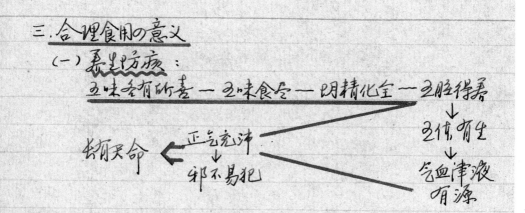

5·2 《灵枢·百病始生》

[篇题解释]

本篇是《内经》阐述疾病发生の专篇。

从外感、内伤疾病开始发生的原因，至病邪伤人の途径、部位及疾病传变规律、表现症状、治疗原则均有所论。因其篇首即言："夫百病之始生也"，故以之命篇。

百病，泛指多种疾病；　始生，即开始发生。

[原文] 94ペ　黄帝问于岐伯曰：夫百病之始生也から、至于其淫泆，不可胜数まで"

[关键词]　风雨寒暑　清湿　喜怒　所伤异类

[提要]　概述疾病发生の原因と部位

[分析]

一、病因

百病始生于
- 风雨寒暑清湿 —— 六淫　（外来）
- 喜怒 —— 七情过用　（伤内）

二、发病部位

三部之气
- 六淫（外）阳
  - 风雨寒暑 —— 伤上（从上而降）
  - 清湿 —— 伤下（由地而起）
- 七情不节 —— 喜怒 —— 伤脏（皆藏神）—— 内·阴

三、发展变化：　无规律，不受部位局限

5.2.2

[原文] 95ペ　黄帝曰：余固不能数から、邪气淫泆，
不可胜论まで

[关键词] 风雨寒热　两虚相得　两实相逢

[提要] 说外感病の发病机理、传变规律と病症

[分析]

一、发病机理

风雨寒热清湿 ——→ 人体 { 正气⇑ ——→ 不病（邪不能独伤）
（外来虚邪）　　　　　　　{ 正气⇓ —邪入而止→ 发病（两虚相得
乃客其形）

发病 → 虚邪盛（天时） / 正气 < 虚、衰弱（身形）

∵ 虚邪盛（天时）　"参以虚实"　正气虚、衰弱（身形）
—— 结　合 ——
↓
大病乃成
（重　病）

正常气候 ＋ 正气充盛（机体）——→ 肌腠坚实 —邪不入→ 不病
└ 实风 ＋ 实体 ┘
两实相逢

病邪 ——→ 人体 { 风雨寒暑、清湿 > 外 { 上、下 } 处·定名
　　　　　　　　{ 喜怒 —— 脏（内·中）

二、传变规律及病症

（一）规律

邪→皮肤→络脉{孙络↓络}→经{经↓输↓伏冲}肠胃→募原→(久)积

（二）症状　（略）

[原文] 96ペ 黄帝曰：愿尽闻其所由然から、此邪气之从外入内，从上下也まで

[关键词]

[提要] 论邪气留着不同部位致积的表现

[分析]

一、积在孙络
- 移动性包块
- 有水声
- 腹胀 肠鸣 剧疼

二、积在阳明
- 脐两旁：经脉所行
- 饱食则大
- 饥饿则小

（饱食则大、饥饿则小）＞阳明属胃·纳谷

三、积在缓筋
- 似阳明积
- 然
  - 饱—痛
  - 饥—安

四、积于肠胃募原
- 痛连缓筋
- 饱食—安—谷内充不牵缓筋
- 饥—痛—肠胃空牵缓筋

五、积在伏冲
- 触之有蠕动感
- 手离则热气下流于股 如热汤浇灌

六、积在膂筋
- 肠后
- 饥则见
- 饱则不见，按之不得

七、积在输脉
- 闭塞不通
- 津液不下
- 孔窍干壅

以上皆是邪气从外→里，上→下发展而成。

[原文] 97ペ 黄帝曰：积之始生から、而积皆成矣まで

[关键词] 积，得寒，厥

[提要] 论积的病因病机

[分析]

一、总述积的病因病机

病 { 因：寒邪侵袭 "得寒乃生"
　　 机：气血逆乱 "厥乃成积" } → 成积

└→ "人之所有者，血与气耳"

二、详述积的病 { 因 / 机 }

（一）寒（湿）

↓

清湿伤下 足（阳不达）悗 { 痛滞 / 行动不便 } 上→ 胫寒 → 肠胃 { 气机阻滞（䐜胀）↓ 排脘肠外，挤肠、组织间隙小 / 肠外津液迫不散 }（肠外生胀 ↓）} 阻之气血不能流

↓

积 ←

（二）饮食、起居 > 不节 { 过量 — 肠胃之满 / 过用力 —↑ 腹压↑ } > 伤络 { 阳络 → 血外溢（衄） / 阴络 → 血内溢（便） / 肠胃之络伤，血溢肠外，（寒）+ 肠外津液 } → 积

（三）外感寒邪、内伤忧怒 > 气机逆乱 ——→ 六输不通 { 温（气）不行 / 血凝于内 / 津液不布 } 败 → 积

[原　文] 98ペ黄帝曰：其生于阴者奈何？から、是谓至治まで。

[关键词]

[提　要] 论情志所伤病生于阴と三部病の治疗原则

[分　析]

一、情志刺激病生于阴

忧思、重寒、忿怒、醉以入房，汗出当风、过劳、汗出而浴 — 伤 — 心、肺、肝、脾、肾

∵ 心：主神，情志所伤，首先在心

肺：形寒饮冷（鼻、毛外窍，脉起中焦）

肝：怒为肝志

脾：酒性悍开腠理，酒敖脾运化，风入伤脾

肾：主骨、作强；藏精（房劳、汗出伤精、津）；寒水邪气同类相求而伤

脏属阴

二、三部病の治则

1. 观察疾病痛苦所在｛上、中、下｝＞三部 — 相应部位治疗

2. 辨别｛有余（实）、不足（虚）｝＞施｛泻、补｝＞治法

3. 毋逆天时

1、2、3 结合 ⟶ 至治 — 最好、最有效の治疗

因时制宜

5·3 《灵枢·贼风》

[篇题解释]

本篇论贼风伤人发病の机转，是内外两因相加，非神鬼所使，故名篇。最后扼要介绍祝由治病の原理。

贼风，四时不正之气

[原　文] 98页黄帝曰：夫子言贼风邪气之伤人也から、以有因加而发焉まで.

[关键词]

[提　要] 论贼风伤人の发病机理

[分　析]

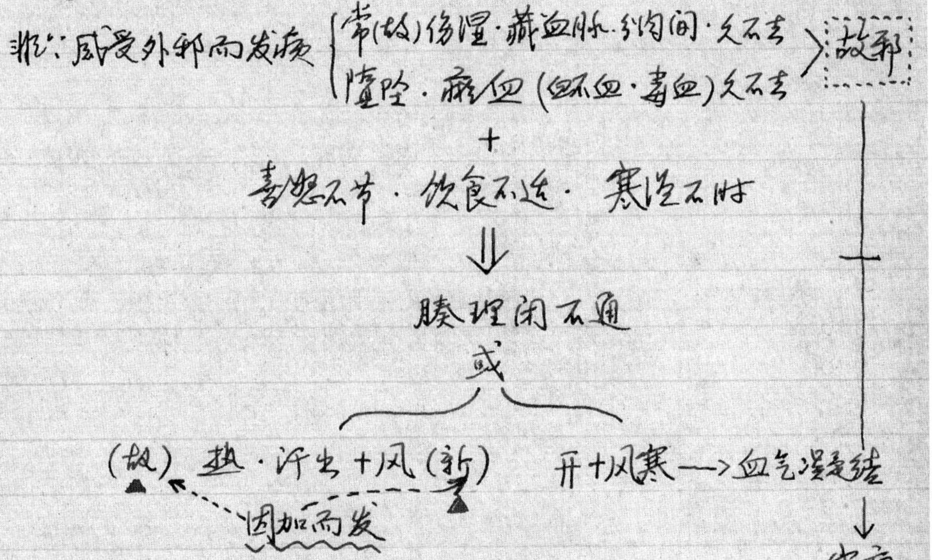

[原文] 99ペ 黄帝曰：今夫子之所言者から、可祝而已也まで.

[关键词] 似鬼神 祝而已

[提要] 论祝由治病之理.

[分析]

一、病似鬼神 “似鬼神”

未遇邪气
未恐惧过度 〉卒病 — 有故邪而未 发病/觉

\+ 志

微有

恶 慕

两气相搏

视不见
听不闻

「血气内乱」

二、祝由而愈

∵其知放胜百病
即治愈疾病 〉必先知病之所从生（病因）

∴向病人讲明病因·取得病人合作·采用正确治疗

何病不愈

5·4　《素问·举痛论》

[篇题解释]

本篇首先列举，寒邪客于脏腑经脉所引起的多种疼痛的辨证；而后论怒、喜、悲、恐、惊、思、寒、热、劳等九气病变症状与病理，故篇名叫"举痛论"。孙诒让《札迻》："此篇辨议诸痛，故以举痛为名"。

吴崑："卒痛者，卒然而痛也。旧作举痛，误之矣。今从王注改此。"

《素问注释》："作卒痛与文义甚切，可从。"

汪昂："举痛者，举凡痛而为言也。吴鹤皋改为卒痛论，每有痛而不卒者，又何以说焉。"

余以为："举痛""辨议"寓义深刻，且痛证不一，言痛可含卒痛者，若以卒痛为言，未免狭义，不知诸位意下如何？对众说纷纭的问题，可自由选择，也允许反复。∵认识总是在不断地深化中。

※ 应作"卒痛"，因文中有"五脏卒痛""何气使然"句。

古人篇名章名之来源：

古人作文本无题目，亦无章句，今见之篇名、章句均后人所加，最初之加皆取文头词，如"学而时习之……不亦说乎"，名曰"学而"章……故。

[原 文] 100ペ 余知百病生于气也から、正气留而不行，故气结矣

[关键词] 气 气上、气缓、气消、气下、气收、气泄、气乱、气耗、气结

[提 要] 论 气机失调的特点と表现

[分 析]

一、气机失调的特点：

（一）百病生于气

1. 气の含义

气は 构成机体の基本物质と功能である。

具有极大の活力 不停地以↑↓⇄[1]形式运行全身

体随其运动 发生能量转换

运动称气机 就是

能量转换 气化

∴气 {质、能、动} 的异常变化

百病生于气之

气，一种运动着的有能量的精微物质，它弥散布全身，能转化为各种功能，维持器官，包括卫外、抗病的各种机能。因而脏腑、经络、器官的一切↑↓⇄的功能活动都是气的表现，气是生命活动的具体标志。

2. 百病生于气的道理： 许多疾病的发生都是由致病因素作用于机体的气，导致其质、能、动异常变化的结果。∴气的这种变化就是病理。

批注：

1.“↑↓⇄”表示人体气机的升降出入。

正常情况下人体通过"神"的调节，实现气质、能、动的协调、平衡，适应着客观情志的刺激、四时气候的寒暑变迁，有节制的起居劳逸维持生活，健康的生存着。然而，人的这种调节适应是有限度的、>此限度，就会发生疾病。就本节言就可能有三种情况使之超限。

(1) 情志刺激（七情）
(2) 六气变异（寒炅）
(3) 劳逸失度（劳）、起居不节

}气の质、能、动失常

{上、缓、消、下、乱、结、收、泄、耗} 病变

病因多种，气变万千，气行周身，无处不到，病因处宜名，名目繁多，可谓之百，故曰："百病皆生于气也。"

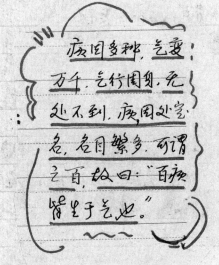

(二)病气失调的特点：

怒—气上
喜—气缓
悲—气消
恐—气下
寒—气收
炅—气泄
惊—气乱
劳—气耗
思—气结

二、九气病证的表现

(一)七情过用病证表现

1. 怒

怒(肝)
- 气机失调
  - 上逆—气迫血升 → "怒发冲冠"
    - 面红、目赤、颈脉怒张
    - 呕血、薄厥
  - 横逆—乘袭脾土
    - 胁肋胀痛
    - 飧泄。
  - 郁结—不乐、善疑、多哭
- 肝不藏血—各种出血症。

如：郁怒→癔病发作。

多愁善感林黛玉，积此哀愁忧成疾，唯一宝玉为知己，惊悉宝玉与宝钗成婚，使以愤怒(爱深恨甚)为诱因，引出哀愁忧齐发，口吐鲜血，含恨而去。结束了她年轻的生命，可惜了那满腹经纶的青春年华。

怒可以使气上，不独使气上，亦可致气郁……

怒所致疾形形色色，绝不可默守成规。但以气上为多见，常言“怒发冲冠”即可证。

2. 喜则气缓

一般：喜悦——气机调畅，神志畅达，营卫之行通调和缓。∴称为良性刺激，要求人们经常维持这种心理状态，有利于机体一切生理功能的正常进行，也有利于人间友谊的维持，使工作顺利。然亦不可过度：狂喜、喜之过度。∴

狂、暴、久 } 喜——伤心，神不藏，气机失控 {
笑不休——狂
无力 } 气涣散不收
汗、尿 } 出

《儒林外史》范进中举故事 妇孺皆晓

曾有人作过医学观察 发现

喜笑时人 A·Bp ↓[1] 20 mmHg±

脉搏可 ↓ 8次/分。

以本节经文所言，喜对气的作用似属正常不致病，无症状。所讲症状是推导而得，此正《内经》作者写作上的一种方法：以生理例病理、

批注：

1.“↓”表示“下降”。

以启发学习思路。类似者不乏其例 如：

《灵·海论》中 四海病理部分，唯"髓海有余则轻劲多力，自过其度"…… 且诸家多注为"无病之象"唯马莳注为病理. 而本段张琦注："九气皆以病言，缓当为缓散不收之意。"

3. 悲则气消

气消，指气的能与质的消耗。表现为情绪、意志抑郁. 低沉 精神萎靡等

心系急：心系紧张、拘急。

心系，是以心为主的心与其他脏腑组织联系的周围组织。

急，即紧张度高。其感觉：如揪、或屏住呼吸

肺叶布举 即肺叶张而举起. "肺胀布大肺叶上举"（张志聪）—— 深吸气后的状态，表现 抽泣样

《五癃津液别》："心悲气并，则心系急，心系急则肺举，肺举则液上溢。"

悲（肺志）→ 肺 宣降 失常（→心系急→肺）

失常：
- 上焦不开
  - 宗气合成↓ → 气海空虚 胸闷如揪
  - 不足以心肺 〈 精神萎靡 乏力
- 营卫不布 — 郁热（热气在胸中）

→ 气消

4. 恐则气下

恐（肾志）——→ 肾精却不上奉 —上下不交—→ { 上焦闭 ↓ 升气归下 ／ 下焦胀 —久则气陷 不固—→ { 失精、白浊、二便失禁 }

肾 { 胃之关、主二阴 }

5. 惊则气乱

惊（外来）——→ 心受之 ——→ 神失主·气の能と动 失控

气机紊乱·血气分离 ------→ 诱发他疾

神无归舍 ↓ 癫狂

虑无定向 ↓ 痴呆

癫狂 └—— 大白 ——┘ 痴呆

（气乱抗疾↓）↓ 小儿跌仆惊吓 ↓ 高热·腹泻

• ∵ 惧怕预防注射

而成癫狂（痫）

6. 思则气结

思，为实现志愿而进行反复谋虑

↓

精力高度集中（凝思）

"心有所存"

↓ 凝神

神归于一事

"神有所归"

↓

思（脾志）——→ 气结 ——→ 脾气郁结·运化功能失常

表现

胸脘痞闷·腹胀便溏·食欲↓

吴崑："结，不散"

(二) 六淫对气的影响

1. 寒 → 气收
   - 在表——腠理闭塞
   - 在里——不化不运
   - 表现：寒热·无汗；拘急强硬；腹痛·飧泄
   - 寒：收引、凝敛、困耗

2. 炅 → 气泄

炅—热(阳)
- 动——营卫流通
- 开——腠理疏·玄府开·汗泄

气{收、泄} 气机〈出、入〉失调
- 运行迟缓，障碍·郁结
- 运行通利迅速，易耗泄

六淫中无非{寒(阴)、热(阳)}两类　同中有异　当细辨

(三) 劳逸失度对气的影响

劳于{房、神、形}则{喘息(气自内泄)、汗出(气自外耗)}质·能俱耗

↓

表现：(无神)疲乏思睡　(少精)饥饿後食

逸　为病　本节虽未论及　别篇已有所论

《宣明五气》："五劳所伤"：

久卧伤气，久坐伤肉

《内经》非一时一人之作，故许多观点散在于各篇之中，学习时应注意前后联系，要善于归纳，如是方能全面认识和掌握

小　结

本节论九气病机，强调以情为主，既全面又纲要，对临床诊治疾病颇具指导价值。在当今按生物模型看待人体疾病的结果，见病多，见人少的缺点已越来越为人们重视之时，心理状态对身体健康的影响及心理治疗，已是世界医学家研究的热门之一。有人确认心理上的压抑、克制、沉闷，以致精神平衡的破坏均易诱发癌肿。U·S·A の医生运用心理疗法，取得了使癌症患者的生存期比预期的要延长两倍的疗效。他们今天重视的，正是我们两千年前已经认识的理论，这是中医的特色之一，是瑰宝，但是我们之中有人却看不到这些，这些珠宝珍藏在经典之中。

九气引起气机失调的九种病机模式。体现了气机逆乱乃是百病产生的根源及发病观点。强调了精神因素在发病中的重要地位。

复习思考题

1. 如何理解"百病皆生于气"？
2. 试述"九气"致病的病机，对后世的指导意义。

5.5 《素问·至真要大论》

篇题解释

本篇主要五运六气的有关概念，六气变化致病的机理、证候、诊断、治法等。这些理论极为精深真实、重要，故名篇。

至，最，极；真，真实不伪而精深；要，重要纲要。

吴注：“道无尚谓之至，理无妄（狂妄、虚伪、不实）谓之真，提其纲谓之要”。

内容提要

一. 六气司天在泉，主客加临的主胜客胜、胜气和复气的规律及其对万物的影响以及为病的证候和治疗大法.

二. 标本中气，治疗法则及其重要性.

三. 五脏六气为主的病机理论——病机十九条

四. 正治法、反治法的有关概念

五. 南政、北政和六气变化对脉象的影响及诊断意义

六. 五味的属性、作用和合归所喜以及组方的有关原则

七. 疾病与“三虚”[1]的关系，治疗必须根据六气的不同变化进行辨证论治.

批注：

1.“三虚”指“乘年之虚，逢月之空，失时之和”。

教学要求

一、掌握病机十九条的具体内容，及临床意义

二、掌握制方、组方原则，了解大、小、缓、急等八类方剂的不同作用

三、结合原文，掌握正治法和反治法的含义及其应用

四、理解五味的阴阳属性和作用，了解五味各归所喜的一般规律。

五、掌握标本逆从、内外病变和治病求本的治疗原则及其重要性。

六、理解"诸寒之而热者取之阴，热之而寒者取之阳"以及"久而增气，物化之常也""气增而久，夭之由也"的含义。

七、了解自然气候变化对人体的影响

原文　101页

注释

1. 之化之变：（百病皆因六气）的化与变。"气之正者为化，气之邪者为变。"（《类经》）

2. 锡（cì赐）：注②[1]

3. 工巧神圣：此指高超的诊疗技术

4. 雪污：洗涤污垢。

5. 病机：病之机理、关键。

6. 无失气宜：注⑧[2]

7. 桴鼓相应：以槌击鼓，槌到鼓响，形容疗效迅速，药到病除。

8. 各司其属：注㉜[3]

9. 有者求之，无者求之，盛者责之，虚者责之：注㉝[4]

10. 先必五胜：必须首先掌握天之五气、人之五脏间五行更胜的变化规律。

提要　本论五运六气病机十九条及其重要性。

分析　一、掌握病机的重要性和方法

（一）重要性　　击鼓有声

1. 提高疗效：犹"桴鼓相应"——药到病除

象"拔刺雪污"——轻而易举

掌握病机是准确诊断、恰当治疗疾病的最迅速

批注：

1.《内经讲义》101 页注②。

2.《内经讲义》101 页注⑧。

3.《内经讲义》102 页注㉜。

4.《内经讲义》102 页注㉝。

简便、易行的措施。

2. 培养人才（名医） "余欲令要道必行" "工巧神圣"

使重要的医学道理得到推广应用，

使医生成为 { 桴鼓相应 / 拔刺雪污 } 〉的 工巧神圣者

《难经·六十一难》：

望而知之，谓之神

闻而知之，谓之圣

问而知之，谓之工

切而知之，谓之巧

（二）方法：

1、审察病机 —— 医生要细致地观察、了解把握疾病发生、发展、变化的关键

2. 无失气宜 —— 分析疾病的病状机制，要结合气候变化，不要违背其规律。如：冬不用石膏，夏不用麻黄之属。

二、病机十九条分析

通过举例 示人分析病机的规律与方法，由博反约地提出："辨证求因"的方法。

∴ 诸——多、众； 皆——一般、常常。

（一）根据疾病的临床表现 进行病机定位

1、诸风掉眩，皆属于肝

多种风证（病），出现M目闰动，视物动摇不定症状时，其病机常与肝S有关。

风证{外感 — 风气通于肝 / 内生 — 肝S病变}肝{主筋 司运动 / 开窍于目 / 脉交于巅

表现{震颤、抽动 / 掉摇 / 眩晕}肝血不养{筋 / 目 / 脉

总之 风是病证；掉眩是症状；肝是病位。

（指风邪及其所致的）

2. 诸痛痒疮，皆属于心

多种痛痒疮类外科病证，其病变机理与心S有关。（痛、痒、疮或痛痒の疮）

痛、痒}疮 — 与营血·火热有关 — 心{主血脉 / 为火脏

痒 — 血虚生风亦痒．或痒⟷疼．

疼痛 — 经络不通“经脉者，所以行血气而营阴阳”{寒 — 气血凝涩：挛、拙 / 热 — 津液煎熬干涸

腐肉化脓，经脉败漏 — 疮疡{痒 / 疼痛．

《医宗金鉴》："痈疽原是火毒生，经络阻隔气血凝"

现代外科学指出："无论哪一种致病因素引起疮疡的发生，均能导致局部和全身一系列的病理反应，首先反应在人体局部的气血凝滞，营卫不和，经络阻塞"

"现代医学所称的外科感染，属于疮疡范围，它是指细菌及其他病原微生物侵入人体局部或血循环所引起人体组织局部或全身的炎症反应"。

这些解释均可与本条病机联系。即使阴疽亦多与心营虚寒、气血凝涩不畅有关。

∴ 疮疡的治疗 {初——清热解毒、活血化瘀
后——切开排脓

按：不少医家认为本条之"心"字应作"火"，可参。
把"诸热瞀瘛，皆属于火"的"火"改为心
不必！

"诸痛痒疮，皆属于心"

3. 诸湿肿满，皆属于脾：许多水湿潴留的病证，出现浮肿、胀满症状者，其病机多与脾系有关。

湿邪致病证；

肿——浮肿——肢体 ＞症状；
满——胀满——胸腹

脾——病位。

浮肿——以水液潴留，泛溢肌肤、四肢浮肿为主的病证

胀满——以脘腹胀满或腹胀大为主的病症。

脾{至阴之脏 通土气恶湿 / 运化水、谷}＞病则{湿邪困脾 / 水谷不得运化

水湿潴留{泛溢肌肤——肢体浮肿 / 阻遏气机——脘腹胀满}＞伴{疲乏 / 食欲↓ / 苔腻

治疗{健脾除湿：五苓散、五皮饮 / 温脾补虚：防己黄芪汤、实脾饮

药物{健脾药多有利湿功效（苍白术、云苓、山药、苡仁） / 利湿药未必尽健脾（泽泻、猪苓、滑石、木通等）

4. 诸气膹郁，皆属于肺。

多种气病（证），见呼吸急促不利、胸部闷症状者，其病机多与肺S有关。

肺主{气的生成——聚胸中 / 气的运行{贯心脉 / 司呼吸}病则{气↓——不足形 气海空虚 / 不行则壅滞

表现：膹郁 { 胸闷
　　　　　　 呼吸不利

∴ 气—病证，
膹郁—胸部闷．呼吸不利—症状
肺—病位．

5. 诸寒收引，皆属于肾
寒—病证(症)
收引—收缩、牵引、凝敛 如骨痹挛缩.
肾—病位.
一般寒证出现收敛、牵引症状者，其病机多与肾S有关。

肾 { 寒水之脏·水火之宅—寒邪入侵，选择性作用此.
　 { 主骨 〉寒性病症与肾S有关．肢体拘挛。
　 { 元阴元阳之府—阳气衰微不温而内寒生

《调经论》："血气者喜温而恶寒，寒则泣而不流，温则消而去之。"
《举痛论》："寒则气收"

6. 诸厥固泄，皆属于下。

- 厥、固、泄——病证（症）
  - 有寒热之分，系肾之阴、阳衰微所致
  - 二便固涩、月经闭止等
  - 二便失禁、遗精、带下等
  - 后两项——肾：主二阴；主藏精。

下——病位——肾位下焦

∵常见的昏厥、肢温异常，或二便失常、月经失调者

∴病证其病机多与下焦有关。如：

- 厥
  - 四肢厥逆
    - 寒厥——阳气衰于下
    - 热厥——阴气衰于下
  - 昏厥
    - 煎厥——肝肾阴亏
    - 薄厥——肝气上逆
    - （煎厥、薄厥）——肝肾属下焦
- 固
  - 二便固秘——肠、膀胱、肾
  - 月经闭止——胞宫
- 泄
  - 二便失禁
  - 遗精
  - （二便失禁、遗精）——肾
  - 带下崩漏——下焦湿热、胞宫

（厥、固、泄）——俱在下焦

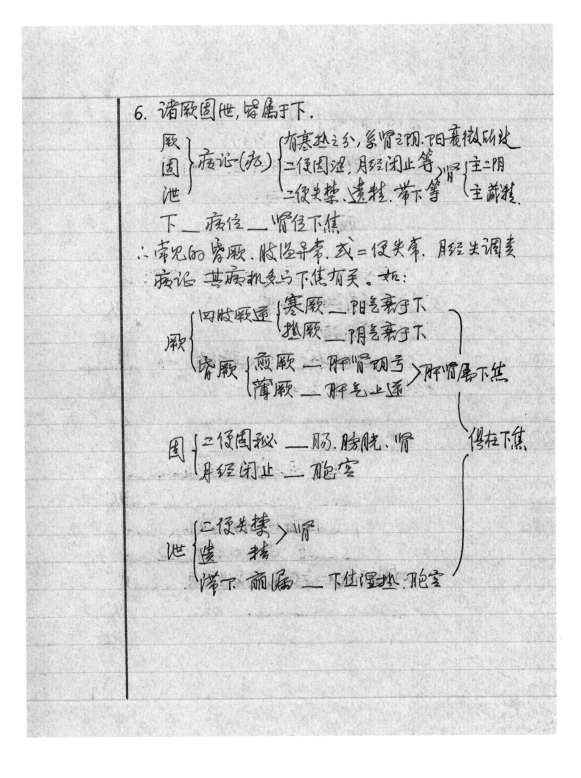

7. 诸痿喘呕，皆属于上

痿、喘、呕——病（症）
上——病位

多数的痿、喘、呕类病证，其病机多与中、上焦有关

∵
- 肢体局部枯萎，软弱无力，不能随意运动
- 呼吸急促困难.
- 有声无物

病机
- 肺热叶焦 · 阳明虚　肺 脾 胃
- 心·肺病型
- 胃气上逆

按：上七者皆病机定位（在脏、在上、在下），说明疾病有单纯、复杂或谓局限与弥漫之不同，因此病机定位亦有局限在之脏之一者，或累及数脏者，故分为在之脏、在上、在下。所谓上、下者即指病情较复杂、病位较广泛，不能以一脏定之者。

(二)结合六淫病性特点，进行病机定性

1. 诸暴强直，皆属于风

暴强直——症状：突然发生，僵硬不柔

风——疾病性质（类似风邪所致风证）

大凡突然发生的肢体强直类病症，常与风邪致病机制有关。

《内经》时代 风证不分内外、多指外风

《风论》可证。且本条系"暴"发，发病迅速、病程短、属外感病的特点，∴属外风证。

后世所言内风证，也有发病急的特点，且症状似风邪所致的外风证，如何鉴别？

可以这样理解：属风是从病性论机理。
属肝是从病位论机理。

二者是一致的并不矛盾。

风为阳邪，阳性速，∴发病急暴。风气内通于肝，肝主筋，故易发筋脉病变：

风邪中于
- 面部——口眼歪斜（面N麻痹，一侧M不灵）
- 太阳经——项背强几几
- 经络、骨节——关节、M僵硬不舒，破伤风的苦笑脸。

2. 诸病水液，澄澈清冷，皆属于寒。

诸病—各类病证

水液—指机体生理、病理分泌物、排泄物 如：
泪、涕、唾、二便、痰、涎、脓液、呕吐物

澄澈清冷—指分泌物、排泄物的质地清稀而凉。寒为阴邪，困伤阳气，阴液不得温化。

寒—病性 类似寒邪或与寒邪有关。

即：多种疾病见分泌物、排泄物质地清稀、寒凉者 多与风邪致病相似或有关。如：

寒证
- 实—阴寒伤阳，温化失职
- 虚—阳虚，温化无能

> 均可见

- 表证—鼻流清涕、咳吐白色稀痰、小便清长
- 水肿—小便清长 舌苔白滑

3. 诸痉项强，皆属于湿。

痉、项强 > 手足抽搐；颈项、背部肌肉僵硬不舒

—症状 } 湿为阴邪，困遏阳气，“不养筋” ↙ 緛短 ↘ 弛长

湿—病性 与湿邪致病相似或有关

4. 属火者：5条

(1) 诸热瞀瘛，皆属于火

热、瞀瘛 > 病症 } 多数热病见昏闷、抽搐症状者，多由火邪引起
火——病性

火为阳邪，无外火系 { 寒湿风燥——>化火
　　　　　　　　　　{ 五志化火

故无"类似"之说.

火为阳邪，乃热之甚——壮热.
↓
伤阴液 { 筋脉失养——肢体抽搐.
　　　　{ 阴亏阳亢——煎厥
→ 同气相求，选择性地作用于心——昏闷

(2) 诸禁鼓栗，如丧神守，皆属于火。

禁、鼓、栗——咬牙、口噤不开；鼓颔、战栗 } 症状
如丧神守——身不能自控、如神明不主.
火——病性（灼津、扰神）

见上述诸症，为火邪内蕴而不发越，阳气被遏而不外达的真热假寒证.

(3) 诸躁狂越，皆属于火。

躁狂越——症状
- 烦躁不宁、手足躁扰、坐卧不安、难以名状
- 狂妄骂詈，不避亲疏、哭笑无常
- 言行举止失常、登高而歌、弃衣而走

外感、内伤 > 均可见
- 犯经 / 攻于心 > 神不守舍。
- 熬津成痰，痰火互结、扰乱神明。

多数躁动、狂乱之症，由火邪作用机体所致。

(4) 诸病胕肿、疼酸惊骇，皆属于火。

胕肿——火热壅遏皮肉经脉、血瘀肉腐——痈肿

疼酸惊骇——火热灼伤筋脉、内迫脏腑

……→∵剧疼而产生的恐惧心理。

大部分病证出现：痈肿、剧痛酸楚、惊骇不宁症状时，多与火邪致病有关。

(5) 诸逆冲上，皆属于火。

逆冲上——气机急迫上逆的病症

火——病性

└→炎上 → 气机上逆不降 所犯部位不同症异
- 嗳气、呕吐——胃火
- 眩晕呃逆——肝火
- 咳喘——肺火

5. 属热者：4

(1) 诸病有声，鼓之如鼓，皆属于热。

病而有声
- 呃逆有声
- 喘息有声
- 肠鸣有声

> 胸、腹叩击如鼓

多由热邪所致 ∵ 热为阳邪 其性升散，蒸腾易致气壅滞 ∴ 热在胸腹则

- 胸部胀闷、喘促、叩之如鼓
- 腹部胀满 伴肠鸣 叩之如鼓

> 气胀 未必

胀大有征可见

(2) 诸胀腹大，皆属于热

胀证，可见腹大之征者，与热邪致病有关。

胀证范围较广，五脏六腑皆有胀病。此证胀见腹大 未闻叩之如鼓之声 故多系实积，有形之邪。

胀在
- 胃肠者—食积
- 腹腔—水或血。

> 积而化热。

或湿热可致

（3）诸转反戾，水液浑浊，皆属于热。

转 { 左右扭转 / 转筋 }
反—角弓反张
} 热伤津血，筋脉失养而挛急，抽搐—肢体拘挛。
戾—身曲而不直 } 结合理解。
水液浑浊—热邪伤阴，津液浓缩

李中梓 {
少阳（身侧）—转
太阳（背）—反
阳明（腹）—戾
} 燔热灼伤经脉（可参）

转、反、戾、水液浑浊—症状，热—病性。

（4）诸呕吐酸，暴注下迫，皆属于热。

多种呕吐酸腐物，急剧腹泻、里急后重等病症，大都责之于热邪。

热邪（性速）{
在胃—胃气上逆而呕
在肝—肝味酸，热则犯胃吐酸
在肠—气机不畅则里急，迫于下急剧腹泻而后重。
}

附：诸涩枯涸，干劲皴揭，皆属于燥。

《素问玄机原病式》　刘完素，补入

本段归纳五脏、六气淫及上下部位病变的常见证候与机理，提出了著名的病机十九条，它反映了中医辨证的一些基本方法，奠定了中医病机学说的理论基础，对后世医学的发展和临床实践具有重要指导意义。

病机十九条对一些病证进行了示范性的归类，但叙证嫌简略，且有的病机阐述不够准确。故历代医家均不断有所发挥和补充。刘完素尤为突出，著《素问玄机原病式》《素问病机气宜保命集》等书

一、本段归纳了五脏、六气及上下部位病变的常见证候及机理，提出了著名的病机十九条，反映了中医辨证的一些基本方法，奠定了中医病机学说的理论基础，对后世医学的发展和临床实践具有重要指导意义。

二、病机十九条对一些病证进行了示范性的归类，但叙证嫌简略，而且有的病机阐述得不够十分准确。因此，历代医家均不断有所发展和补充，金元四大家之一的刘完素尤为突出，著《素问玄机原病式》《素问病机气宜保命集》等书，对《素问》病机十九条作了深入的阐发和补充，并结合临床，在病理、诊断和治疗等方面都提出了一些独特的见解。他以五运六气为纲领，补充了"诸涩枯涸，干劲皴揭，皆属于燥"一条，并把"病机十九条"中所列举的证候由原来的36种→90余种，使《内》的病机理论得到了发展和提高。

一、十九条病机，提示了分析和掌握病机的方法

1. 定位：脏腑定位。 7

2. 求因：即据十九条关于因、机、证的有机联系，对疾病所表现出来的证候分析，有助于探求其致病之

因。六淫定因。　12

火　5

热　4

寒
风 } 各 1
湿

3. 辨性：根据病因的性质及致病特点，
辨别病证的属性。

原则 { 水 —— 阴 —— 静 —— 澄清
　　　火 —— 阳 —— 躁 —— 浊

分析：液性排泄物、分泌物 { 清稀、清淡或腥
　　　定性。　　　　　　　　浑浊、臭秽致腐

4. 病机十九条中许多条文间有复杂的内在联系
启示临床工作中，要善于同中求异，异中求同。
也为某些类似证的辨析，及"同病异治"
"异病同治"的原则提供了理论依据。

(1) 证同机异 —— 筋脉拘挛、抽搐

　　诸暴强直　皆属于风
(1) 诸热瞀瘛　皆属于火
　　诸痉项强　皆属于湿
　　诸转反戾　水液浑浊　皆属于热

脘腹胀满 { 诸湿肿满 / 诸胀腹大 / 诸病有声 鼓之如鼓 } 皆属于 { 脾 / 热 / 热 }

(2) 证异机同

诸 { 胀腹大 / 病有声 鼓之如鼓 / 转反戾 水液浑浊 / 呕吐酸 暴注下迫 } 皆属于热 4

诸 { 病胕肿 疼酸惊骇 / 逆冲上 / 热瞀瘛 / 禁鼓栗 如丧神守 / 躁狂越 } 皆属于火 5

四. 诸、皆 > 指不定之多数 言其常.

病证复杂多变 应知常达变 举一反三 运用自如

诸气膹郁 { 常—肺：咳喘胸闷气促 / 变 { 肝失疏泄 郁火犯肺：胸胁痛咳嗽 / 下元不固 气失摄纳：呼多吸少虚喘 / 五脏六腑皆令人咳. } }

诸逆冲上 { 常—火：咳黄稠痰 / 变 { 风寒束肺 / 寒邪犯胃 / 肾不纳气 } }

5·6 《灵枢·顺气一日分为四时》

篇题解释

顺应自然界四时阴阳之气的消长规律，将一日之中阴阳之气的消长规律分为四时。人体阴阳之气的消长规律与之同步相应，故人疾病时病情随阴阳气消长规律而有起伏变化 即：旦慧、昼安、夕加、夜甚。故名篇。

顺，顺应，按照。

气，阳气（阴气，阴阳互根 重阳 离不开阴）

一日分为四时，昼夜阳气消长类同四季阴阳消长，人身阳气消长相应同步进行。

本篇内容主要讨论 人与四时相应，阳气昼夜消长，疾病朝暮轻重变化，治有五变之五时。∵篇首先论一日分为四时，故以名篇。

《发微》："内有一日分为四时，故名篇"。

内容提要

一、一日分四时的原因及百病多旦慧、昼安、夕加、夜甚的道理。

二、某些疾病，虽为"脏独主其病"但究其病情变化仍与时令有关。

三、五变五输的概念，提出五变以主五输的针刺法则

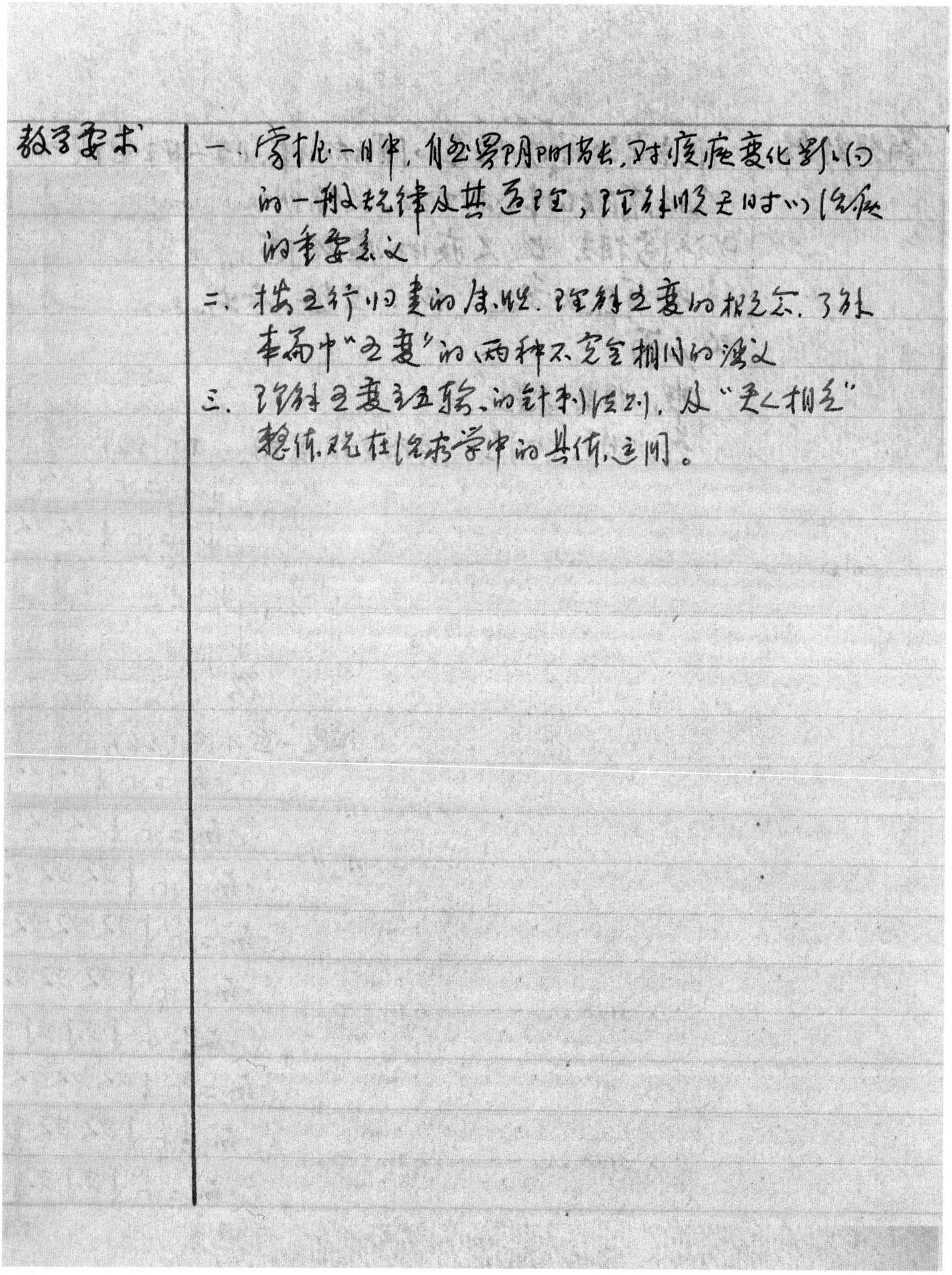

教学要求

一、掌握一日中，自然界阴阳消长，对疾病变化影响的一般规律及其道理，理解顺天时以治病的重要意义

二、掌握五行归类的原则，理解五变的概念，了解本篇中“五变”的两种不完全相同的涵义

三、理解五变主五输的针刺法则，及“天人相应”整体观在治疗学中的具体运用。

原　文

黄帝曰：夫百病之所始生者……以其所胜时者起也。

黄帝曰：治之奈何？……逆者为粗。

注　释

①气合而有形，得脏而有名：邪气侵犯人体，即有症状表现，因所犯脏腑而确定其名称。

气，指邪气。合，谓相合、结合。形，即病形，症状。得，此作犯。脏，泛指脏腑气血等病位。名，指病名。

此与《百病始生》："气有定舍，因处为名"同义。

《发微》："邪气相合于脏而病形成，得其所脏而病名别"。

《类经》："气合而有形，脉色可据也。得脏而有名，表里可察也"。

《集注》："盖言从外之邪，外合于形而病于形也。阴阳喜怒饮食居处，内因于人之失调，得之于脏而有病名。如伤喜则得之于心而为心病矣，伤怒则得之于肝而有肝病矣，伤悲则得之于肺而有肺病矣，伤恐则得之于肾而为肾病矣，伤于饮食则得之脾胃而有脾胃之病矣……盖内因之病，得之于脏而病脏也。"

总之，他认为：六淫之邪客于表故病形体，七情、饮食伤于脏，故病脏腑。所谓外感伤表，内伤伤里的说法，在原则上是对的，但与原文之有形、有名

欠合，故不足取。当从《发微》与《类经》。

(2) 以脏气之所不胜时者甚，以其所胜时者起：

脏病，在克己之时日病情加重；在己所克之时日病情减轻。

《集注》："如肝病不能胜申酉时之金气，心病不能胜亥子时之水气，脾病不能胜寅卯时之木气，肺病不能胜巳午时之火气，肾病不能胜辰戌丑未时之土气，是脏气之所不胜时者甚也。如肝病至辰戌丑未时而起，心病至申酉时而起，脾病至亥子时而起，肺病至寅卯时而起，肾病至巳午时而起，以其所胜时而起也"此以时辰的五行属性与五脏之关系为解。

《发微》："如脾病不能胜旦之木，肺病不能胜昼之火，肝病不能胜夕之金，心病不能胜夜之水，故为加为甚也。若人之脏气能胜时之气，如肺气能胜旦之木，肾气能胜昼之火，心气能胜夕之金，脾气能胜夜之水，故至于慧且安也。"此以五脏、四时、五行相克作释。

《类经》："所不胜者，如脾病畏木，肺病畏火，肾病畏土，肝病畏金，心病畏水，值其时日，故病必甚也。所胜时者，如脾病喜火土，肺病喜土金，肾病喜金水，肝病喜水木，心病喜木火，值其时日，故病当起也。"笼统而言。其论"所不胜时者"，与前注之意同，其论"所胜时者"乃取法于《脏气法时论》

提要：人身之气与自然界四时之气同消长，病情随之而变化，及治疗法则——顺天时

"夫邪气之客于身也，以胜相加。至其所生而愈，至其所不胜而甚，至于所生而持，自得其位而起。"实指我生、生我之时日，诸注均以五行相胜注，可互参。

(3) 顺天之时，而病可与期：

顺应自然界时、日与五脏五行配属的生克关系，避克己之时日，择己所生之时日，疾病便有可愈的希望。《素注》："顺天之时者，因时气之盛衰，知阴阳之虚实，故病之去而可期。"

分析

一、判断病因的方法——确定病因的方法。

百病之生　皆由外感、内伤

结合：《灵枢·百病始生》："夫百病之始生也……三部之气所伤异类。"

《调经论》："夫邪之生也……得之饮食居处，阴阳喜怒。"

《阴阳应象》："天之邪气，感则害人五脏；水谷之寒热，感则害人六腑；地之湿气，感则害人皮肉筋脉。"

概括了病因学的基本内容

另外，由于邪气侵犯人体，必出现各一定的症状，∴根据疾病的不同证候，可以审察病因、病位与病性，此即后世所谓"审证求因"。所谓"[illegible]脏定[illegible]名"则概括了《内经》中以五脏命病的法则），如五脏

凡. 五脏病之变。

二. 人与自然相应. 生命活动具有一定节律性

结合《生气通天》："阳气者，若天与日" 和 "阳气者，一日而主外，平旦人气生，……气门乃闭" 故曰 "人以应之。"

三. 一日中病情变化的一般规律

由于人体正气（阳气），随昼夜有周期性变化，使邪正斗争呈现此消彼长，此长彼消的变化. 而病情也随正气的盛衰而有 "旦慧昼安、夕加、夜甚" 的相应改变，不仅证实了人体生命节律的病理学意义，而且说明正气在疾病过程的决定性作用。

四. 疾病有不合四时之变者的道理——脏独主其病。

五. 强调治病要顺天时调虚实

此系 "天人相应" 的整体观与时间医学理论在治疗学上的应用。

第六章　病证

6. 病证

概説　一. 概念

病证　是疾病名と证候の总称あるいは简称。

疾病　在一定致病因素作用下，机体健康状态遭到破坏，机体与周围环境と机体内部各系统之间（即内外环境）の相互关系发生紊乱，出现了机能あるいは形态など方面の异常变化，所反映の一定な病理演变过程。

病

每种病都有不同的病因病机，相对固定の临床症状、诊断要点，与相似疾病的鉴别、相类疾病传变的分界点。在其发展过程中，随疾病の变化，（每种疾病）各阶段还可表现为若干不同证候，并产生相应变证。　感冒[病]（风寒[证]、风热[证]など）

证候　是一组较固定的具有内在联系の、可以揭示疾病本质の症状と体征。每证都有不同的表现形式と一定の结构层次。都是在致病因素作用下机体の内外环境各系统间相互关系发生混乱所产生の综合病态。是对疾病所处一定阶段的病因、病位、病性、病势などの病理概括，是疾病每个发展阶段的本质反映。　表证、里证、寒证……

症状　即病人自身感觉到的异常变化および医者通过诊察所获得の客观特征（舌苔、脉象、面色、

肿大、有汗、无汗、发热など），是病人形体上反映出来の病理状态。是诊断疾病、辨明证候の依据。

∴由上述可知 病证 包括
- 病名
- 证候
- 症状

二、学习病证の意义

有人统计《内经》记载の各类病证有180种，而且认识比较全面、深刻。许多病证与现认识基本一致：疠风（麻风）、疟疾など，至今不失其临床价值。某些疾病尚可与现代医学互相补充。

当然随着时代の变迁，病证也有改变，认识也在发展，有的消失了，有的发生了，死证 —なる→ 活证、など

现在学习《内经》病证，主要学习、探讨其认识分析、处理疾病の原则と方法，掌握其规律，将与现代临床运用，为现代科研提供理论依据。

6.1

《素问·热论》

篇题解释

主要证候类型和表现

本篇综论述外感热病の含义、病因、主症(证)、传变规律、治疗大法、预后及禁忌などもんだつ。《内经》の专篇故名《热论》。（护理）马莳："首言热病者皆伤寒之类，故即以热论名篇"

热，此系外感热病の简称。

目的要求

1. 掌握 热病と伤寒の含义及び二者の关系
2. 理解 六经分证の病机、症状、传变规律、治疗大法
3. 理解"病遗"と"食复"の原因と防治。
4. 了解"两感于寒"的含义及び预后。

学时 2.5 —2.[1]

《内经》论外感热病的主要篇章：《素问》：《热论》、《刺热篇》、《评热病论》

《灵枢》：《五邪》、《寒热病》、《热病》

批注：

1. 因专业不同，所授学时亦不同。有些学时数没有体现，有学时数的仅供参考。下同。

107

原文　黄帝问曰：今夫热病者，皆伤寒之类也。から，
其两感于寒而病者，必不免于死まで。

关键词　热病／伤寒　巨阳／诸阳之属。
两感

提要　论述热病の概念、病因病机と预后。

分析

一、概念：经曰："今夫热病者，皆伤寒之类也"
明确指出：热病是伤寒病之一。是伤于寒之类の邪气所引起の一类外感发热性疾病。

伤寒 → 顾名思义是伤于寒邪（实为寒之类，亦泛也）
《内经》中有以寒代六淫者。
有以风代六淫者。

↓ 引起の 病证

伤寒病　《内经》曰：伤寒有五："有中风，有伤寒，有湿温，有热病，有温病。"
可知 伤寒之类 是广义的，有五者。
∴ 称 热病 ：从症状特点命名。"人之伤于寒者，则为病热"。
∴ 称 伤寒 是从病因而论。
热病实为伤寒病之一种。所谓伤寒と热病名异实同。

伤寒（双关）
- 病因
  - 伤于寒邪
  - 类邪
  - 泛指外感病因 ↓
- 病名
  - 外感病总称
  - 温病

二、病因病机　"人之伤于寒者，则为病热。"
"巨阳者，诸阳之属也，其脉连于风府，故

为诸阳主气也。"

(一)病因：伤于寒之类の邪气　　此以寒代六淫

(二)病机：

六淫→肌表(先受邪气)(太阳经为一身之藩篱) 诸阳之属(督、阳维、太阳)为诸阳主气 → 阳气奋而抗邪 → 发热　"阳盛则热"

杨上善："诸阳者，督脉、阳维脉也。督脉，阳脉之海；阳维，维诸阳脉，总会风府，属于太阳，故足太阳脉为诸阳主气。"

即太阳统率诸阳经。

李中梓："寒郁于内，皮肤闭而为热"

三、预后　　经文"热虽甚不死，其两感于寒而病者，必不免于死。"

(一)病情单纯，邪气轻浅(表)者，发热虽甚（T虽高），预后良好 →"不死"　阳气聚而抗邪，正气不衰　"单纯伤寒"

(二)邪气深重，病情复杂，预后不良 →"必不免于死"。

两感病，表里两经同时受邪，正气内外俱伤故也。

"两感伤寒"

《类经》497页[1]"伤寒之两感，内外俱困，病斯剧矣。"

附：《类经》489页"伤寒者，中阴寒杀厉之气也。寒盛于冬，中而即病者，是为伤寒。其不即病者，至春则名为温病，至夏则名为暑病。然有四时不正之气，随感随发者，亦曰伤寒。寒邪束于肌表，则玄府闭，阳气不得散越，乃郁而为热，故凡系外感发热者，皆伤寒之类。"

批注：

1. 人民卫生出版社1965年出版的《类经》497页。

原文　帝曰：愿闻其状から、多食则遗，此其禁也まで。

关键词　热遗　食复

提要　1.论六经病症と机制（三阳证治则）2.六经传遍的预后 3.自愈の表现 4.伤寒热病の治疗 5.热遗食复及治法

分析

一、六经病症·机理·预后

经文"伤寒一日……五脏不通，则死矣"

（一）六经病症と机理

	证型	症状	机制
表	太阳证	头项痛 腰脊强	寒阻经脉 经气不舒
	阳明证	身热 鼻干目疼 不得卧	主M 正邪剧争 化热化燥 伤津 经失濡润 热盛入府 胃府不和
三阳	少阳证	胸胁痛 耳聋	热蒸胆经阻滞不舒
	太阴证	腹满 嗌干	经脉循腹络胃 挟舌本 运化失调 个情失职
	少阴证	口燥舌干 渴	热盛灼津不得上承
里	厥阴证	烦闷 囊缩	热伤阴 寒入经脉

六经病症的规律：与经脉循行部位有关 〉与第三章互参
与经属脏腑功能失常有关

（二）预后　"三阴三阳，五脏六腑皆受病，营卫不行，五脏不通，则死矣。"

兼答　"其死皆以六七日之间"

举例言　一日一经传于内，六经则六日传尽，各经均有络属の脏腑，∴六经传尽，五脏六腑皆受病；经脉通行营卫，受邪则经气不舒，营卫之气不得通行，生命活动停止，生命亦即告终，故曰死。

此因治不及时，或误治。

其中一日、二日、三日…非指24h，48h，72h…仅代表次第而已。

所谓六七日间死，是假设一日一经，六经传变需六日，或第七日

二、愈の表现　"其不两感于寒者……大气皆去，病日已矣"

兼答　"其愈皆以十日以上"

热病按一定顺序传变，无表里两经同时受病表现者，为单纯之经脉热证，多为素体健壮，受邪轻微，六经传尽，正气恢复，不再深传（症状不再加剧）而自第七日开始日渐减轻，最后邪气消退而全愈。每日愈一经，经六日全愈，与开始的六日传尽和为十二日，故曰"其愈皆以十日以上"。

符合临床实际。

四. 热病の治疗 "治之奈何？…可泄而已。"

原则 辨别病邪之所在，按其所在分别疏通其相应の脏腑·经脉（各经均有其属络の脏腑）

方法 未满三日 热在阳经 主表 可汗解
满三日 热在阴经 主里 可泄热 〉俱指针刺

此三阳·三阴皆热证实证，故其泄，乃泄里热以针刺，非同《伤寒论》之三阳为表实热；
三阴为里虚寒。

张琦："泄谓泄越其热，非攻下之谓"

五. 遗热·食复と治法

(一) 遗热

热病过程中，病已愈，热未全除，∵强食或多食而致热留连（流连）不解，称作遗热。

病因 强食 · 多食

病机 病中 热甚不欲食而勉强食之
恢复期 食欲稍复，食而不节 〉热·食结不去.

治疗 视其虚实 辨别虚实 寓表里寒热阴阳气血
调其逆从 ① 治法之一，运用正·反治法
② 使逆者变从 即由病→常.

(二) 食复

热病过程中，发热稍退，∵进食肉类等难消化的食品，使热病重作，或加剧者，称食复。

病因　肉类难消化之食品.

病机　热病 ⟶ 脾胃虚弱 ⟶ 不化，食积为热
　　　　　　　↑
　　　　肉·难化之品 ⟋ 助热

(三) 热病护理.

勿 { 多食、食肉 } > 免 < { 遗久不愈、复作 }

《类经》："凡病后脾胃气虚，未能消化饮食，故于肉食之类皆当从缓，若犯食复，为害非浅，其有挟虚内馁者，又不可过于禁制，∴贵得宜也。"

《吴注》："是所谓戒食劳也。热虽少愈，犹未尽除，脾胃气虚，故未能消化，肉坚食驻，故热复生。复，谓复旧病也。"

《直解》："热病少愈，未全愈时，毋食肉，毋多食。食肉则重浊难消，热病当复；多食则谷气相薄，病有所遗。食肉、多食，此其禁也。"

原文　帝曰：其病两感于寒者……故不知人，三日，其气乃尽，故死矣まで

关键词　阳明者，十二经脉之长也。

[提要]　论两感于寒的症状と预后；以及五脏六腑不通，营卫不行后三日乃死的道理。

[分析]

一、两感于寒の症状と预后。

（一）症状：出现の规律　表里经症

（二）预后：水浆不入，不知人　六日死

五脏已伤，六腑不通，水浆不入（胃气败绝），不知人是失神（"神者，水谷之精气也。"水浆不入，水谷之精气绝，故神亦失）失神者亡。∴见水浆不入，不知人者，预后不良。

二、六日死の道理

一日病两经（并两脏腑），三日即可：五脏已伤，六腑不通，营卫不行。照六经病证所述即是死亡之日，为何不三日死，经反谓六日死，或又谓三日死，其道理是∵阳明为十二经之长，多气多血，是五脏六腑之海，五脏六腑皆禀气于胃，∴虽五脏六腑俱败，营卫不行，（阳明气血尚存）亦不即死，而是见水浆不入（胃气败绝之征兆），不知人（神失源泉）后又三日，阳明气尽，方死。

所谓"六日""三日"是计算方法不同，结果有异。说"六日"包括两感发病之三日在内；言三日是指"水浆不入，不知人"后，不包括两感发病之时日，故二者是一致的。

张志聪却认为："胃气先绝者，不待六气之终，三日即死矣。"可参，临床若非不见，亦少矣。

原　文　凡病伤寒而成温者……暑当与汗皆出，勿止。

关键词　先夏至日／后夏至日

[提　要]　论伤寒成温、成暑的区别及暑病治法

[分　析]

一、区别：严格的季节性。

时间：伤寒 ｛ 夏至前——温病

　　　　　　 夏至后——→小暑、大暑——→立秋

二、暑病治法

暑为阳邪，其性开泄、升散——汗出（邪随汗出）

治疗——不可止汗——当清暑。

按语：关于温与暑的划分标准：

1. 程度：王冰："此以热多少盛衰而为义也。阳热未盛，为寒所制，故为病曰温。阳热大盛，寒不能制，故为病曰暑。"《直解》："温，犹热也；暑，热之极也。"《太素》《吴注》同。

2. 根据季节划分：《发微》："此言温病暑病各有其时也。伤寒之病发于冬者，为正伤寒，其有所谓温病者，则夏至以前者为温病，后夏至日为病暑。"《素问识》亦说："温病暑病，皆是热病，以时异其名耳……为热之微甚者恐非。"

3. 折中说：《类经》："其在时则以夏至前后言；在病则以热之微甚言。"

小　结

《热论》使我们知道了：

今夫热……
人之伤于寒……

热病：泛指感受寒之类邪气所致の一类发热性疾病。

病因：自然界气候异常变化　六淫、疫疠之气など外邪

证型
- 以六经分　六经证型
- 以季节分
  - 冬日—伤寒
  - 夏至日前　病温
  - 夏至日后—立秋　病暑
  - 秋日—燥
- 以受邪程度
  - 单传——一经受邪
  - 两感—表里两经同时受邪

传变
- 规律　外→内　先三阳　后三阴
- 顺序　三　二　一

症状
- 特点　发热为主の实热证
- 规律　经脉循行部位と脏腑生理功能。

治疗
- 未满三日—表—可汗
- 满三日—里—可泄

〉刺邪—各通其脏脉

预后
- 单传—热虽甚不死　佳
- 两感—必不免于死　危恶

禁忌
- 强食、多食—免谷食および热结
- 肉および难化之品—助热、郁热

〉违
- 遗热
- 食复

6.2

《素问·评热病论》

篇题解释

本篇对阴阳交、风厥、劳风、肾风四种病的病因病机、症状、治疗及其预后吉凶进行评述。这些病皆为外邪乘虚侵袭而致，病属热病之类，故以《评热病论》名篇。

《直解》："《评热》论热病之变证。风厥、劳风、肾风、风水皆因热病之变。举而评之，故曰《评热病论》。"

目的要求

1. 掌握热病汗后的吉凶变化
2. 理解正气与邪气在热病过程中的关系
3. 了解阴阳交、风厥、劳风的病因病机和临床表现

学时　2（含王禁）

阴阳交——热病后期邪盛正衰的危重证型。

风厥——外感热病

劳风——似系风热壅肺

肾风——风水病的初起，由于感受外邪，并有发热症状

《热论》论热病之在脉

《刺热》论热病之先见

《评热》论热病之变证。

《热病》论热病之广在、症、治等。

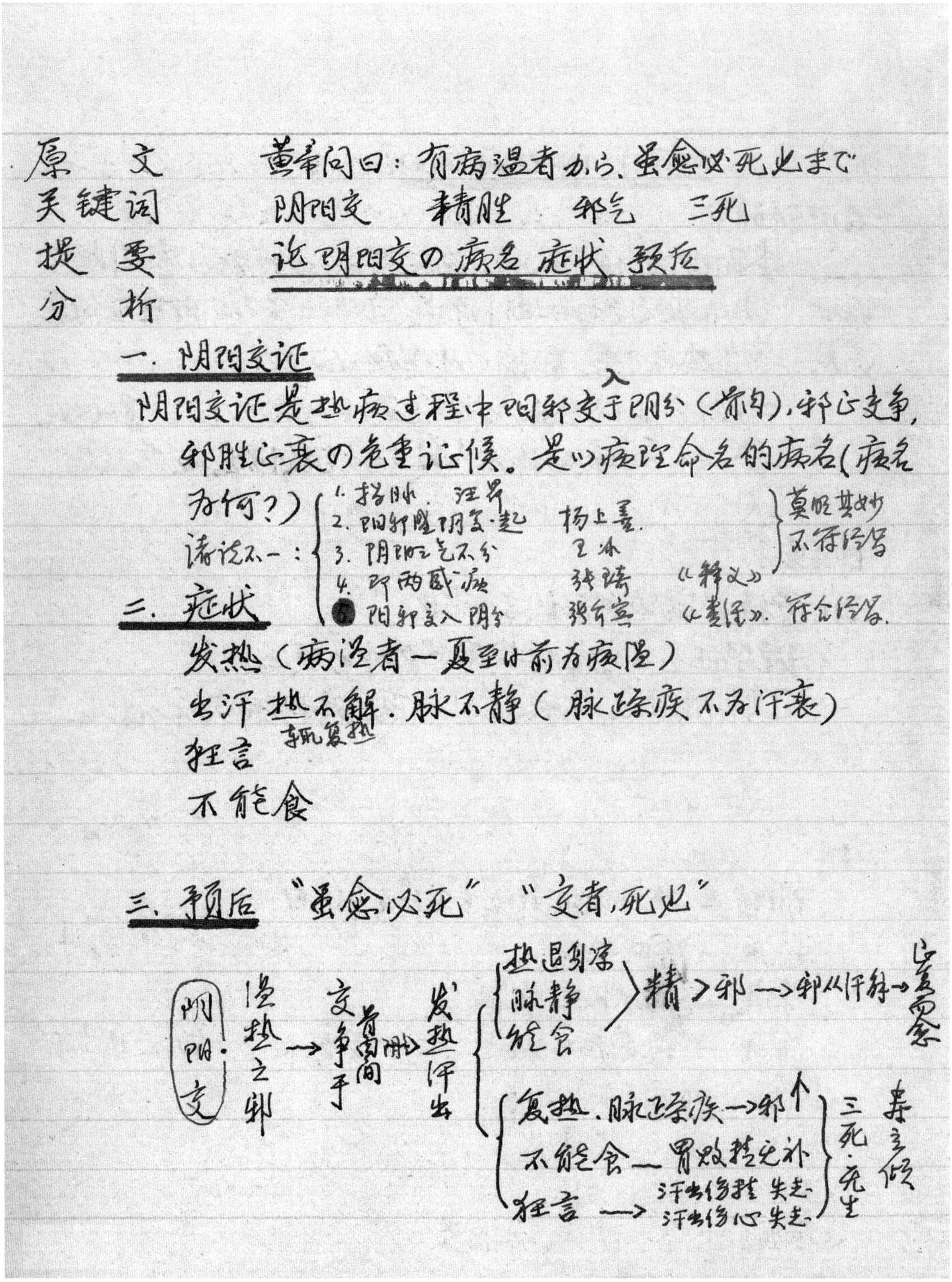

原　文　　黄帝问曰：有病温者から、虽愈必死也まで

关键词　　阴阳交　精胜　邪气　三死

提　要　　说明阴阳交の病名 症状 预后

分　析

一、阴阳交证

阴阳交证是热病过程中阳邪交入于阴分（营阴），邪正交争，邪胜正衰の危重证候。是以病理命名的病名（病名为何？）

诸说不一：
1. 指脉　汪昂
2. 阳邪陷阴分·起　杨上善
3. 阴阳之气不分　王冰
4. 即两感病　张琦《释义》
（1～4：莫明其妙 不符经旨）
5. 阳邪交入阴分　张介宾《类经》符合经旨

二、症状

发热（病温者一夏至以前为病温）

出汗 热不解（辄复热）．脉不静（脉躁疾不为汗衰）

狂言

不能食

三、预后　“虽愈必死”　“交者，死也”

阴阳交·温热之邪 → 交争于骨肉间 → 发热汗出
- 热退身凉　脉静　能食 → 精＞邪 → 邪从汗解 → 正复而愈
- 复热．脉躁疾 → 邪↑；不能食 — 胃败精无补；狂言 → 汗出伤精 失志 / 汗出伤心 失志 → 三死·无生　寿立倾

上以阴阳交例温热病邪正相争の关系指出出汗后の转归。正＞邪→愈[1]；邪＞正 死。[2]

阴阳交证，危重之疑，但是否真的或全部"无愈必死"须根据各方面の条件确定，主要是邪正斗争情况と治疗条件：及时、准确。经言"必死"跟据当时の科学水平，治疗条件有关。清·吴鞠通时代（1736～1820），提出："《经》谓必死之证，谁敢谓生，然药之得法，有可生之理。"温病学中治温病终始时刻"顾其津液"及"留得一

四、意义：个津液，便有一分生机"由此创法。由此结合临床提出："热病以救阴为先，救阴以泄热为要"的基本原则，制订了相应的治疗措施，推动了治疗学的发展。

关于三死：

杨注 { 一、不能食　二、脉躁　三、失志（狂言） } ＞ 《类经》《发微》《直解》 } 同意

王注 { 汗出脉躁盛　不胜其病 — 病机　狂言失志 }

基注 { 病而面　胃气绝　肾气绝 } ＞ 病机

（王注、基注）欠妥 故从杨注

注意文选题的选择

批注：

1．"正＞邪→愈"表示正胜邪则愈。

2．"邪＞正→死"表示邪胜正则死。

原　文　帝曰：有病身热から、饮之服汤まで

关键词　风厥　巨阳主气先受邪　表里　得热上从之

提　要　论风厥の命名　症状　病因病机　と治法。

分　析

一、命名病因病机症状

(一)命名

因感受风邪，引起机体气机逆乱の病证。

《内经》谓“风厥”有三。

① 本篇　太阳·少阴病。

② 《阴阳别论》：二阳一阴　肝胃病。

③ 《灵·五变》：风邪逆于腠理　汗出不止。

《直解》：此因风致汗、因汗致厥，病名曰风厥。”

(二)病因病机と症状

病因　感受风邪

病机　风 → 太阳经 —影响（经脉络属）→ 少阴经气上逆

症状　身热出汗 — 感受风邪（阳性开泄，阳↑→热）

烦闷不解 — 肾气上逆　满于胸中（肾脉入肺络心）

二、治疗

(一) 刺 { 表 / 里 } > 经之穴位 { 泻太阳之热 / 补少阴之气

《类经》：“阳邪盛者阴必虚，故当泻太阳之热，补少阴之气，合表里而刺之也。”

(二) 内服汤剂：疗其内 —— 杨上善

止逆上之肾气 —— 马莳

饮汤以补虚 —— 张介宾

助水津之汗 —— 张志聪。

三. 推论：非“两感”病

此说“风厥”系太阳、少阴同病，但并非两感病。

1. 巨阳主气，少阴与其为表里也，得热（太阳）则上从之，从之则厥也。

治病：表里刺之，饮之服汤

} 表里同病无疑

2. 非两感

(1) 两感的概念：表里两经同时受邪发病。

“两感于寒者，病一日，则巨阳与少阴俱病，二日则阳明与太阴俱病……”

(2) 风厥的病机：“巨阳主气，故先受邪，少阴与其为表里也……”

原文　师曰：劳风为病何如から、伤肺则死也まで

关键词　劳风

提要　评议 劳风症治と预后

分析

一、劳风症治

（一）劳风　系因劳受风所致之病证。病位在肺下。

（二）症状

强上冥视 { 头项强：诸暴强直 皆属于风
喘咳不能俛仰：风犯肺经 俛仰不利
头目眩晕：∵劳阳张，风为阳邪，伤精，头目失养

唾出若涕：吐粘痰 肺为水之上源，宣降失职，聚而为痰液。

丹波元简："古无痰字，此云唾出若涕，谓吐粘痰也。"

恶风而振寒：肺主皮毛 宣发卫气，卫气损伤，表失温养

未言发热，系省文，有恶风振寒者必发热。

二、治疗と预后

（一）治疗　救俛仰

俛仰—胸中通畅，俛仰自如 { 强上……
邪在肺，气道不利……

救俛仰 { 宣肺散风
清热散风：郁久成热 } 利肺气、散邪气

尤在泾："肺主气而司呼吸，风热在肺，其液必结，其气必壅，是以俯仰皆不顺利，故曰当救俯

御也。故俯仰者，即利肺气，散邪气之谓。"

（二）预后

巨阳引
- 精者——少壮精气盛　三日愈
- 中年——阴气自半　五日愈
- 老年——精亏（不精）七日愈

疾病的预后与年龄的关系，不言而喻。

如咳青黄涕（脓）其状如脓，大如弹丸，从口鼻中出
不出则伤肺（窒息）——>死

● 推知：邪在体内，当顺其势引之使出——《阴阳应象》因势利导观点

此即肺之蕴热不解，吐脓者为肺痈？
《卫生宝鉴》人参蛤蚧散　合
《千金要方》苇茎汤

- 其高者因而越之，
- 其下者引而竭之，
- 中满者泻之于内，
- 其有邪者渍形以为汗，
- 其在皮者汗而发之

《热论》暑当与汗皆出，勿止。

可认为

后世{汗、吐、下}法提供理论依据

充分证明《内经》理论对中医学发展的影响和对后世学术流派的形成所起的作用

小结

一、本篇较为详细地论述了阴阳交、风厥、劳风（肾风、风水）的病因病机、症状与预后等问题。这些病证都有发热的症状，所以都是（属）外感热病的证型。亦即称"热病"。

二、突出了邪正相争为基础的发病学观点。

阴阳交 — 邪正交争于阴分 — 发热、出汗

转归 { ~~不病~~

　　　{ 病 { 向愈

　　　　　　{ 恶化

肾风 — 邪之所凑，其气必虚 { 阴虚者，阳必凑之。

　　　　　　　　　　　　　{ 阳虚者阴必凑之。

6.3

《灵枢·五禁》

篇题解释

本篇讨论针刺(宜)禁忌问题，重点介绍五禁(不可刺)、五夺(不可泻)、五逆之形证等，示人治病应知避忌。其篇首即论五禁，故以之名篇。《发微》："内有五禁、五夺、五过、五逆、九宜等法。然以五禁为首，故名篇。"

目的要求

1. 理解五夺五逆与治疗的关系
2. 了解五禁
3. 掌握热病五种逆证的主要证候。

学时

原文　黄帝曰：何谓五禁？から 是五逆まで.

关键词　五禁　五夺　五逆（脉症不符）

提要　论针刺治病的五禁忌，五夺的表现，五逆的表现

分析　学习本节提示我们治病要知有禁忌，根据天人相应提出。

学会鉴别（诊断）五夺と五逆，以便正确运用治法，判断预后。

慎针刺——皆邪盛正虚

热病脉
- 当洪：邪正交争
- 反静：邪↑正衰

汗出
- 当静：邪去正安
- 反盛躁：邪↑正↓

病泄脉
- 当静：正气有损（津液有伤）
- 反洪大：邪↑正↓（孤阳外越）

着痹不移
- 䐃肉破：精血已脱
- 身热：邪气盛
- （以上：元气衰竭）
- 脉偏绝：经气绝（马注：偏则一手无气，绝则二手无气）

淫（淫是病之邪（《集注》）；遗精 盗汗 久泻；房劳（《类经》《发微》））
- 夺形：消瘦
- 身热：阴虚、邪盛
- 色夭然白：精血伤衰
- （以上：精血亏耗）
- 後下血衃血笃重：泄下紫黑瘀血

寒热
- 夺形：消瘦
- 脉坚搏：无胃气の真脏脉，非邪胜之实脉

本节叙述了热病的五种逆证，都有发热的症状，其所以成为逆证，多属脉症不符。所反映之病机或为邪胜正气已衰；或为精气已竭而邪气犹盛，正气无力以祛邪而邪热又不断消耗正气。∴都是逆证。

本篇论针刺宜忌

禁忌：
- 五禁—按天干计日，推算出某日禁针某处，禁用某法
- 五夺—五种指血津液严重耗损之病，禁用泻法
- 五逆—热病过程中五种脉证相反之逆证，慎针刺
- 五过—用补、泻之法不可太过，必须掌握分寸。

宜：九宜—掌握九针的应用

6.4

第四节　《素问·咳论》

sòu
嗽 通 漱 shù sòu
嗽（异体）

篇题解释

本篇主要论述咳の病因病机、症状、分类、传变规律及治疗原则，是论咳的专篇，故篇名曰《咳论》。咳，一般称咳嗽。

《吴注》"有声之谓咳，连声之谓嗽，不言嗽者，省文也。"

张从正："嗽与咳一证也"

目的要求

1. 掌握咳与肺的关系及"五脏六腑皆令人咳，非独肺也"的机理。
2. 理解咳"聚于胃，关于肺"理论的临床意义
3. 了解咳与四时气候变化の关系及咳的治疗原则

学时

原文　黄帝问曰：肺之令人咳何也？から．乘冬则肾先受之まで．

关键词　皮毛．肺脉　肺寒　肺咳．

提要　论咳嗽与肺の关系，咳の病因病机，咳与四时五脏

分析　sou

一、咳嗽与肺の关系：　咳为肺的本病——咳之患者　听诊（胸）胸透．

"肺之令人咳"　"则为肺咳"　寥寥数字简明贴切地道出了咳与肺の密切关系。"咳为肺之本病"　这在《内经》其他篇章中亦可找到依据．如《素问·宣明五气》篇曰："肺为咳"　《厥论》："手太阴厥逆，虚满而咳。"　《灵枢·经脉》篇："是动则病肺胀满，膨膨而喘咳"（肺手太阴之脉）"是主肺所生病者，咳……"　《胀论》："肺胀者，虚满而喘咳"　都说明咳是肺の本病，咳病不离于肺。

二、陈修园《医学三字经·咳嗽》："盖肺为气之主，诸气上逆于肺则呛而咳，是咳嗽不止于肺，而亦不离乎肺也。"　高士宗："咳，肺病也"．　汪昂："肺主气，又属金，主声，故咳必由于肺也。"

观篇首"肺之令人咳"（破题）、篇末"关于肺"（归结）二语，可知：咳必由于肺明矣。

古人虽认识到咳嗽是肺脏病变的反映，十分客观，此进一步强调任何脏腑の病变只要波及于肺，就会出现咳嗽，不影响肺则不咳，咳属于肺の本病？还是他

《生气通天》秋伤于湿，上逆而咳　　张介宾："六气皆能致嗽"

《气交变》阳明司天　燥淫所胜，民病咳

岁火太过　炎暑流行，金肺受邪，民病疟，少气咳喘

少阳司天　火淫所胜　民病咳.

程钟龄："咳嗽证……风寒暑湿燥火之邪，自外击之则鸣"

脏病之所传，况其兼症自明。

二、咳の病因病机　作为咳嗽的辨证纲领，有很大实用价值.

（一）病因　风寒暑湿燥火，六淫皆可为咳

外　皮毛先受邪气　"皮毛先受邪气"——以寒代六淫.

内伤　寒性饮食入胃　"其寒饮食入胃"

《灵·邪气脏腑病形》"形寒寒饮则伤肺"

✓《景岳全书·咳嗽》："咳嗽之要，止惟二证。何谓二证？一曰外感，一曰内伤，而尽之矣。"

（二）病机

寒：皮毛 —外→ 内合；胃 —内→ 肺脉 —上→ 肺—宣降失常—咳嗽.

└→ 起于中焦，还循胃口，上膈属肺

《景岳全书》："咳嗽之要，止惟二证。何谓二证？一曰外感，一曰内伤，而尽之矣。"

三、咳与五脏四时の关系

（一）咳与五脏の关系　"五脏六腑皆能令咳"

1. 五脏相通，移皆有次。五脏有病，则各传其所胜。

《素问·玉机真脏论》

2. 肺为脏之长，称"华盖"，位居尊高　　肺→咳

（1）位最高，诸脏腑之上，借口鼻与皮毛和大自然相通，易受邪

（2）朝百脉，73页[1]《经脉别论》

（3）主一身之气，为气之本

咳为肺之本病

∴五脏六腑皆令人咳

批注：

1.《内经讲义》教材 73 页。

∴五脏有病皆可影响肺,而为咳.

(二) 咳与四时的关系.

"五脏各以其时受病,…乘春则肝先受之"

1. 人与自然: "人与天地相参" "五脏各以治时" 并 "各以其时受病,非其时,各传以与之"

人赖自然以生存,自然界四时气候变化与五脏之间皆有联系,∴自然界:物候变移,阴阳之变,寒暑往来,风雷雨雪都会直接或间接地影响人体。常则适应,异则发病。轻则为咳,甚则为泄为痛:

五脏各以治时:
肝—春
心—夏
脾—长夏
肺—秋
肾—冬
受病:
轻 在皮毛→肺→咳
甚:直中脾胃→泄;入于经脉→痛 ↓ 《举痛论》

2. 咳与四时: 其他病亦有类此情况.

乘:
秋—肺先受邪 (余脏则不受邪) →咳 (各管之好发)
春—肝先受邪 侮金→咳
夏—心先受邪 乘金→咳
至阴→脾先受邪 母及子→咳
冬→肾先受邪 子及母→咳

四时均可见咳,但以春秋冬多见,∵寒邪多,"形寒饮冷"

原 文 帝曰：何以异之？から、浮肿者治其经まで

关键词

提 要 论五脏六腑咳の症状と治疗

分 析

一．五脏咳症 经脉．所属脏腑功能异常

《生气通天》
《阴阳应象》 肺咳 { 咳．喘息有音 — 肺主气司呼吸及出声音．
《邪气脏腑病形》 { 甚则唾血 — 伤络（此本经自病）

昂："肺藏气，主喘主音．肺经伤则唾血此本经自病。"

夏寒 →（心经）心咳
{ 心痛 — 心脉起心中（经病及脏）
{ 喉中介介如梗状（寒性收引，喉咽拘急）
{ 甚则咽肿，喉痹（寒郁化火）
} 上挟咽 } 其直者复从心系却上肺 咳

昂："此言脏之移邪，心脉挟咽，火旺克金"

相应季节之寒

肝咳 { 两胁下痛 — 肝脉布胁肋上注于肺中
 { 甚则不可以转，转则两胠下满 — 经气不利

脾咳 { 右胠（qū）下痛（脾主右、言其性用、阴土应长夏为阴）——脾病及肺，肺气降于右！
 { 阴阴引肩背：肺俞在肩背（脾气上通于肺）
 { 甚不可动，动则咳剧（转动则肺气不宁，故咳剧）

肾咳 { 腰背相引而痛 — 肾脉入肺贯脊主腰，腰为肾府
 { 甚则咳涎 — 肾主水，甚则水气上逆而咳涎

二、六腑咳症

(一) 发病：五脏久咳不愈 —相表里→ 六腑。

腑属阳主表
脏属阴为里 〉五脏咳不愈 ——→ 六腑

留为作业

1. 是否由里 —出→ 表
阴 —转→ 阳 〉轻？将愈？

非，实乃弥漫也！复杂也！

2. 六腑为表，五脏为里，何不先病腑，后病脏？

(1) 先病腑，不影响肺则不咳！影响肺则先传五脏！后由脏波及其相表里之腑，

(2) 皮毛
饮冷 〉肺 ——→ 咳 —传→ 脏 { 相胜传。
子胜母传
表胜里传

(二) 六腑咳状

脾咳
肝咳
肺咳 〉不已 〉胃受之
心咳
肾咳

胆受之
大肠受之 〉表现 〉咳呕 ——→ 长虫出？ 胃气逆
小肠受之
膀胱受之
三焦

咳呕 胆汁 胆气逆
咳呕 遗矢 大肠传导糟粕
咳呕 矢气 小肠气下奔
咳呕 遗尿 津液之府
咳呕腹满不欲食 出纳↑↓失和

总之，五脏六腑咳的特点：1. 与经脉循行部位 有关
2. 与脏腑功能失常 痛

五脏六腑皆令人咳的病因病机："聚于胃，关于肺"。这是∵胃为五脏六腑之本，肺为皮毛之合，以之：皮毛先受邪气及寒饮食入胃者，皆肺胃之候也。 前后呼应

久咳不已可令人多涕唾而面浮肿。∵阳明脉起于鼻，会于面，出于口，故使人多涕唾而面浮肿。

上焦 肺（虚/实）失宣降 ——→ 咳 —子盗母气→ 脾失健运（中焦）

不能通调水道下输膀胱（上） ——→ 三焦气化失常（水液之道路）——→ 肿

—母病及子→ 肾气不化（下焦）

三、咳证的治疗："治脏者治其俞，治腑者治其合，浮肿者治其经"。

俞、经、合：是指十二经分布于肘膝以下的五特定俞穴之一。历代医家把气血在经脉中运行的情况，用自然界水流现象作比喻，对经气流注由小到大，由浅入深分别用井、荥、俞、经、合说明经气运行过程中每穴所具有的特殊作用。

大肠—合谷　原：五俞穴之一、三阳经有，位腕、踝关节附近，阴经以俞代原

三焦—阳池　俞：经气灌注之处，如水之流由浅入深（脉注于此，输于彼，其气渐盛）

小肠—腕骨　合：经气最后如百川会合入海（脉气至此渐为收藏，而入合于内也）

胃—冲阳　经：经气所行经过之处，如水在通畅之河中流过。（脉气大行，经营于此，其气正盛也）

胆—丘墟　井：经气所出，如水之源头（脉气由此而出，如井泉之发，其气正深也）

膀胱—京骨　荥：经气流过之处，如刚出的泉水微流（急流曰湍，小水曰荥，脉出于井，溜于荥，其气尚微）

《灵·九针十二原》："所出为井，所溜为荥，所注为俞，所行为经，所入为合。"

（一）治五脏之咳，取其俞穴，以调脏气

俞为经气灌注之处，亦是邪气出入之所，∴治脏发咳。

新病正不虚，直接祛邪。

肺、脾、心、肾、肝——俞——太渊、太白、[redacted] 神门、太溪、太冲

（二）治腑之咳，取其合穴，以和腑气

合，脉之所入也，病在腑者，治取其合穴，治传入之邪。

∵"五脏久咳，乃移于六腑"∴此六腑之咳系传入之邪。

六腑之合：胃、大肠、小肠、三焦、膀胱、胆——合——三里、[redacted] 曲池、[redacted] 小海、[redacted] 天井、委中、阳陵泉

久病则虚，虚则补之，故用合穴。

（三）浮肿者，取其经穴，以疏理经气

经穴，是经气所行经的部位，浮肿邪在经络者，取经穴以

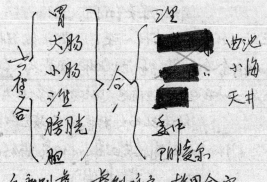

通其经络之路，而去其邪。

《直解》："若脏腑兼病，治浮肿者，治其经。经者，脏腑相通之经脉也。兼浮肿，则涕唾气逆，皆在其中，得其治俞治合治经之意，而推广之，治咳不难矣。"

小结：

一、咳嗽的病因病机：

(一)外邪——主要是寒冷。又不限于寒冷。

六气皆可致咳

《素经》——风寒。临床亦多见，却不唯此

《生气通天论》："秋伤于湿，上逆而咳。"

《气交变大论》："阳明司天，燥淫所胜，民病咳"

"岁火太过，炎暑流行，金肺受邪，民病疟，少气咳喘"

"少阴司天，热淫所胜，民病寒热咳喘"。

"少阳司天，火淫所胜，民病咳"

《儒门事亲》："六气皆能嗽"（嗽分六气毋拘以寒述）

程钟龄："咳嗽论……风寒暑湿燥火六淫之邪，自外击之则鸣……"

故"邪气"当指多种外邪。

(二)内伤肺：病因虽多，不及肺，不咳。

二、时间关系——邪气与四时有关、脏腑之时
——入侵 同气相求↑
选择作用。
〉又不可拘泥

三、聚于胃，关于肺——

（一）据六腑咳：《太素》："此六府咳，皆以气聚于胃中，上关于肺，故使面浮肿，气逆而咳也"

（二）久咳不已，上中二焦受病的病机：王冰："上焦者出于胃上口，并咽以上贯膈，布胸中走腋。中焦者，亦并胃口，出上焦之后，此所受气者，泌糟粕，蒸津液，化其精微，上注于肺脉，乃化而为血，故言聚于胃关于肺也。"

（三）浮涕咳状：《吴注》："胃土既虚，则三焦虚邪皆聚于胃，所谓万物归乎土也。肺为脏腑之华盖，诸脏腑有病，无不熏蒸之，所谓肺朝百脉也。故曰关于肺，言关系于肺也。胃虚则土不能制水液，故令多涕唾。肺虚则金不能旋下降，故令浮肿气逆也"。

（四）总结诸咳。《类经》："此下总结诸咳之证而并及其治也……以胃为五脏六腑之本，肺为皮毛之合。如上文所云皮毛先受邪气，及寒饮食入胃者，皆肺胃之候也。阳明之脉起于鼻，会于面，出于口，故使多涕唾而面浮肿。肺为脏腑之盖而主气，故令咳而气逆。"

此说为佳。皆聚于胃，关于肺 突出咳与肺胃的关系

结语

一、本篇是专论述咳嗽的病因病机、症状、治疗法则的专篇，讨论对象是以咳嗽为主要症状的病证。

二、本篇认为：咳嗽是肺病的主要症状，但与五脏六腑皆有关，其中尤以肺胃为密切。系在整体恒动观念指导下，通过长期临床观察总结提出的重要论点，具有重要的实践价值。

三、咳嗽的病因，指出有外感、内伤两大类，提出"外内合邪"的发病概念，对后世咳嗽的分类和治疗有极大启发。

四、从对五脏咳、六腑咳的描述中，可了解到咳嗽的大致病程转归，体现了脏腑辨证的特色，为后世脏腑辨证的发展与完善提供了依据。

五、对咳证的治疗建立了分经论治的针刺治咳法则，不仅对后世针灸有启迪作用，即使对中医学辨证论治体系的建立也有重大指导意义。脏腑辨证、六经辨证、经络辨证皆源于《内经》，并非妄言。

病因辨证。

6.5

痛

《素问·举痛论》

篇题解释.

详病因病机章. 举

- 列举："举诸痛以为问"
- 辨议：辨议诸痛，诊断，病因病机，鉴别
- 卒痛之误："与经文'卒然而痛'相协.
- 作"问"或"言"：问痛. 言痛.

目的要求：

1. 掌握疼痛产生的机制
2. 理解并掌握疼痛的辨证方法.

原　文　黄帝问曰：余闻善言天者から、故卒然而痛まで.

关键词　明也　五脏卒痛　经脉　寒气　血少　气不通

提　要　1. 强调理论联系实际と古为今用

2. 论五脏卒痛の机理

分　析

一. 理论要联系实际と古为今用

善言天者，必有验于人　：　天人相应　应验

明 善言古者，必有合于今　：　古为今鉴（用）借鉴

善言人者，必有厌于己　：　独有心得　充足→满意

则：能对事物有正确切地了解，并掌握事物变化の规律，从而正确处理问题。

《素经》：“彼之善，我为法；彼之不善，我为戒”。（我之言）

↓

：“彼之有善，可以为法；彼之有不善，可以为戒。”

《太素·邪客》：“如此人有三善之行，于道不惑，所以然者，得其要理之极，明达故也。”

二、五脏卒痛の机理

《本脏》：“经脉者，所以行血气而营阴阳，濡筋骨，利关节者也。”

（一）经脉的生理　“经脉流行不止，环周不休”

气血 ——阳气 △带动——> 沿经脉运行全身，畅通无阻而不止.

无阻滞不通　∴ 不痛。

《灵枢·本脏》：“经脉者，所以行血气而营阴阳……”

《直解》："人身之十二经脉，乃血气出入之道，流行不止，环周不休"

(二) 疼痛的病因病机

1. 病因： 主要是寒邪客于经脉

2. 病机： 寒收引经脉，凝敛气血

寒邪 —收（→收缩）/敛→ 经脉：气血流行涩滞，迟缓或瘀积不通

↓

脉（位）
- 外：脉道收缩狭窄，蜷曲 → 血气瘀滞不畅
- 中：血凝之涩，气不行（寒则血涩，血凝气亦滞）

→ 痛

经脉的生理—流行不止，环周不休
- 《经脉》
- 《本藏》
- 《决气》

原　文　帝曰：其痛或卒然而止者から，故痛而闭不通矣まで。

关键词　寒气、炅气、厥气

提　要　举论十四种疼痛的病因病机と辨证要点

分　析

十四种疼痛の病因病机と辨证要点表

	证型	病因	病机	辨证要点
1	卒痛	寒邪	寒→脉外，缩蜷绌急引小络	得炅立止
2	久痛	寒邪	重中于寒	痛久不休
3	痛甚	寒邪	客脉中＋炅气搏脉满，血气乱	拒按 不可按
4	痛甚	寒邪	客肠胃间，募原下，血不散引小络	按之痛止
5	痛甚	寒邪	客挟脊之脉 深按不能及	按之无益
6	痛甚	寒邪	客冲脉，脉直上，不通气因而动	喘动应手
7	痛甚	寒邪	客背俞脉注血虚，俞注于心	心背相引
8	痛甚	寒邪	客厥阴脉，脉布胁肋，血泣脉急	胁肋少腹相引而痛
9	痛甚	寒邪	客阴股，收厥阴脉上少腹，血泣下引	腹痛引阴股
10	痛甚	寒邪	客小肠膜原间络血中，血泣不入大经，血气稽留不行成积	宿昔成积 痛久有积块
11	卒痛甚	寒邪	客五脏（之气阻遏阳气）厥逆，上泄，阴精竭，阳气未入，阴阳之气不相顺接 卒痛	卒然痛死不知人，气复生 少间复生
12	卒痛甚	寒邪	客肠胃，胃气逆而上出	兼呕 痛而呕
13	卒痛甚	寒邪	客小肠，不得成聚 故泄	兼泄 腹痛后泄
14	卒痛甚	热气	留小肠 热燥伤津 坚涸便干	兼便闭不通

原　文　帝曰：所谓言而可知者也から、皆可扪而得也。帝曰：善まで.

关键词　固各有部　主病之脉

提　要　论痛の诊断要点.

分　析

寒热虚实→疼痛发作→{性质（胀、钝、刺）：喜>按 拒；部位—脏腑；兼证}

疼痛—主观感觉—诊断
- 言而可知：听主诉，问感觉
- 视而可见：色泽
  - 白—寒（寒邪、阳虚）
  - 黄赤—热
  - 青黑—痛（久寒）
- 扪而可得：
  - 视主病之脉
    - 坚搏—实
    - 陷下之—虚
  - 按压叩摸
    - 喜 拒 > 按
    - ↓ 局部 < 波动感、坚硬觉痛.

《类经·疾病之十六》："凡痛而胀闭者多实，不胀闭者多虚。痛而拒按者为实，可按者为虚。喜寒者为实，爱热者多虚。饱而甚者多实，饥而甚者多虚。脉实气粗者多实，脉虚气少者多虚。新病壮年者多实，愈攻愈剧者多虚。"

∴中医治痛证，并无单纯止痛之药，尤在辨其寒热虚实不同病机，随其攸（you）利而治之。或活血散寒，或清热解毒，或攻下通经，或调理气机，或补养气血，或缓急舒挛而止痛。方法多样，灵活运用，或单独用，或复合进，万变不离其宗——解决："血气不通""血气虚少"为要务以达止痛之目的。体现"辨证论治"之特点。

攸　文言虚词"所"

66

《灵枢·论痛》

篇题解释

本篇主要论述由于体质差异，对针石、火焫之疼痛耐受性不同；对药毒的耐受性有别；患病同时亦有易已、难已之异。∵其首论对两种疼痛的耐受性，故名《论痛》篇。

目的要求：

掌握耐痛性的个体差异在临床实践中的指导意义

学时

原　文　黄帝问于少俞曰：筋骨之强弱から、故其瘦而薄胃者，皆不胜毒也まで

关键词　针石火焫　同时而伤　难已　易已　胜毒

提　要　论述体质不同对针石火焫之痛耐受性不同；
体质不同同时而伤，有易已、难已之别；（愈）
体质不同对药物之毒有胜与不胜之异。

分　析

体质特点	耐受性	机制
骨强筋弱（柔）、肉缓皮厚	耐针石之痛	
骨强筋柔、肉缓皮厚＋黑色、美骨	耐火焫之痛	先（后）天禀赋
坚肉、薄皮	不耐针石、火焫之痛	
身多热	易已	病在阳分易治
身多寒	难已	病在阴分难治
胃厚、色黑、大骨及肥者	皆胜毒（先后天皆足）	气血充固，耐药性强，肉肥血坚
瘦而薄胃者	皆不胜毒（先后天不足）	气血本不足

按：关于对痛的耐受性，不仅与体质有关，尚与性格有关。在张介宾《类经》78ペ释《论勇》中加按曰："勇者刚之气，怯者懦之质。然勇有二：曰血气之勇，曰礼义之勇。若临难不恐，遇痛不动，此其资禀过人；然随触而发，未必皆能中节也。若夫礼义之勇，

固有不恐不动，而其从容有度，自非血气之勇所可并言者。盖血气之勇出乎肝，礼义之勇出乎心。苟能守之以礼，制之以义，则血气之勇可自有而充；充之以学，扩之以见，则礼义之勇可自充而有。昔人谓勇可学者，在明理养性而已。然则勇与不勇虽由肝胆，而其为之主者，则仍在乎心耳。"

一、体质与病因的关系——治病必据不同体质
掌握针刺与火灸的强度。

二、同时而伤，说明同一病因作用于不同体质——病理反应不同。

多热——阳盛——抗病力强
多寒——阴盛——抗病力低下

一般　热证实证——阳证——易治易愈，} 体质与转归有关。
寒证虚证——阴证——难治难愈，

三、对各种药物耐受量。

胃 {厚/薄} 胃肠功能

色黑——体质。

大骨及肥——体格体重。

} 是体质强者耐病，亦耐药。
药量以人而异。

小结

《举痛论》

1. 本篇讨论：

(1) 痛の病因病机及其鉴别诊断。

(2) 九气所致气机失调的表现与机理。

2. 本篇认为：

疼痛の病因： 主要是寒邪，热亦可致痛。

病机：寒邪稽迟—气血滞涩不通

气血不足—形体失养

故痛有寒、热、虚、实之别。

3. 列举14种疼痛の特点，以作鉴别示范，开后世医学鉴别诊断之先例。

4. 提出“百病生于气”，以外邪、劳倦与情志失调引起气机失调为范例，论证气机逆乱是百病发生の基本原理，强调精神因素在发病学中の重要地位。

5. 从诊断学观点提出多诊合参应用。

在诊察过程中主张将疾病的

性质、部位、局部反应、时间特征、兼见症状等综合考察、全面分析。为诊断学做出贡献。

6. 全篇并强调：理论联系实际与古为今用等治学思想，促进了中医学の发展。

《论痛》

1. 突出体质差异对疾病及药物の耐受力不同，启示医生在进行针刺、火灸、药物治疗时，必须注意病人具体情况，掌握强度及剂量。此即"因人制宜"治疗原则の应用。

2. 再说（又论）：

同一病因 ——> 不同の人 ——> 反应不同.

同时患病
- 多热の阳性反应者 —— 易愈
- 多寒の阴性反应者 ： 难已

体现了体质与发病、体质与治疗の密切关系.

<u>提示</u>：
- 改善体质の社会经济效益价值。
- 研究改善体质の措施と方法：
  - 优生优育
  - 摄生调养（衣、食、住、行、精神文明）
  - 体育锻炼
  - 药物改善.

风

《素问·风论》

△篇题解释

本篇专论风邪伤人致病的各种（发病情况）病理变化，证候（表现）及诊断要点，故名《风论》。

1. 马莳《发微》曰："内论五脏六腑之风，故名。后世论风，当祖此篇，乃以中风、伤风及疠风，偏拈各立为一门，致使后人，视中风为重，伤风为轻，不知此篇曰中（zhòng），曰伤，无以异也。"

2. 吴崑："篇内所论皆是风邪为患之证。"

3. 《直解》："天有此风气，人亦有此风气，人身经脉内虚则生风，因风传变，则其病各异，内病五脏，则形状不同，举而论之，故曰风论"

目的要求

1. 掌握风邪の性质と致病特点.
2. 理解风の含义
3. 理解本篇对后世研究风邪の指导意义
4. 了解诸风证の临床表现と诊断要点。

学时

原文　黄帝问曰：风之伤人也……或名曰寒热……

关键词　寒热　热中　寒中　疠风　善行数变

提要　**论风邪致病之数变性及各种病证的机理**

分析

一、多变性：

(一)**病种多**：寒热、热中、寒中、疠风……乃至下文之五脏风、六腑风、脑风、漏风、内风、首风、肠风、泄风等（21）

(二)**变化快**：善行走——部位不定：客于皮肤之间、客于经络之中、客于脏腑等

性质善变——症状不一：洒然寒；热而闷；衰食饮；消肌肉；寒中泣出；热中目黄；肿胀疮疡；麻木不仁；鼻柱坏色败，皮肤溃疡。

二、诸证之机理：

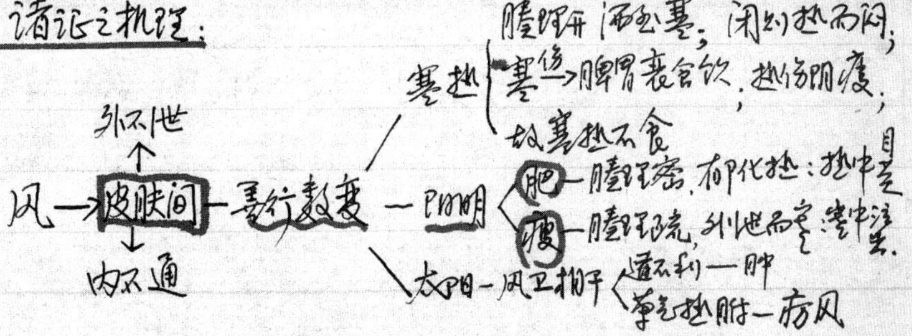

《类经》："风本阳邪，阳主疏泄，故腠理开，开则卫气不固，故洒然而寒；若寒胜则腠理闭，闭则阳气内壅，故烦热而闷。"

"风之伤人，若惟一证；及其为变则或寒，或热，或表或里，或在脏腑，或在经络，无所不至。盖风为阳邪，气则凄肃，是风之与寒本为同类，但有阴阳之变耳。《岁露》篇曰：四时八风之中人也，故有寒暑，寒则皮肤急而腠理闭，暑则皮肤缓而腠理开，所以病变若此。后人不究其本，而多立风证名目，失其梗概，致后学者之疑。"

《集注》："风乃阳动之邪，而人之表里阴阳，血气脏腑，又有虚有实，故其为气也，善行而数变，因其善行数变是以或为寒热，或为偏枯，或外在于身形，或内至于脏腑，其病各异，其名不同。"

△ (一)寒热の病状と机理

内不得通
↑
风邪→皮肤间—善行而数变
↓
外不泄

使→腠理开—洒然寒（阳气随汗出）
腠理闭—热而闷（郁阳化热）
伤脾胃—衰食饮
伤形体阳明—瘦
津涸·肌瘦

快栗
不能食

△ (二)寒中、热中の病状と机理

△风邪→阳明（胃）
- 肥腴者〈腠理致密、邪不得出〉→郁热＋湿阻（肥人多）：热在中，湿热熏上目
- 消瘦者〈腠理疏、汗出阳泄〉→阳虚：内寒生而不固摄，寒冷泣出。

《发微》："此言风所有热中、寒中二证，皆自阳明而入者也。阳明者，即足阳明胃脉也。胃脉起于鼻交頞中，下循鼻外，入上齿中，还出挟口，环唇下交承浆，却循颐后下廉，循喉咙入缺盆，下膈属胃。故风气与阳明经俱入胃循脉而上至目内眦也。其人肥者，则腠理密，故风气不得外泄，所以风气内热则为热中而目黄。其人瘦者，则腠理开疏，风气仍复外泄而寒，以内无风气，则内无所蓄，乃为寒中而泣出。夫热中寒中，以人有肥瘦不同，而目有为黄为泣之可验者如此。"

《类经》："风气客于阳明，则内入于胃，胃居中焦，其脉上行系于目系。人肥则腠理致密，邪不得泄，留为热中故目黄。人瘦则肌肉疏浅，风寒犯之，阳气易泄，泄则寒中而泣出。"

（三）疮疡不仁症状与机理

风邪→太阳经（主表；散诸脉俞穴）→于分肉间与卫气搏结（充皮肤 司开合；行分肉间；温分肉 肥腠理）

{其道不利、M肿胀
{凝而不行、M不仁 〉症 {疮疡（红、肿、热、痛、溃疡）
{麻木（不仁、痛痒不知）

王冰："肉分之间，卫气行处。风与卫气相薄，俱行于肉分之间，故气道涩而不利也。气道不利，风气内攻，卫气相持，故肉𦛗䐜而疮出也。疡，疮也。若卫气被风吹之，不得流转，所在偏并，凝而不行，则肉有不仁之处也。不仁，谓㾬而不知寒热痛痒。"

《类经》："风由太阳经入者，自背而下，凡五脏六腑之俞皆附焉，故邪必行诸脉俞，而散于分肉也。分肉者，卫气之所行也。卫气昼行于阳，自足太阳始，风与卫气相搏，俱行于分肉之间，故气道涩而不利，不利则风邪抟聚，故肌肉肿如𦛗䐜而为疮疡。或卫气不行则体有不仁，故凡于痛痒寒热，皆有所弗知也。"

四、疠风の症状と病机

肺朝百脉

风邪→脉中（营血之府）搏于营血 {营气热腐；血气污浊不清} 〉肺 {主一身之气；开窍于鼻；合皮毛}

症状
- 鼻柱
  - 色败
  - 溃坏
- 皮肤溃烂

风病唯此为厉，故名"疠风"。初起有寒热之症，或名"寒热"。

王冰："营行脉中，故风入脉中，内攻于血，与营气合，合热而血腐坏也。其气不清，言溃乱也，然而血脉溃乱，荣复挟风，阳脉尽上于头，鼻为呼吸之所，故鼻柱坏而色恶，皮肤破而溃烂也。"

"经名寒热，热成曰疠风。"

《内经拾遗方论》："所谓疠者，不特荣气伤而已也。而荣气且为之热腐……"。

《类经》："风寒客于血脉，久留而不去，则荣气化热，皮肤腐溃，气血不清，败坏为疠。故《脉要精微论》曰：脉风成为疠也。"

《素·长刺节论》："病大风，骨节重，须眉堕，名曰大风，俗呼大麻风，即疠风是也。"

原　文　以春甲乙伤于风者から、然致有风气也まで.

关键词　肝风　心风　脾风　肺风　肾风　偏风

脑风　目风　漏风　内风　首风　肠风　泄风

风百病之长

提　要　论诸风的命名或病机；风为百病长の含义及道理.

分　析

一、诸风の命名或病机

风　证	命名或病机（症状）
肝　风	1. 各以其时感受风邪
心　风	
脾　风	2. 风中五脏（六腑）之俞
肺　风	
肾　风	
偏　风	风中五脏六腑之俞或左右；或上下，偏于一处
脑　风	风邪循风府而上　风府入络脑
漏　风	饮酒而中于风邪（酒风伤阳）：汗出不止如漏.
内　风	入房汗出中风　耗精伤之，风邪乘虚入内
首　风	洗头中风　局部腠理疏，风邪因之而入
肠　风	久风入肠（∵体质而有寒热之化）：食不化→便血
泄　风	风中腠理（风为阳·开泄）→汗泄不止
目　风	风邪入于头中之目系（眼与脑联络之目系）：眼寒

王冰："随俞左右而偏中之，则为偏风。"

二、风为百病长の含义と道理

（一）含义：风邪是引起多种疾病の主（首）要因素

百，多也。

长，首也。

（二）道理：

风邪
1. 春之主气，四季皆有（空气の流动）
2. 性质不定，可寒、可热、可燥、可湿：∵人而异；∵季节（空气温度、或阴阳消长）而别。
3. 游走不定：以人体上表为主（伤于风者上先受之）∴说"无常方"——无一定部位と规律，不可琢磨。

风证
1. 见于四季——数在发病。
2. 病位不定——肌表、血脉、脏腑、经络……然々
3. 症状多变——纷繁、多样。

《集注》："风乃东方之生气，为四时之首，能生长万物，亦能害万物，如水能浮舟，亦能复[1]舟，故为'百病之长'，至其变化无常，故为病不一……风邪之客于人，无有常处，如风气客于皮肤之间，则为寒热；客于脉中则为寒中、热中（指病风之寒热）；客于脏腑则为脏腑之风，……即此论中不能尽其变证。"

批注：

1."复"应用"覆"。

原　文　帝曰：五脏之风形状不同者何？から、身体尽痛则寒。帝曰：善。まで

关键词　风之状　多汗恶风

提　要　论各类风证の临床表现と诊断要点。

分　析

证型	症状		机理		诊断要点
肺风	多汗恶风	色皏然白，时咳短气，昼差暮甚	肺之本症	风为阳，泄，泄则恶风	眉上、色白
心风		焦绝，善怒吓赤，甚则言不可快	经脉、神志病		口上、色赤
肝风		善悲色微苍，嗌干善怒，时憎女子	经脉、肝志、官窍、肺		目下、色青
脾风		体怠堕，四支不欲动，色薄微黄，不嗜食	运化↓，能源不足		鼻上、色黄
肾风		面肿脊痛，不能正立，大小便不利	主水、二阴、脉督脉、主背		颧、色黑
胃风	颈多汗恶风 食饮不下，隔塞不通，腹善满 失衣则䐜胀，食寒则泄		胃脉所过 胃受纳腐熟↓ 寒邪		形瘦腹大 （合脾主M）
首风	头面多汗、恶风 头痛，先风一日病甚，风日少愈 不可以出内		风，阳之邪，性急而速 恶外风		
漏风	多汗恶风，衣裳湿，不可少衣 进食出汗，全身汗出 口干易渴，不耐劳		多汗阳泄，畏寒 多汗阳泄不固 多汗阳泄，阴伤气虚		
泄风	多汗湿衣、口中干，不能劳事 身体尽痛则寒		汗出伤津伤气 阴阳俱伤		

参考文献

王冰："凡内多风气则热有余，热则腠理开，故多汗也……皏，谓薄白色也。肺色白，在变动为咳，主藏气，风内迫之，故色皏然白，时咳短气也。昼则阳气在表，故差。暮则阳气入里，风内应之，故甚也。眉上，谓两眉间之上，阙庭之部，所以外司候肺，故诊在焉。白，肺色也。"

"焦绝，谓唇焦而纹理断绝也。何者？热则皮剥故也。风薄于心，则神乱，故善怒而吓人也。心脉支别者，从心系上侠咽喉而主舌，故病甚则言不可快也。口唇色赤，故诊在焉。赤者，心色也。"

"肝病则心脏无养，心气虚，故善悲。肝合木，木色苍，故色微苍也。肝脉者，循股阴入毛中，环阴器抵少腹，侠胃属肝络胆……循喉咙之后入颃颡……其支别者，从目系下。故咽干，善怒，时憎女子（异性—重男轻女），诊在目下也。青，肝色也。"

"脾脉起于足，上循胻骨，又上膝股内前廉，入腹属脾络胃，上膈侠咽，连舌本，散舌下；其支别者，复从胃别上膈注心中。心脉出于手循臂。故身体怠堕，四肢不欲动而不嗜食。脾气合土，主中央，鼻于面部亦居中，故诊在焉。黄，脾色也。"

"痝然：言肿起也。炲：黑色也。肾者阴也，目下亦阴也，故肾脏受风，则面痝然而浮肿。肾脉者，起于足下，上循腨内出腘内廉，上股内后廉，贯脊。故脊痛不能正立也。隐曲者，谓隐蔽委曲之处也。肾藏精，外应交接，今脏被风薄，精气内微，故隐蔽委曲之事，不通利所为也。《阴阳应象大论》曰：气归精，精食气。今精不足，则气内归精，气不注皮，故肌皮上黑也。黑，肾色也。"

"肌上，颧也，肾所主也。"——高士宗。

《吴注》："胃脉从大迎前下人迎，循喉咙入缺盆，故胃风者，颈多汗，胃主受纳水谷，胃受风则气上涌，故食饮不下，膈塞不通，胃脉循腹里，故善胀。"

《类经》："失衣则阳明受寒于外，故为䐜胀；食寒则胃气受伤于内，故为泄泻。胃者肉其应，胃病故形瘦。腹者，胃所居，邪实故腹大。"

"此下当详明六府之病，而止言胃风者，以胃为六府之长，即如《本输》篇所谓大肠、小肠皆属于胃之意，胃病则府在其中矣。"

王冰："头为诸阳之会，风客之则皮腠疏，故头面多汗也。夫人阳气外合于风，故先当风一日则病甚。以先风甚故亦先衰，

是以至其风时则病少愈。内，谓室屋之内也。不可以出室屋之内者，以头痛甚而不喜外风故也。"

《类经》："凡患首风者，止作无时，故凡于风气将发，必先风一日而病甚头痛，以阳邪居于阳分，阳性先而速也，先至必先衰……内，谓房室之内，不可出者，畏风寒也。"

"漏风之病，因于饮酒中风也。风邪挟酒，则阳气散越，故多汗，阳胜则身热恶寒，故不可以单衣，食入于阴，长气于阳，故食则汗出，甚则阳浮于上，故喘息。汗出不止，故衣濡，阳胜阴虚，津亡于内，所以口干善渴，身不能（nài）[1]劳也。能耐同。"

批注：

1. 音义同"耐"，耐受之意。

小结

本篇诸段经文是为以下观点之依据：

1. 风性 善行数变　部经不定，症状多种
2. 风邪 百病之长　常兼可见　病种多变
3. 阳邪 开泄多汗.
4. 均为外邪，非"肝风内动"与"慢脾风"

"风之伤人也""风气藏于皮肤之间""风气与阳明入胃""风气与太阳俱入"

《内经》风的含义：　"春甲乙伤于风者""风中五脏六腑之俞"

"风气循风府而上""风入系头"……

一、外来风邪：《素·金匮真言论》：四时风证

《疟论》：疟生于风

《评热病论》：

《病能论》：酒风

《灵·贼风》：风邪为痹

《灵·岁露》：虚风·实风

《灵·九宫八风》：诸风为病

二、病理变化：具风之特性.

《至真要大论》：诸风掉眩 皆属于肝.?

云其外风亦可，∵"风气内通于肝"此言风证病机定位在肝 非言病因. 病机十九条.

风の小结

《风论》

1. 讨论外感风邪致病：突出
   (1) "风为百病之长"
   (2) "风者善行而数变"
   (3) "其变化，乃为他病，无常方"

   }发病学の辩证法思想.

2. 五脏风、六腑风，首风、肠风、漏风、泄风など
   异中求同——求同思维（较求异思维难）
   为后世辨证の又一种范例.

3. 通过对疠风病因·病机と症状の论述，
   说明古代对此病已有较准确地认识
   体现《内经》理论の科学性と实践性.

《直解》：

痹，闭也。血气凝涩不行也。

有风、寒、湿之痹；

有皮、肌、脉、筋、骨、五脏外合之痹；

六腑有俞，五脏亦有俞
五脏有合，六腑亦有合 } 故有五脏六腑之痹。

荣卫流行，则不为痹。

痹之为病，或痛，或不痛，或不仁，或寒或热，或燥或湿，举而论之，故曰痹论。

《内经》论痹内容颇多，除本篇外散在各篇中：

1.《周痹》：周痹、众痹
2.《五脏生成》：心、脉、血、肝、脾、肾痹
3.《玉机真脏》：肺痹
4.《皮部论》："阳明之阳……多黑则痹"
5.《邪气脏腑病形》：心、肺、肝痹

（1—5）} 不限于症状之肢体、关节M疼痛、麻木

痹之命名主要尚有病机、病名。

6.《宣明五气》：邪入于阴则痹
7.《寿夭刚柔》：病在阴者名曰痹。
8.《寒热病》：骨痹
9.《长刺节》：筋痹、M痹

⋮

6.8

痹

《素问·痹论》

篇题解释

本篇主论痹的病因、病机、症状、分类、治法与预后，故篇名为《痹论》。

目的要求：

1. 掌握"风寒湿三气杂至合而为痹"的病机及临床意义
2. 掌握行痹、痛痹、着痹的临床特点.
3. 了解五脏痹、肠痹、胞痹的主要症状
4. 了解营气、卫气与痹的形成及治疗的关系

学时

原　文　黄帝问曰：痹之安生？から。各以其时重感于风寒湿之气也まで

关键词　行痹　痛痹　着痹　骨痹　筋痹　脉痹　肌痹　皮痹　重感于邪

提　要　**论痹证の病因と分类**

分　析

一、**痹の含义**：痹，谓闭塞不通，含有血气凝滞不和之意。《内经》之痹有如下含义

（一）病在阴分：病位

《素问·宣明五气》篇："邪入于阴则痹"

《灵枢·寿夭刚柔》篇："病在阴者名曰痹"。

经络阻滞、营卫凝涩、脏腑气血运行不畅　发病证

（二）闭塞不通：《阴阳别论》："一阴一阳结谓之喉痹"

《素问·痹论》："痹在骨则重，在脉则血凝而不流"。《至真要大论》："食痹而吐"　病机

（三）作麻痹　症状

《灵枢·寿夭刚柔》篇："寒痹之为病也，留而不去，时痛而皮不仁。"

《痹论》："痹，不痛不仁者"

（四）痛风历节之类：病证

《灵枢·寒热病》："骨痹举节不用而痛"

《素问·长刺节论》："病在筋，筋挛节痛，不可以

行，名曰筋痹。病在肌肤，肌肤尽痛，名曰肌痹，伤于寒湿。"

二. 痹证の病因と分类

(一) 病因

风、寒、湿 } 三气杂至 ——→ { 正气虚弱 或 功能紊乱 } の机体 { 气血凝滞 / 壅闭经络 } → 痹证

(二) 分类

1. 病因分类
   - 风邪胜—行痹
   - 寒邪胜—痛痹
   - 湿邪胜—着痹
   - } 亦名 { 风 / 寒 / 湿 } 痹など三大类

三气皆可化火 阳体/有关 → 热(从阳所化)痹

症状特点
- 游走性疼痛无定处 《缪刺论》
- 剧痛有定处 《九针》《贼风》《寿夭刚柔》
- 沉重或不仁 《五禁》《四时气》
- 红肿热痛 《四时刺逆从》

名注
- 费伯雄："风为阳中之阳，中人最速，其性善走，窜入经络，故历节作痛而为行痹。"
- 李中梓："阴寒之气，乘于M，筋骨则凝结稽留，闭而不通，不通故为痛痹，即痛风也。"
- 张景岳："着痹者，肢体重着不移，或为疼痛，或为顽麻不仁，湿从土化，病多发于M。"

《素问·痹论》："其热者，阳气多，阴气少，病气胜，阳遭阴，故为痹热。"

指出：阳盛之体感受之邪，从阳化热为热痹：红、肿、热、痛。

《集注》："人之阳气多而阴气少，阳得人之阳（盛），而病气胜矣。人之阳气盛而遇天之阴邪，则邪随气化而为痹热矣……与病相益者，言人之阴气多而益其病气之阴寒也。病气胜者，言人之阳气多而益其病气之热胜也。此论天有阴阳之邪，而人有寒热之气化。"

2. 病位分类　小类

(1) 五体痹

《刺节真邪》《寒热》《长刺节》

风寒湿邪 ——> 各以其时重感
- 冬—骨
- 春—筋 《长刺节》《四时刺逆从》
- 夏—脉
- 长夏—肌（至阴）
- 秋—皮 《四时刺逆从论》

——> 痹（五体痹）

① 五脏之时—"各以其时之感"

∵ ② 五脏合五体

③ 邪气随时犯其应时之脏S.

※楼英："皆以所遇之时，所客之处命名，非此行痹、痛痹、着痹之外，又别有骨痹、筋痹、脉痹、肌痹、皮痹也。"

(2) 五脏痹：

五体痹久而不愈 —复感于邪→ 内舍其合

肾、肝、心、脾、肺（痹）

肠痹

胞痹

反映出病邪由浅入深，由肢体→五脏的发病规律合《阴阳应象大论》："邪之所至，疾如风雨，善治者治皮毛，其次治肌肤，其次治筋脉，其次治六腑，其次治五脏，治五脏者，半死半生也。"

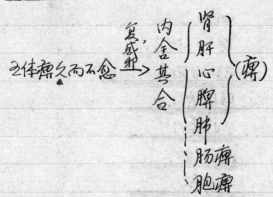

原文　凡痹之客五脏者，から、各随其过则病瘳也まで。

关键词　肺痹　心痹　肝痹　肾痹　脾痹　肠痹
胞痹　阴气　淫气

提要　论　1. 五脏六腑痹の症状
2. 脏腑痹の内因
3. 五脏痹的鉴别
4. 痹证的预后
5. 六腑痹の形成
6. 痹证の治疗

分析

一、脏腑痹の症状

证型	症状	机理
肺痹	烦、满、喘呕	肺主气、司呼吸、脉起中焦 肺气痹阻不布
心痹	脉不通、暴上气而喘、嗌干、烦则心下鼓、善噫、厥气上则恐	心合脉、藏神、脉起心中上肺、邪扰心神、心气逆
肝痹	夜卧则惊、多饮数小便、上为引入怀 (魂不守)　疏泄失职	藏魂、主疏泄、调气机 经脉所过、气郁化火灼津
肾痹	善胀、尻以代踵、脊以代头	主骨、胃之关、经脉贯脊入跟
脾痹	四肢懈堕、呕汁、发咳上为大塞	运水谷、主四肢、脉络胃挟咽、痹则……
肠痹	数饮不得出、中气喘争、时发飧泄	大小肠闭阻、灼津迫肺不传
胞痹	少腹膀胱按之内痛、若沃以汤、涩于小便 上为清涕	藏津液、脉交巅入脑

二、脏腑痹の内因

（一）五脏痹

"阴气者，静则神藏，躁则消亡"

阴气——五脏之气（功能），属阴，主静，藏精、神、魂、魄、志、意。

静则神藏——在安静（不为邪气扰动）情况下，能够藏神，邪气不能犯而致病。

躁则消亡——如果在某些情况下邪气侵犯干扰五脏功能紊乱，障碍气机，躁动不安，则神志不藏，甚则消亡，邪气即乘虚而入，痹阻气血，发为痹证。

（二）六腑痹

"饮食自倍，肠胃乃伤"　"水谷之寒热，感则害于六腑"

饮食自倍——指饮食不节，暴饮多食，倍于常时。

肠胃——泛指六腑，属阳，主动，传化饮食物而不藏，正常情况下，饮食定时定量，六腑功能正常有序，若突然暴饮多饮，有倍于常，则六腑功能倍耗而失序，邪气可乘虚而入，六腑痹因之而生。"水谷之寒热，感则害于六腑"

三、五脏痹的鉴别：

"淫气喘息，痹聚在肺……淫气肌绝，痹聚在脾。"

证型	鉴别症状	机理
肺痹	喘息 气	主气，司呼吸 降碍
心痹	忧思 神	主神志 异常
肾痹	遗尿 水	肾司二便失职。
肝痹	乏竭 运	罢极之本 损伤
脾痹	肌绝 土	肌肉失养，脾气闭阻，气血不生

四. 痹证の预后

"诸痹不已，亦益内也……其留皮肤间者，易已。"

痹证久不愈，由表传里
- 入脏——死
- 留连筋骨间者——疼久
- 留皮肤间、风气胜 > 易已

（伤真阴；邪深；邪浅；阳邪易散 善行）

五. 六腑痹の形成

"其客于六腑者……各舍其府也"

饮食、居处 > 病本(因)
- 内伤饮食失节 —— 水谷之寒热，
- 外感风寒湿邪 —— 居处之邪气，

- 感则害及六腑
- 感则伤在六阳

> 故为致六腑痹之本

侵犯途径 —六腑俞穴 / 治指穴位→ 邪中于外 —食伤于内→ 六腑痹阻。

六. 痹证の治疗

"五脏有俞，六府有合から、各随其过则病瘳也まで"

辨病证所在部位と症状，施以刺{俞/合}之治疗

过
- (1) 经脉所过之路径
- (2) "所过为原" 释原穴
- (3) "过失" 即病变所在 —— 各随其病变所在部位而治之则病愈.

原　文　帝曰：荣卫之气，亦令人痹乎から、逢热则纵。帝曰：善。まで

关键词　营卫之气　风寒湿气

提　要　论 1. 营卫之气与痹の关系
2. 痹证の表现と机理
3. 痹而不痛の原因
4. 寒热对痹证の影响

分　析

一、营卫之气与痹の关系

"荣卫之气亦令人痹乎……故不为痹"

(一) 营卫之气是正气，常不致痹。

营 卫 > 水谷之 { 精气 / 悍气 } > 分布与作用 { 脉中、循脉上 / 脉外、循皮肤中、

下 { 贯五脏 —— 和调五脏 / 络六腑 —— 洒陈六腑 } > 营养之。

分肉间 { 熏肓膜 / 散胸腹 } > 慓疾滑利 —— 行保卫作用

} 收其性质—

從其功能，不与风寒湿邪结合，相遇则不为痹

(二) 营卫之气逆乱，与风寒湿邪相遇，结合发为痹。

"逆其气则病，从其气则愈" 强调营卫之气的逆调与否与痹证的密切关系、"两气相得乃客其形"

二. 痹证の表现と机理.

表现	机理
痛	寒多. ∵寒性收引凝敛 气血凝滞或涩阻.
不痛 不仁	病久入深. 营卫行涩. 经络时疏. 不痛. 营卫不营 则不仁（皮肤不觉）
寒	阳少阴多（体质）感→阴寒之邪 相得益彰
热	阴虚阳盛之体 感→风寒湿邪. 从阳化热 红肿热痛 痹热
出 汗	阳虚阴盛之体——→湿寒风邪. 阳气不化. 不固水湿外溢.
燥	阳盛阴亏之体——→风寒湿邪. 风盛则干.

《发微》："痹之所以燥者，虽未之言，而即湿者以反观之，则卫气多而营气少，遇热太甚，两阳相感，则可以知为燥矣" 分析. 为临床掌握痹证痛的病机

从外邪的性质、强弱和机体的营卫、气血、筋骨、肤腠和体质阴阳等方面

三. 痹而不痛の原因

(一) 伤形：(论) 《阴阳应象大论》："寒伤形、热伤气"

"气伤痛，形伤肿"

此论 痹在形之五体 非气机故不痛。

张志聪："此论邪痹经脉骨肉之有形，而不伤其

者，则不痛也。"

此与"寒气胜者则为痛痹"（寒伤形）矛盾？

（二）其此五者，病久入深，血气不足，正虚不足以抗邪，不痛者病重。前曰："涩，经络时疏，故不痛"

其不痛不仁者，病久入深，荣卫之行

汪讱庵与《素问校释》指此

※ 按：此以"不痛"反问，旨在提示人们注意鉴别诊断，"辨证求因""审因论治"。

"不痛"非无痛，实为不以疼痛为主诉。

原因
- 风↑ → 行痹
- 寒↑ → 痛痹
- 湿↑ → 着痹

皆有疼痛（∵气血痹阻）

性质有别
- 游走性疼痛　以游走为著
- 剧痛如刀割·部位固定　以痛剧为著
- 沉重不移疼痛　以沉重为著

但 { 风 寒 湿 } 剧 ∵其损伤部位、功能特点

会有兼症
- 骨不支身 → 重
- 脉为血府 → 不通　血凝不流（二者加剧痛）
- 筋为屈伸运动 → 不利　则屈不伸
- 肉失养感觉失灵 → 不仁　故不痛
- 皮失温 → 恶寒

如{气伤功能 — 轻浅者只功能性损伤，疼痛可复
{形伤实质 — 病久实质损害，功能障碍 — 甚难复

∴ 具此五者，病久入深，气血不足、正气亏虚，病情笃矣，临床不乏其例。

四、寒热对痹证の影响

"凡痹之类，逢寒则虫，逢热则纵"

"阳气者，柔则养筋"

寒}性质{一收、凝、伤阳 ——> 不养筋脉拘挛而痛
热}　　　{+开腠理，令M，肌弛缓 气血流速 ——> 缓

虫重{急 — 《甲乙》逢寒筋挛，急．《素注》、《发微》等
{虫 — 痋之误，《说文》段注，痋即疼字
{王冰："皮中如虫行"
{寒湿生虫，虫生则痒 — 《直解》

小结.

一、《内经》论痹之专篇，对痹证的

病因：
- 外：风寒湿（居处失宜）→ 机能紊乱或正气虚衰.
- 内：
  - 脏气虚衰——躁则消亡（阴气者）
  - 六腑失和——饮食自倍，肠胃乃伤
  - 营卫失调——逆其气则病

二、痹证的分类

病因分类：
- 风胜——行
- 寒胜——痛
- 湿胜——著

→ 病位：骨、筋、脉、肌、皮 —— 五体痹

五脏皆有合，病久不去 ↓ 内舍：肝 心 脾 肺 肾 —— 痹 → 六腑

体现了"动"与 表→里、浅→深 〉疾病发展规律.

三、寒、热 〉痹，《内经》体质对疾病的影响和转归.

是辨证论治中"同病异治"理论的依据.

四、治痹原则——各随其过而治之则病愈

是临床治痹：
- 循经取穴
- 痛处取穴 《长刺节论》《经筋》.

为后世所宗《医学纲目·针灸门》.

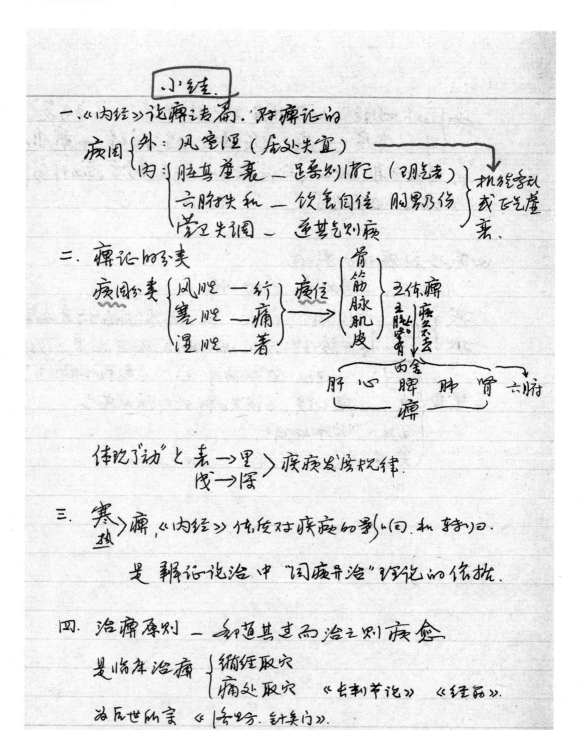

《灵枢·周痹》

篇题解释

本篇论述 周痹の命名、病因、发病、病位、症状、治疗及与众痹の鉴别，并以周痹为例 概述了同类疾病の治疗，故以《周痹》名篇。

目的要求：

1. 理解周痹の命名、与风寒湿痹の关系.
2. 了解周痹の病因、发病、病位、症状，及其与众痹の鉴别.
3. 了解痹证的治疗

学时

原　文　黄帝问于岐伯曰：周痹之在身也……必刺其处，勿令复起まで

关键词　周痹　众痹

提　要　论众痹の病因、病位、病机、症状と治疗。

分　析

一、众痹の病因　"风寒湿气，客于外分肉之间"

二、众痹の病位

三、众痹の病机

风寒湿邪 ⟶ 分肉之间 —挤压⟶ 分肉间津液

↓ 凝结

痰沫

↓ 排裂分肉而

疼痛

（发热 → 痛解）

↓

邪未除而迁行他处

疼痛再发……

神 ⟶（聚）阳随之而聚（阳气、卫属神）⟶ 疼痛

四、症状：各在其处（发病部位广 而不定 更发更止 更居更起）

左右对称 但不游走（以右应左，左应右，非能周）

阵发性（更发更休）

五、治疗　痛虽已止，必刺其处，勿令复起！

∵部位广、呈阵发性、部位不定，且不及下针即痛止。

原　文　帝曰：善。余已闻周痹何如から、十二经脉阴阳之病也まで

关键词　周痹。

提　要　说周痹病位、症状、治疗及痹病治疗。

分　析

一、病位：在于血脉之中

二、症状：疼痛 { 上下游走，邪之所在，痛之所现；左右不对称

三、治疗：

疼痛 { 从上 ——→ 下：先刺下遏之，后刺上脱之；从下 ——→ 上：先刺上遏之，后刺下脱之。

即 { 截断游走方向。辨证施治。

四、痹病の治疗：

切循发病的上下大经，分清虚实，或大络的血行通，或郁结，脉虚而陷下，空虚，并据此以调理之，或熨法以温通经脉。若有转筋挛急，按之坚者，可按摩导引以行气血。

据此以九针调经脉之气以顺利之，可治十二经脉阴阳之病也。

众痹、周痹对比表

证型	特点	病位	治疗
众痹 发病部位广，左右对称，阵发性疼痛之痹。众，多也。	①疼痛部位不定，但不游走 ②疼痛呈阵发性：更发更止，更居更起，更发更休 ③疼痛左右对称："以右应左，以左应右。"	在分肉	痛虽已止，必刺其处，勿令复起。
周痹 周身游走性疼痛。	①游走性特点：随脉上下 ②不对称性：不能左右，各当其所。	血脉之中，分肉之间	①观察经脉虚实，判断游走规律 ②截断游走方向，先后针刺除之 ③辨证施治

[复习思考题]

《内经》 本篇

1. 如何理解痹的概念。 4. 痹阻不通 闭也
2. 痹证的发病原因有哪些？（内外）
   发病机理
   发展趋势
3. 痹证的分类及其特点。

痹

一、《痹论》

（一）《内经》论痹之专篇：对痹证的
- 病因病机
- 分类
- 鉴别
- 治则
- 预后

等作了全面论述。至今仍有重要的学术价值。

（二）强调发病学依据是：

1. 脏真虚衰
2. 六腑失和
3. 营卫不调

←（虚乘）→ 痹证 —— 两虚相得

（三）发病学条件是：

风、寒、湿 —— 结合

突出表现中医学内外因并重的发病学观点、与整体观（疾病）

（四）痹证的分类

1. 以病因分：行、痛、着 —— 痹：风胜、寒胜、湿胜

2. 病位分：时间 + 邪气
   - 五体（内合五脏）
     ↓ 病久不去，内舍于其合。
   - 五脏（五脏有合）鉴别
   - 六腑：饮食居处失宜；邪中其俞——各舍其府

体现了"恒动"思想。

(五) 寒/热 〉痹的区别，再论体质与疾病〈发生、表现、转归 の认识。为"同病异治"提供了理论依据。

(六) 营卫之气与痹证の关系

1. 营卫之气乃正气，营卫流行者不为痹.
2. 营卫之气失调，风寒湿邪侵袭为痹

(七) 痹证の治疗法则 （治痹法则）

痹循脉而发——刺其所过则瘳。

1. 循经取穴
2. 痛处取穴

(八) 痹而不痛の道理：

1. 伤形（五体—筋脉肉皮骨）非伤气
   《阴阳应象大论》：寒伤形，热伤气。气伤痛，形伤肿。
2. 久病—营卫之行涩，经络时疏，皮肤不荣故不痛.

6.10

痿

《素问·痿论》

篇题解释

本篇以论：痿证の病因[1]·病机[2]·症状[3]及治疗原则[4]为主要内容，故《痿论》。

痿：萎也，枯萎不用。此指肌肤枯萎，筋骨关节弛缓，痿弱无力，或不能随意运动，功能减退的一类病证。

目的要求：

1. 掌握诸痿形成の病机
2. 理解“五脏因肺热叶焦，发为痿躄”の意义
3. 理解“治痿独取阳明”の意义

学　时

原　文　黄帝问曰：五脏使人痿何也……发为骨痿止。

关键词　肺热叶焦　痿躄　脉痿　筋痿　肉痿　骨痿

提　要　论五脏主五体，五体痿的主要症状

分　析

五脏主五体及五体痿症状表.

五脏	五体	五体痿症状
肺	主皮毛	肺气热：皮毛虚弱急薄，而著不去.
心	主血脉	心气热：下脉厥上，下虚枢折挈，胫纵不任地
肝	主筋膜	肝气热：胆泄口苦筋膜干，筋急而挛
脾	主肌肉	脾气热：胃干而渴，肉不仁
肾	主骨髓	肾气热：腰脊不举，骨枯髓减

规律：1. 五脏主五体
2. 五体功能
3. 五脏所藏与五体关系
4. 五体失养功能

原文　帝曰：何以得之？から、骨痿者，生于大热也まで。

关键词　脏之长，心之盖　肺热叶焦

提要　论五体痿の病因病机と症状／肺痿是诸痿因

分析

※一、肺痿是诸痿の原因

"肺者，脏之长也……发为痿躄，此之谓也"

（一）肺为脏之长，心之盖。（肺与五脏的关系）

∵ 肺居心之上而复盖于心，

〃 主一身之气，而朝会于百脉，通诸脏。

∴ 肺热叶焦 ——→ 五脏气热　致痿

（二）肺主输精养五脏。（肺的生理功能）（与痿有关）

《经脉别论》："食气入胃，浊气归心，淫精于脉，脉气流经，经气归于肺，肺朝百脉，输精于皮毛。毛脉合精，行气于府，府精神明，留于四脏，气归于权衡……"

▲说明　全身各脏腑组织所需之营养物质，皆由肺の敷布而获得，各脏受养于五体，以行功能。肺热五脏营养无源，五体失养，功能失常而成痿躄。

※《素问绍识》丹波元坚："思虑忿怒，五志之火内燃，消烁肺金，故喘息有音，而肺叶焦枯。肺主行营卫、治阴阳，饮食之精，必由

肺气清肃，宣化津液，灌输脏腑。肺脏一伤，五脏无所禀受，故因之而成痿躄也"。即

热邪内迫，肺津被耗，津液亏乏不行，水精四布失常，五脏失养，四肢不禀水谷之气，而萎废不用，故"五脏皆可因肺热叶焦而发为痿躄"。

"诸痿喘呕，皆属于上"即是。

二、五体痿的病因病机与症状

证型	病因	病机	症状
痿躄	情志不遂	肺志不伸，气郁化火，∴热叶焦	色白，毛败，肺鸣喘息足痿
脉痿	悲哀太甚 (联系59页与100页)[1]	情志刺激→心，包络代之，其脉阻绝，心阳妄动，逼血下崩，大经虚不荣脉络，M，则脉痹→脉痿	数溲血，M不仁，关节如折，手不提，足不任地，色赤
筋痿 (肝、肾?)	情志↑ 房事↑[2] (肾(水)不足→肝木)	伤肝→筋；房劳伤精，筋失养，前阴为宗筋，过伤弛纵	白淫，色苍爪枯，口苦，筋急而挛。
肉痿 (痹→)	感湿：水中作业，居处潮湿(久居)	湿伤脾不运，郁化热，湿热，大筋软短，小筋弛长	色黄肉蠕动，口渴，M濡润不仁
骨痿 《经脉别论》	远行劳倦，大热而渴	阳↑耗阴，肾水伤不能主骨，骨枯髓	色黑，齿枯，足不任身，腰不举

以"持重远行，汗出于肾"伤肾阴

批注：

1.《内经讲义》教材59页和100页。

2."情志↑"表示情志过用。"房事↑"表示房劳太过。

原文　帝曰：何以别之から、色黑而齿槁まで

关键词　肺热　心热　肝热　脾热　肾热

提要　论五体痿の鉴别

分析

证型	鉴别	
肺热	色白	毛败
心热	色赤	络脉溢
肝热	色苍	爪枯
脾热	色黄	肉蠕动
肾热	色黑	齿枯

原文　帝曰：如夫子言可矣から、则病已矣。帝曰：善まで

关键词　独取阳明　五脏六腑之海　主润宗筋

阳明为长，补其荥通其俞　各以其时受月

提要　论痿证の治疗

分析

一、取阳明

(一) 取阳明的含义　非只取阳明，又不可不取阳明。针对痿的病因病

(二) 阳明の作用　机提出的强调性原则：痿的病因机是，五脏六

(三) 治痿者取阳明　肺热叶焦发为痿躄。肺热叶焦 ——→ 五脏皆热。

五脏气热 → 精微津液亏乏，五体失养而成痿证。（何不言五脏热反专提取阳明）

阳明是胃脉，胃是受纳水谷，化精微气血津液之源泉，

五脏六腑营养之海（本）。主润宗（众、总）筋：宗筋主约束骨节之（滑利）关节。主司运动

宗筋属前阴：是三阴、少阳、阳明与冲、任、督、跷九脉之会。其中冲为十二经之海（气血要冲）与阳明脉一阴一阳总纵宗筋，会于阳明脉之气街穴，阳明为主为长，均由带脉约束，络于督脉。∴阳明虚，宗筋失养而弛缓，带脉不能收引，则痿废不用（肢体失养，枯萎无力）——不能随意运动，

∴治痿证辨证求因，审因论治，不忘阳明经取穴

二、痿证辨证治疗

再按治之奈何？

1. 按脏腑不同针刺相应经脉，或补其荥，或通其俞，补虚泻实，调其逆顺。补荥——补气；通俞——通脏气，泻五脏热。
2. 结合脏腑主时与受病情况，因时制宜。

张景岳："治痿者，当取阳明，又必察其所受之经，而兼治之。"即按五脏为主，五体合病、季节相应制订针法，如：

△肾主骨，应冬令。骨痿时应在冬月取阳明经荥穴补之，取少阴经俞穴泻之。　肺合皮毛，应秋令。治肺痿应在秋月取阳明经荥穴补之，取太阴经俞穴泻之。

厥

《素问·厥论》

篇题解释

本篇论述了厥证分类、病因病机与证治，∴叫做《厥论》。

目的要求

1. 掌握寒热厥证的病因病机与主症。
2. 理解《内经》与后世对热厥证认识的异同
3. 了解六经厥证的病机

学　时

厥の含义

厥证，是由脏腑经络阴阳气血失调，气机逆乱所引起的以：手足寒热失常，下气冲上，甚则昏不知人为主证的一类病证。

厥の含义一般分析认为有四：

1. 指病证：即病名与证候。如厥疝 厥心痛 煎厥 薄厥、大厥；寒厥（证）、热厥（证）等。
   指突然昏倒不省人事但多能逐渐苏醒的一类病证
   115页《举痛论》："寒气客于五脏，厥逆上泄，阴气竭，阳气未入，故卒然痛死不知人，气复反，则生矣。"
2. 病机：指阴阳气不相顺接；或为下气上逆："厥气生足悗"；或指气逆乱之气：《素问·奇病论》："有癃者，一日数十溲，此不足也。身热如炭，颈膺如格，人迎躁盛，喘息气逆，此有余也。太阴脉细微如发者，此不足也。"此"病在太阴，其盛在胃，颇在肺，病名曰厥，死不治。"
   张介宾："厥者，逆也。"
   《释名》："逆气从下厥起上行入心胁也。"
3. 病因：即邪气。"厥气"常见。"厥气生足悗"
4. 症状：四肢逆冷，热，昏不知人

姚止庵："厥凡三义：一谓逆也，下气逆而上也，诸凡言厥逆是也；一谓极至也，本篇之热厥寒厥，盖言寒热之极也；一谓昏迷不省人事也，本篇之言阴盛阳乱是也。乃世之言厥者，止以手足逆冷，不知人事为言，会之经旨，偏矣。至于本篇帝问六经之厥，岐伯所对，前言六经之厥，次言六经之厥逆，终

批注：

1. 教材《内经讲义》115页。

言手六经之厥逆。厥逆即厥，非有二也。然详味所言，诸症终始，乃全经杂病之兼厥逆者。但特为之敷陈，以尽厥之义。非厥之外有厥逆，且有诸厥名目之不相同也。"

《内经》中论厥之处颇多，除专篇《厥论》外，尚有近20篇，惟专篇较完整。

《类经》疾病34："厥者，逆也。气逆则乱，故忽为眩仆，脱绝，是名为厥。厥证之起于足者，厥发之始也。甚则猝倒暴厥，忽不知人，轻则渐苏，重则即死，最为急候。后世不能详察，但以手足寒热为厥，又有以脚气为厥者，谬之甚也。虽仲景有寒厥热厥之分，亦以手足为言。盖彼以辨伤寒之寒热耳，实非若《内经》之所谓厥也。观《大奇论》曰：暴厥者不知与人言。《调经论》曰：血之与气并走于上则为大厥，厥则暴死，气复反则生，不反则死。《缪刺论》曰：手足少阴、太阴、足阳明五络俱竭，令人身脉皆动而形无知也，其状若尸，或曰尸厥。若此者，岂止手足寒热及脚气之谓耶？今人多不知厥证而皆指为中风也。夫中风者，病多经络之受伤；厥逆者，直因精气之内夺。表里虚实，病情当辨，名义不正，无怪其以风治厥也，医中之害，莫此为甚。"

概念不清

研究

原文　黄帝问曰：厥之寒热者，何也？から、不从外，皆从内也まで。

关键词　寒厥　热厥　阳气衰于下　阴气衰于下

提要　总论寒厥、热厥の病因病机と主症。

分析

寒厥、热厥の病因病机と主症

病因	病机和症状	分类
阴阳之气偏盛偏衰故 不从外，皆从内也	阳气行于足五趾之表 阴脉聚于足心 〉阴⇓阳⇑[1] "阴虚者阳必凑之" ∴足下热、甚不知人（阴衰于下）	热厥
	阴气行于足五趾之里 集于膝下、聚于膝上 〉阳⇓阴⇑[1] "阳虚者，阴必凑之" 阳气衰于下 ∴寒至膝、腹胀满	寒厥

▲足之〈阴/阳〉气《太素》；下足

说明：

1. ▲▲ 阴、阳、下 ｝王冰｛谓足之三阴脉；谓足之三阳脉；谓足也｝又说本论似有理，∵该篇所论之厥，似属经气逆乱者多。

《类经》马、张作｛气〈阴/阳〉或肾〈阴/阳〉；下，下焦也（肾位于下焦）｝∵肾为先天之本，藏真〈阴/阳〉更广泛些

▲▲▲

批注：

1. "阳⇓阴⇑"表示阳衰阴胜。

2、"其寒也，不从外，皆从内"

即指寒厥、热厥之〈寒、热〉症状，病位从内侧开始，与经脉循行有关；病因是由精气内夺所生，非感外邪而致

阴气、阳气解：

1.《太素》："下，谓足也。足之阳气虚也，阴气乘之，足冷，名曰寒厥。足之阴气虚也，阳气乘之，足热，名曰热厥也。"

——指足之阳气、阴气

2.《次注》："阳谓足之三阳脉，阴谓足之三阴脉。下，谓足也。"

《发微》同 ——指足三阳经、足三阴经之气

3.《类经·疾病34》："凡物之生气，必自下而升，故阴阳之气衰于下，则寒厥热厥由之而生也。"——指全身阴阳之气。

私は《类经》之说可取，《次注》之说可参，《太素》之说寓理．∵

《类经》申而广之，更具普遍意义と实践价值。

《次注》就事论事，不失经旨。

《太素》提出新观点．又证《评热病论》之"邪之所凑，其气必虚，阴虚者，阳必凑之"，其实践性价值，使理论得到升华。と思います。

原　　文　帝曰：寒厥何失而然也から，故手足为之热也まで。

关键词　寒厥　秋冬夺于所用

热厥　酒　数醉若饱以入房　精气竭

提　　要　详析寒厥、热厥の病因病机と症状

分　　析

一、厥の病因病机と症状

生理

春夏：阳气多，阴气少；阳易耗散，阴气内藏，宜养阳

秋冬：阴气盛，阳气衰；阴易耗，阳宜藏，当固阴

前阴：宗筋所聚，太阴阳明所合。房事不节，脾胃>精耗

节房事以固精气

病理

秋冬 —阳当藏→ 恃壮夺用 {劳作／思虑／房事} ↑ —戕伐→ 脾胃阳气 {阳气烦劳则张／宗筋（太阴阳明）疲极／阴精下流（阳不固）} 阳衰

下气上争不得复（肾争于脾—劳之后，脾伤不予） {不固—泄精，精气溢下／阴气独在／不渗诸经} > 手足寒。

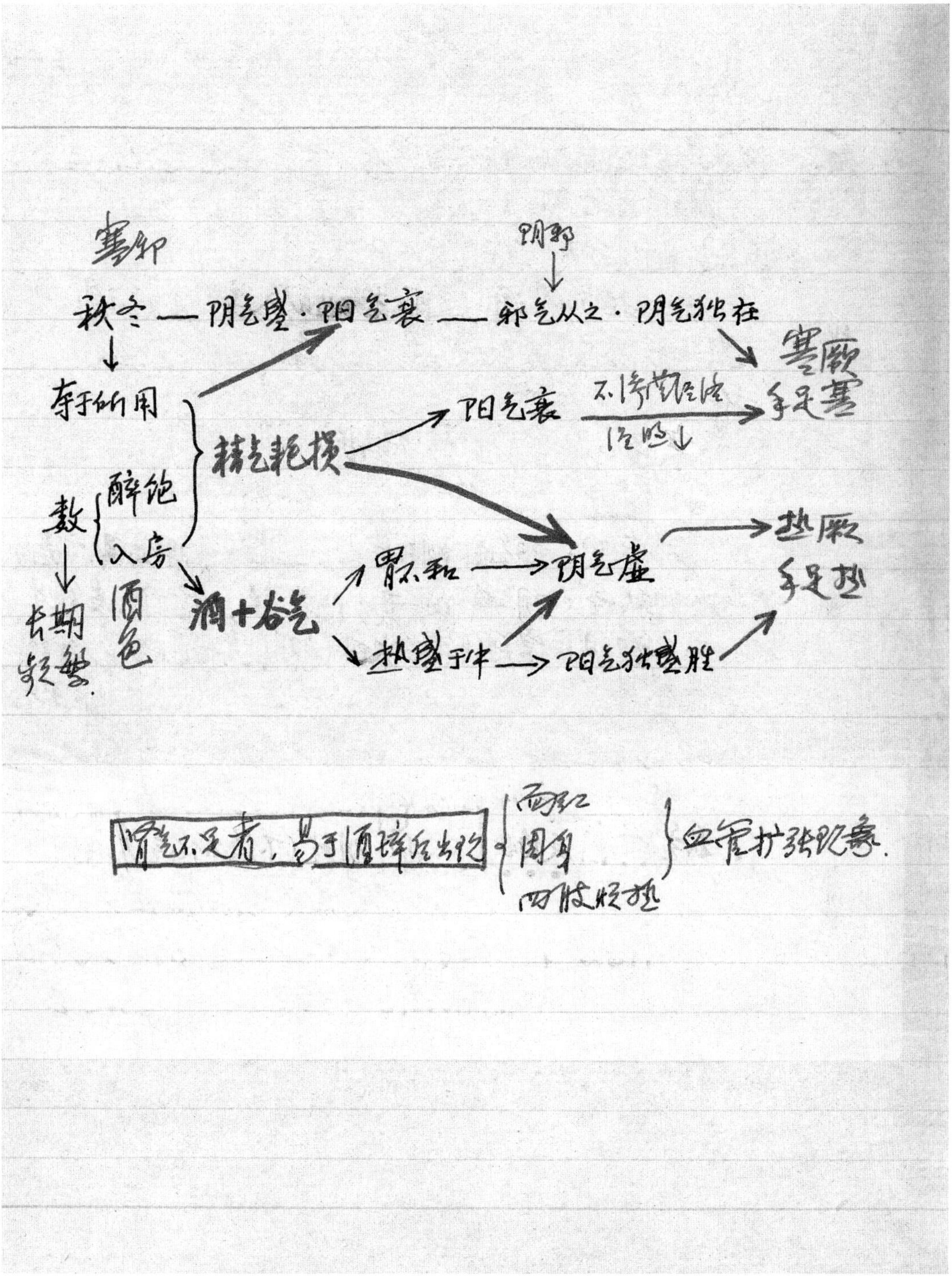
寒厥
阴邪
秋冬
阴气盛·阳气衰
邪气从之·阴气独在
寒厥
手足寒
夺于所用
精气耗损
阳气衰
数
醉饱
入房
酒色
酒+谷气
胃不和
阴气虚
热厥
手足热
热盛于中
阳气独胜
面红
周身
四肢发热
血管扩张现象

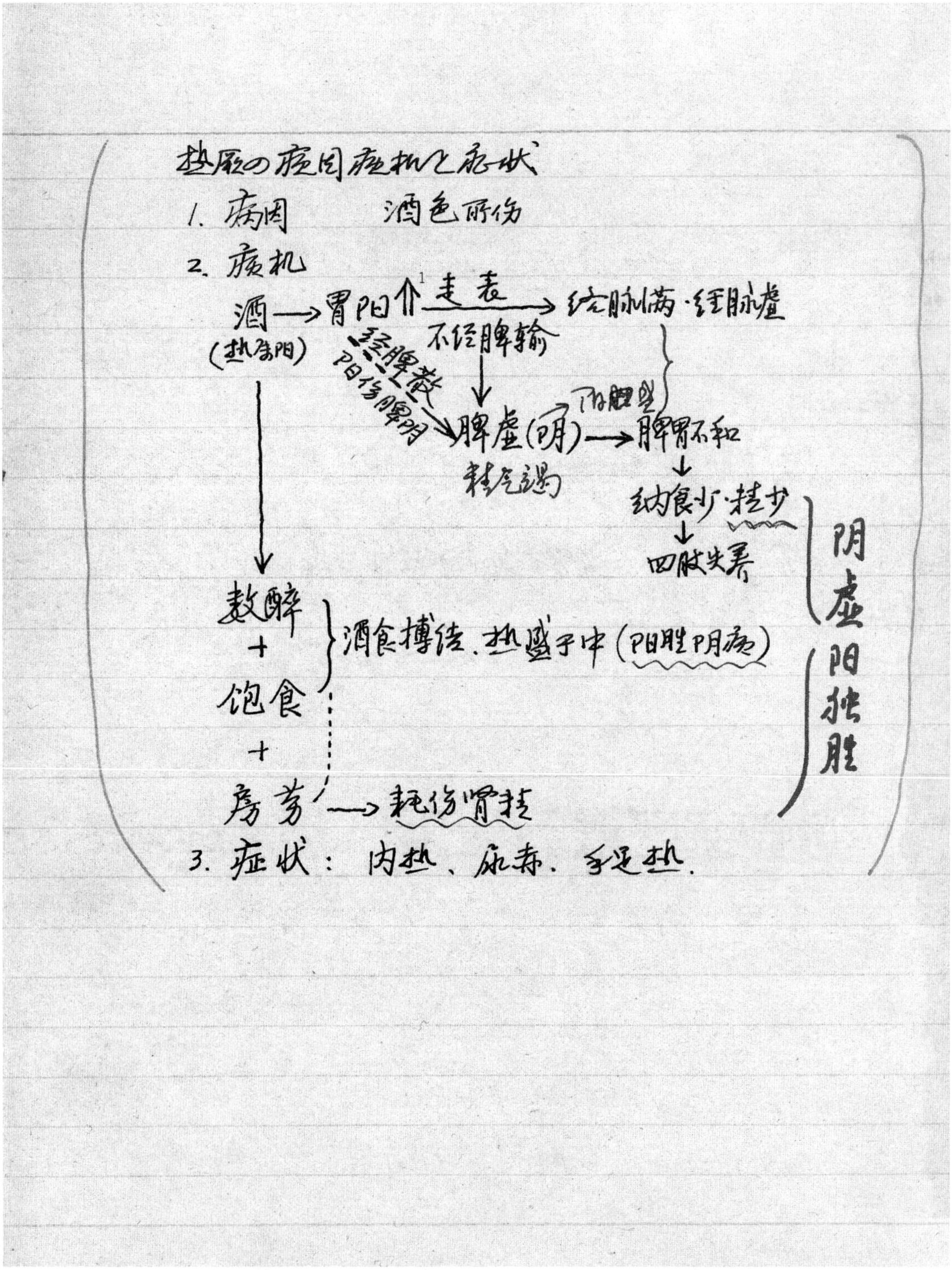

热厥の病因病机と症状
1. 病因 酒色所伤
2. 病机
酒 → 胃阳⇑[1] 走表 → 络脉满·经脉虚
(热多阳)
不经脾输
经脾散
阳伤脾阴
脾虚(阴) → 脾胃不和
阴脏虚
精气竭
纳食少·精少
四肢失养
阴虚
阳独胜
数醉
+
饱食
+
房劳
酒食搏结、热盛于中(阳胜阴病)
耗伤肾精
3. 症状：内热、尿赤、手足热.

批注：

1. "⇑"表示胃阳亢盛。

原　文　帝曰：厥或令人腹满から，阳气乱则不知人也まで

关键词　厥　腹满　暴不知人

提　要　论厥而腹满、暴不知人の病机

分　析

阴阳之气盛衰逆乱

一、厥而腹满

阴气 { 浊阴之气；下部之气（下焦）} 本应在下（下为阴）

↓

反盛于上（厥，逆也；下气上冲）

《阴阳应象大论》："浊气在上则生䐜胀"

《医学读书记》："所谓阴气者，下气也，下气而盛于上，则下反无气矣，无气则不化，故腹胀满也。"

→ 腹胀满

二、暴不知人

人身 { 阴；阳 } 二气 { 阴为辅；阳为主 } 《生气通天论》："凡阴阳之要，阳密乃固……"

阳盛于上，则虚于下，相对下部阴气偏胜，随阳气上乘而成为邪气，故阳气紊乱（不静，静则养神）神失其养而不省人事。

《集注》："《灵枢经》曰：清浊之气乱于头，则为厥逆眩仆；此论阴阳二气之并逆也。"

原　文　帝曰：善。愿闻六经脉之厥状病能也から、不盛不虚，以经取之まで

关键词　巨阳之厥　阳明之厥　少阳之厥

太阴之厥　少阴之厥　厥阴之厥

提　要　论六经厥证的症治.

分　析　一、症

太阳经厥（阳气↓ 阴气↑ 经气乱）
- 肿首头重、发为眴仆：其脉 起目内眦，上额交巅，入络脑
- 足不能行 —— 下行支合腘中，贯腨内.

阳明经厥（燥热之经 热盛）
- 癫疾欲走呼：气逆于胃系，阳明邪实
- 腹满不得卧：阳明循腹里，胃不和卧不安
- 面赤而热：脉行于面
- 妄见而妄言：阳热扰神明

少阳厥（热伤经脉）
- 暴聋颊肿而热
- 胁痛、胻不可以运

〉皆经脉循行部位病变

太阴经厥（阳↓ 阴↑ 火不暖土）
- 腹满䐜胀、后不利、不欲食
- 食则呕、不得卧

〉脾病及胃

少阴经厥（阴虚阳亢）
- 口干溺赤
- 腹满心痛

〉其脉
- 循喉咙挟舌本、属肾络膀胱
- 直行上贯肝膈、支脉络心注胸中

厥阴经厥（经气不行）
- 少腹肿痛、腹胀
- 泾溲不利、阴缩而肿
- 胻内热

〉其脉
- 抵少腹挟胃
- 环阴器
- 行足胫内侧

- 好卧屈膝 —— 肝主筋为罢极之本.

二、治

邪气盛　　泻其实

正气虚　　补其虚

虚实不明显　　取其经穴，“住其经气逆乱，收其经气即愈。

《集注》：“此厥在经脉，故当随经以治之，如经气盛者，用针泻而疏之，经气虚者，以针补之，不盛不虚，即于本经以和调之，名曰经刺。”

原　文　太阴厥逆，胻急挛から、痓，治主病者まで

关键词　厥逆

提　要　论十二经厥逆症治.

分　析

一、症

太阴厥逆	胻急挛，心痛引腹	脉行胫前后，入腹注心中
少阴厥逆	虚满呕变，下泄清	肾为胃关，胃逆脾陷.
厥阴厥逆	挛，腰痛，虚满 前闭 谵言	肝主筋为肾母，乘脾则虚满 其脉环阴器 肝藏魂，逆在肝神魂乱
三阴俱逆	不得前后 手足寒 三日死	阳虚不化津，传导失职，固摄 阳虚不温 病重：连脏则死《阳明脉解》
太阳厥逆	僵仆，呕血，善衄	经气逆而血随之
少阳厥逆	机关不利 {腰不可引 / 项不可顾} 发肠痈，惊者死	少阳胆经主筋 相火结毒，连脏
阳明厥逆	喘咳，衄，呕血 身热，善惊	经气逆，血气随之而上 主M. 阳热亢盛，扰及神明
手太阴厥逆	虚满喘咳，善呕沫	肺气逆宣降失职，津液不布
手心主少阴厥逆	心痛引喉，身热 〉死不治	经脉起心中，挟咽 火脏（虚实二火内燔）

手太阳厥逆	耳聋泣出，项不可顾，腰不可以俯仰	脉入耳中，循项；邪在小肠，连睾系，属脊
手阳明、少阳厥逆	喉痹，嗌肿，痓（颈项强直）	经脉均从缺盆上项

二、治

除不可治者外，皆治主病者，即取治疗主病的经穴。《类经》云："谓如本经之左右上下及原俞等穴，各有宜用，当审其所主而刺之也。"

总之，对六经脉之厥状，应该加以理解，要从以下几方面进行：

1. 经脉之气厥逆→经脉功能失调→在经脉循行部位就会产生相应的症状，分析这些症状必须结合经脉的循行、经脉的主病（是动、是主×）

2. 每一经脉都有内在络属的脏腑，各脏腑均有不同的生理、病理特征，有阴阳盛衰之别，要结合分析。

3. 厥的基本病机是阴↓阳↑[1]或阳↓阴↑[2]，这是前提

批注：

1. "阴↓阳↑"表示阴衰阳盛。
2. "阳↓阴↑"表示阳衰阴盛。

小结 《内经》范围内

1. 厥の含义
   1. 病因病机　厥气
   2. 症状　四肢温度、神志
   3. 病证

2. 厥证病因の认识
   1. 酒色劳倦　《厥论》："秋冬夺用" "数醉若饱以入房……"
   2. 情志不遂　《素·生气通天》："大怒则形气绝……"
   3. 感受外邪　《灵·五色》："厥逆者，寒湿之起也。"

3. 厥证病机の认识
   1. 肾虚："阳气衰于下""阴气衰于下" "肾虚则厥"
   2. 气机逆乱
      - (1) 气血：《调经论》："血之与气并……
      - (2) 阴阳：《厥论》："阴气盛于上……
      - (3) 营卫：《灵·五乱》："乱于头则为厥逆，头重眩仆"

4. 厥证症状
   1. 四肢温度变化
      - 逆冷：《解精微论》："厥…阴并于下则足寒
      - 热：《经脉》："足少阳之脉…足外反热是为阳厥"
   2. 神志障碍：
      - 《厥论》："暴不知人" "发为眩仆"
      - 《调经论》："厥则暴死"
      - 《缪刺论》："其状若尸，或曰尸厥"

5. 厥证の分类定名：
   - (1) 按阴阳属性
     - 阳厥　《经脉》 《病能论》
     - 阴厥　《气交变大论》

(2) 以寒热性质分 {寒、热} 厥

(3) 指表现之症状
- (1)《大奇论》　厥、暴厥
- (2)《四气调神》　痿厥
- (3)《调经论》　大厥
- (4)《缪刺论》　尸厥
- (5)《经脉》　痛厥
- (6)《生气通天论》　煎厥、薄厥

(4) 按脉位
- 《厥论》　六经厥、十二经厥逆
- 《经脉》　躁厥、臂厥、踝厥

(5) 按病因分《经脉》　风厥

厥与厥逆的问题：

1.《内经选读》：是厥论的六经分类及症状表现、两段互补，实际是一段的。

2. 两段有区别相指

(1) 张志聪：前文言六经之厥状病能"是以六经之厥能为诸脉作病者"后文独言十二经厥逆，是以"脏腑之气逆于内，则阴阳之气厥于外矣，故复论手足十二经之厥逆焉。"即六经厥重在论病态，十二经厥重在论逆。文中"三阴俱逆"便是明证。

顺证轻，逆重证！

(2) 据《黄帝内经素问校释》按语："经文既有六经之厥，又有十二经厥逆，盖为受邪轻重不同，其证各异，故经并分述之耳。"如同麻疹有顺证、逆证。

(3) 两段文字同出一篇，其文词内容并无简错痕迹，可见是有意复论，其义必不同。盖为两种分类之方法也。类别不同，其义当异。

寒、热厥证古今对照

证型 / 比较	寒	厥	热	厥
	《内经》	后世《伤寒》后	《内经》	后世、《伤寒》后
病因	劳伤过度	各种原因 劳伤为主	房劳太过 （劳伤）	外邪《伤寒论》 335
病机	阳气衰于下 （肾）	阳气不足， 阴寒内生 （亡阳）	阴气衰于下	邪热壅盛，郁遏阳气，阳气不得外泄
特点	手足寒	手足冷过 肘、膝	手足热	手足厥冷
病位	肾	全身 侧重心肾	肾	全身 {《伤寒》：阳明 《温病》：气分
治疗	温肾助阳	温气助阳 兼全身	壮水之主 制阳光	清泄邪热

指导意义：

1. 本篇是《内经》论厥证的专篇，它系统地论述了厥证发生的病因病机、临床分证与治疗原则。为后世研究厥证提供了宝贵的理论依据。

2. 本篇所论“寒厥热厥”虽与后世的认识有出入，但其分类方法为后世厥证辨证的始源。

肿 胀

肿与胀是两个似同而有别的概念。

肿，皮肉浮肿，或"肉举长者曰肿"，多有形可见，系水液、血等有形之质积聚所致，常压之凹陷不起，必有胀感。
四肢

胀，是指身体内壁受到压迫而产生的支撑、胀满感觉，或局部体积胀大等不适，多系气分病。体积亦胀大，(压之随起)，亦可兼肿，未必全肿。

《灵枢·水胀》

篇题解释

本篇专论水胀、肤胀、臌胀、肠覃、石瘕五种（肿）胀病证的病因病机、症状与治疗。由于篇中首论水胀病，故以《水胀》名篇。

鉴别

这些病证都有水肿或胀大等临床表现，

目的要求：

1. 掌握水胀、肤胀、臌胀的症状特点与鉴别要点。
2. 掌握肠覃、石瘕的病因病机与鉴别要点。
3. 理解肠覃、石瘕以月经是否按时来作为鉴别点的临床意义。

学时

原　文　黄帝问于岐伯曰：水与肤胀、鼓胀、肠覃……何以别之？から、腹筋起，此其候也まで。

关键词　水、肤胀、鼓胀、肠覃、石瘕、石水

提　要　论水胀（肿）、肤胀、鼓胀的症状鉴别

分　析

一、水胀

（一）含义：因水液内停，初起即出现眼睑浮肿如卧蚕，继则腹大足肿的病证。或：水液运行障碍，导致腹部胀满，眼睑及下肢浮肿为特点的肿胀病证。

（二）症状与机制

1 目窠微肿，如新卧起状——水液上泛肌肤之松软组织

2 颈脉动（结喉旁）——水邪循阳明经上泛。

3 足胫肿、腹大——脾虚不能制水，水流于下，停于中

4 时咳——水邪犯肺，宣降失常（肺为水之上源）

5 阴股间寒——阴寒内盛（部位）

6 手按其腹，随手而起，如裹水之状——水停腹腔，外溢皮肤

（三）诊断要点

浮肿
1. 颈A搏动异常明显
2. 手按其腹，随手而起如按水囊状
3. 时咳、
4. 阴股间寒

二、肤胀

(一)含义：寒邪客于皮肤之间，出现腹大身肿、皮厚、按其腹窅而不起为特征的肿胀病证。

(二)症状与病机

寒邪→皮肤间 { 气机郁滞 / 阳气损伤 } ＞病在气分 {
- 身尽肿，腹大色不变
  - 气无形充斥全身不及脏
- 鼟鼟然不坚
- 按腹不起，皮厚
  - 气散不能卒聚

}

(三)诊断要点

1. 身肿
2. 腹大、色不变、(按之不起)

三、鼓胀

(一)含义：水液内聚，所致腹胀身皆大，以肤色苍黄、腹部青筋暴露为特征的肿胀病证。

腹壁V曲张

(二)症状与病机：

身肿——水溢肌肤 ＞ 肝脾不和、气滞湿阻、

腹胀、腹筋起、肤色苍黄——水聚腹腔、脾虚肝乘

（三）诊断要点

1. 身肿腹大有腹壁V曲张
2. 肤色苍黄（阴黄.）

＞似属肝病腹水（黄疸型）

水胀、肤胀、鼓胀症状鉴别

证型	共同症	鉴别	
水胀	身肿腹大	阳⇓阴⇑[1]	颈脉动、时咳、腹按之而起、阴股间寒
肤胀		寒客皮肤间	空空然不坚、皮厚、按腹不起、腹色不变
鼓胀		脾虚肝乘水内停 气滞湿郁	色苍黄、腹筋起

批注：

1.“阳⇓阴⇑”表示“阳衰阴胜”。

原　文　肠覃何如？……皆生于女子，可导而下

关键词　肠覃、石瘕

提　要　论肠覃、石瘕的病因病机、症状特征及鉴别诊断

分　析

一、肠覃（xùn 训）

（一）含义：寒邪客于肠外所生的（肿物）质地坚硬、推之可移，状如怀子，但不影响月经的病证）如蕈之附木而生、故名。▲∵其有腹大如怀子，故与肿胀同篇，以便鉴别。

（二）病因病机与症状特征

1. 病因：寒邪

2. 病机：寒邪→（收引凝敛）肠外与卫气搏结→气血凝聚

↓

癖、内著

↓

瘜肉

3. 症状特征：

腹腔中良（恶）性、无粘连性、实质性"肿胀"病证？

（1）病程长——久者离岁

（2）肿块——始如鸡卵
↓
稍以益大
↓
成如怀子

按之坚、推之移

（3）月事以时下——非妊子、非经病

二 石瘕

（一）含义：寒邪侵犯子门，恶血瘀滞子宫所致の质坚如石，腹大如怀子状，月经异常（非闭）病证。

（二）病因病机与症状特征

1. 病因：寒邪

2. 病机（收：凝）：

寒 ——→ 子门 ——→ 闭塞 { 气不得通 / 血不得泻 } 衃以留止

↓ 日以益大

状如怀子

3. 症状特点：

(1) 病程短——日以益大

(2) 肿块——始小——→日大——→如怀子．

(3) 月事不以时下

4. 治疗：可导而下．温经散寒．活血化瘀．软坚散结

肠覃与石瘕鉴别

病证	共同点	鉴别点		
肠覃	感受寒邪 腹大如怀子	部位 肠外	寒客肠外，与卫气搏结，气血凝涩，聚积久生瘜肉	按之坚，推之移，月经正常
石瘕		部位 子门	寒客，气不通，血不泻，衃血留止，日以益大	月经闭止（异常）

原　文　黄帝曰：肤胀、鼓胀，可刺邪？岐伯曰：刺去其血络也まで

关键词　胀之血络　后调其经　刺去其血络

提　要　论肤胀、鼓胀の刺治

分　析

原则：
- 先去邪（治标）：先泻其胀而可之血络
- 后治本：根据虚实调其经脉

总之是祛邪通血气

小结

一、本篇论述了五种肿胀病证的鉴别与治疗原则。临床常见许多病证，原因、病位虽不同，但症状表现极相似，必须予以鉴别，才能作出正确诊断，为准确治疗提供依据。常用鉴别法：（按、叩）切、诊诊相结合。本组病证可从局部肌肤弹性、紧张度、色泽；叩击声；肿块质地、移动性；性别及有关病史等进行综合考察。实为鉴别诊断的范例，至今仍有指导临床的价值。

二、治疗此五病证，提出

肤胀、鼓胀——放血
肠覃、石瘕——导下
〉对后世多有启发

胀的病机是气？是水？

后世医家多认为是气非水！根据："胀，空空然不坚，皮厚，窅而不起"文献记载，临床实践，结合观察，并非完全正确。

一、<u>窅而不起</u>：气胀、水肿皆可见

△古人认为："窅而不起属气"　∵气散不能卒聚。

▲临床实践：腹胀满叩诊鼓音，非按压久久窅而不起

本论提出　水胀　按其腹随手而起　是正确的！但

叩击有波动感，"如裹水状"，声实不空

水肿　按压下肢凹陷为标志，不凹陷非水！

∴按之随手起与否，须知按压何部，<u>不可拘于经</u>

●《<u>类经</u>》曰："以指按其腹，随手而起者属水；窅而不起者，属气，此固然也。然按气囊者，亦随手而起；又水在肌肉之中，按而散之，猝不能聚，如按糟囊者，亦窅而不起，故未可以起与不起为水、气之辨"

二、<u>空空然不坚</u>　指腹部叩诊尚可

指皮肤间则不可

三、<u>皮厚</u>　皮之厚薄是相对概念，只可衡量水肿程度

不能作气与水的鉴别

如按中医"水""气"关系论：

"气行水运"
"气滞水停" ＞肿与胀不可分，互为因果。

∵气病常有胁脘腹部胸胁之胀感，气病不行水则导致水液停聚成肿。∴临床多见肿兼胀，或可言肿必兼胀，但胀未必肿。当气病未致水聚、泛溢时，胸腹胀满者未必肿。∴当不拘于经论。

复习思考题：

1. 五病证之间病因病机症状特点何在？
2. 五病证之间区别如何？

6.13

《素·水热穴论》

篇题解释

本篇主要论述水病、热病的发病机理与治疗俞穴（治水57、治热59穴），及四季取穴部位等问题，故以"水热穴论"作篇名。

马莳："内论治水治热之穴，故名篇"。

目的要求

1. 掌握肾肺胃（脾）与水肿病证发生的关系。
2. 理解水肿病证发生的机制。

学时

原　文　黄帝问曰：少阴何以主肾？から．所谓玄府者，汗空也まで

关键词　至阴　其本在肾　其末在肺　肾者胃之关　牝脏　肾汗　玄府

提　要　论水肿病与肺肾の关系．

（论水肿病の机理？太广，水肿病机理复杂，不可如此简而论之）

分　析

一、肺肾二脏与水肿病　肾为本　肺为标（皆积水）

"其本在肾，其末在肺，皆积水也"

五行属水
水旺于冬
肾应……

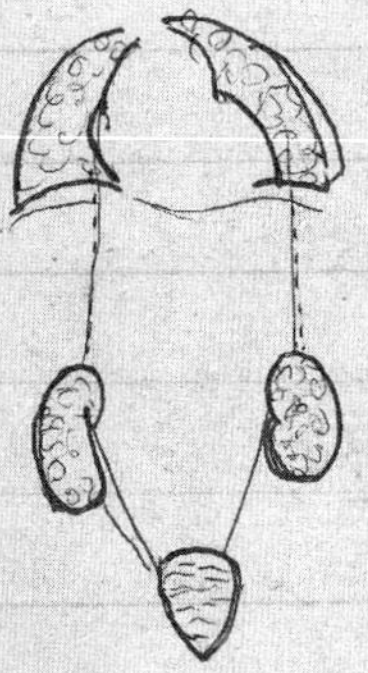

肾 { 至阴之脏 / 主水（藏水）} 性·能 ＞ 其脉从肾上贯肝膈（少阴）——→ 肺（太阴）：宣降 通水道

肾病 —— 二者皆可令水液代谢失常聚水成肿 —— 肺

制

脾　土

张介宾

少阴主肾：肾属足少阴脉

肾何以主水：肾应北方之气（水），其脏居于下焦

阴脏居阴位　故为至阴．水旺于冬，肾应之

故说叫藏水，即贮水之器。故主水。（脏性能）

肾脉上贯肝膈入肺中，∴肾邪上逆，则水客于

肺，故凡水病其根本在肾（居下一本，贮水之器），其末在肺（居上—枝叶为末在上，犹树也，宣降通行水道）

肾之性能说明"水病其本在肾"

肺"性能、位置说明"水病其末在肺"

二、肾与胃的关系——>水肿其本在肾

"肾为胃之关……聚水而生病也"

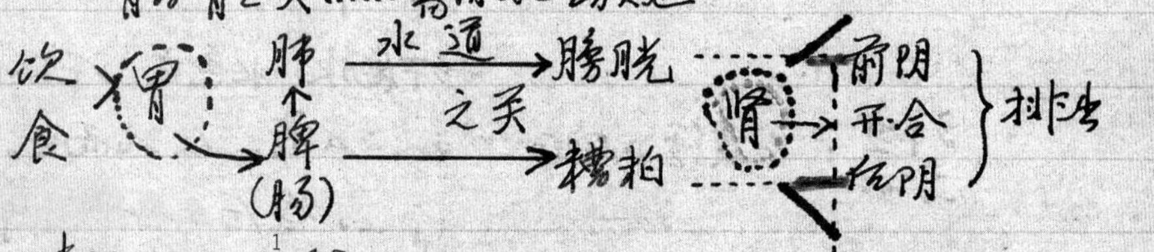

《类经》729页[1]"关者，门户要会之处，所以司启闭出入也。肾主下焦，开窍于二阴，水谷入胃，清者由前阴而出，浊者由后阴而出，肾气化则二阴通，肾气不化则二阴闭，肾气壮则二阴调，肾气虚则二阴不禁，故曰肾者胃之关也。关闭则气停，气停则水积，水之不行，气从乎肾，所谓从其类也。"肾胃关系说明水病以肾为本

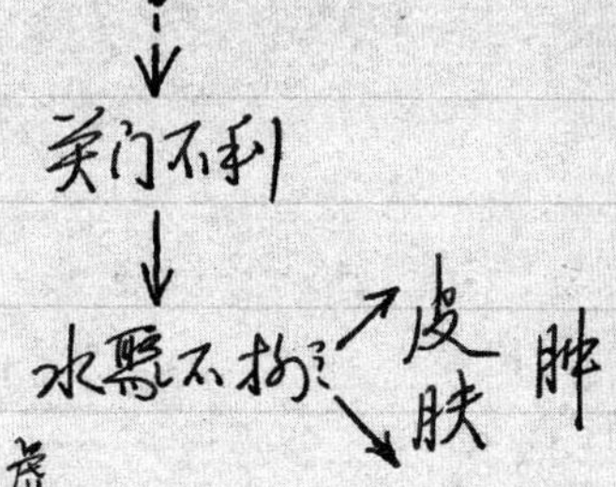

批注：

1. 人民卫生出版社 1965 年出版的《类经》729 页。

三. 从风水の发生——>肾为水脏之本

肾牝脏 {属水 / 位阴} >肾阳蒸腾·生水液

(地气上为云)

作强之官 —勇劳→ 汗(玄府) ← 逢 风邪

汗(玄府) → 内不得入脏腑

汗(玄府) → 行于皮里 —传为→ 胕肿

汗(玄府) → 外不得越皮肤

汗空:玄府 《类经》730页[1]

"汗属水,水色玄,汗之所居(出),故曰玄府。从孔而出,故曰汗空。然汗由气化,出乎玄微,是以玄府之义。"

"风水"说明"肾为诸水之本",或"诸水皆生于肾"论

批注:

1. 人民卫生出版社1965年出版的《类经》730页。

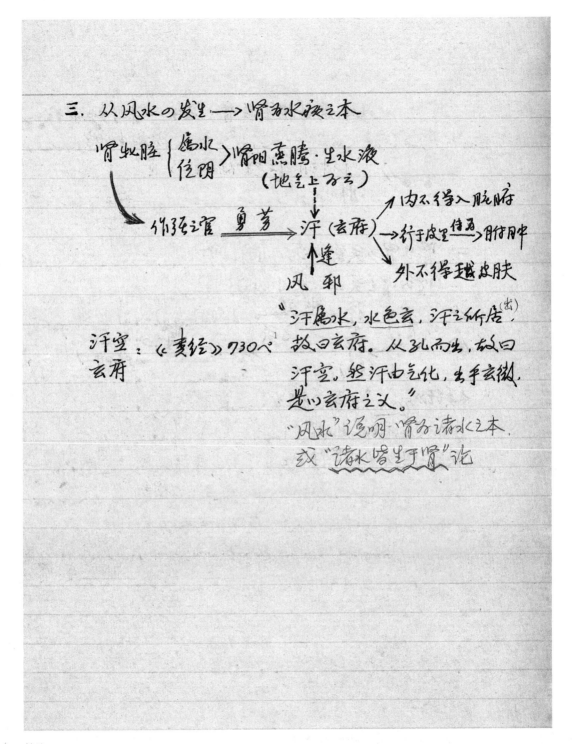

《素问·汤液醪醴论》

篇题解释

本篇记载了汤液醪醴的制作与治疗作用，以及水肿的病机、治疗。故用《汤液醪醴论》作篇名。

汤液——五谷煮成的清液，后为煎剂的专称

醪醴——米汤发酵而成的酒类：醪——浊酒；醴——甜酒

目的要求

1. 掌握"开鬼门，洁净府"的含义
2. 理解"其有不从毫毛而生"的含义
3. 理解本篇所论的水肿病机理。

学　时

原　文　帝曰：其有不从毫毛而生から、巨气乃平まで。

关键词　毫毛　五脏阳以竭　去菀陈莝

开鬼门　洁净府

提　要　五脏阳气阻遏水肿病の机理と治法

分　析

一、病机

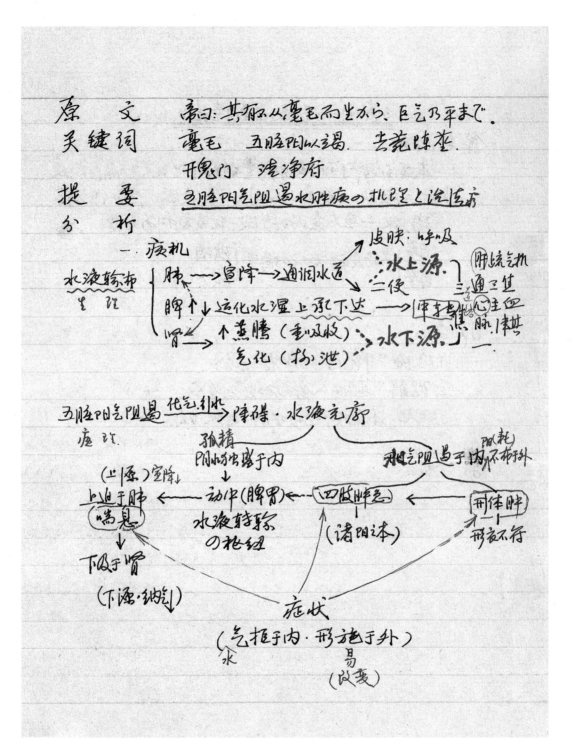

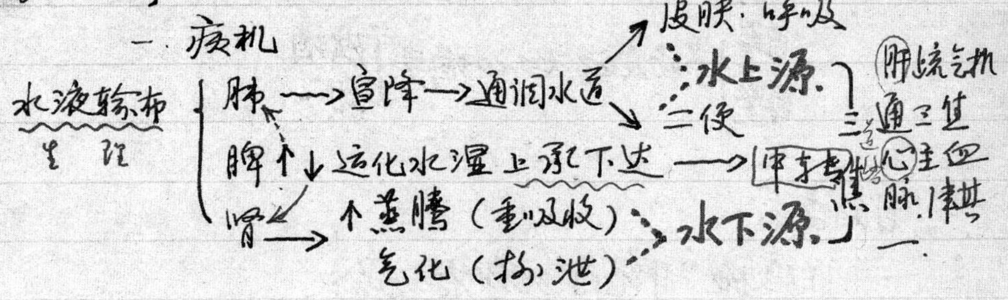

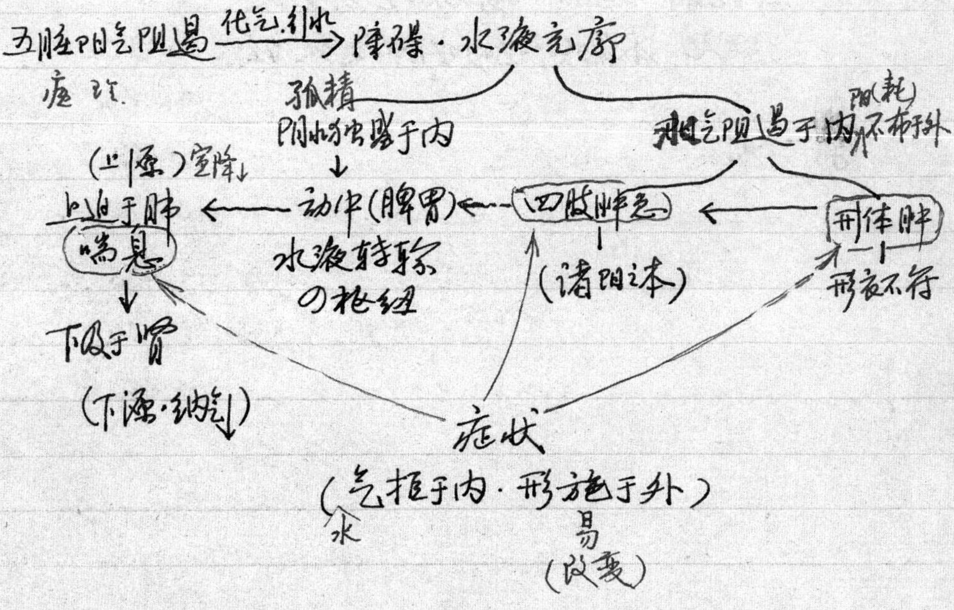

水为阴邪，最易伤阳。人体水液代谢，赖五脏气化功能正常以实现。其中尤以肺、脾、肾三脏关系密切。常时水液在肺宣降，脾运化，肾蒸腾协同作用下，维持动态平衡。病理时五脏阳竭（阳虚、衰竭），气化失职，阳不化气行水，水液↑↓失调，则津液充斥。∴五脏阳已竭是水肿病の重要机制。

二、水肿病の治疗と效果

平治于权衡（辖）（久）

指疾性，平治阴阳，使协调平衡

- 去菀陈莝（为主之法）
  - 开鬼门
    - 发汗—汗孔
    - 通便—肛门
  - 洁净府—清泻膀胱利小便
- 辅助疗法
  - 微动四极
    - 脾主四肢
    - 四肢为诸阳本
    - →运脾气化水湿
  - 温衣—保（助）阳气，散阴湿
  - 缪刺其处—调气血去经络留滞

效果

- 机理
  - 精以时服—正气按时运行周身
  - ↓
  - 五阳以布—五脏阳气能输布化水
  - ↓
  - 疏涤五脏—五脏郁积の水液得以疏涤
- 效果
  - 精以生—精气自然产生
  - 形自盛—形气得精气之养而盛壮
  - 骨肉相保—骨骼、M匀称
  - 巨气乃平—正气恢复正常

瘅

读 dǎn 黄疸 通疸.

dān 热证 引《奇病论》. 脾瘅. 胆瘅

dàn (病)风在手足，似风瘫.

《素问·奇病论》

篇题解释

本篇记载了十种异于寻常的奇特疾病（瘖、息积、疹筋、伏梁、厥逆、脾瘅、胆瘅、癃、癫疾、肾风等）の形成と治疗、预后等，所以，篇名叫《奇病论》。《素问识》："此篇所载，重身声瘖，息积，疹筋等率皆奇特之病，故以奇病名篇。"

目的要求

1. 掌握脾瘅的病因病机と治疗
2. 理解胆瘅的病因病机
3. 理解胎瘅的病因病机和意义

学 时

原　文　帝曰：有病口甘者，病名为何から除陈气也まで

关键词　脾瘅　消渴

提　要　论脾瘅の病因病机、症状と治疗

一、脾瘅

（一）含义：因过食肥甘，脾胃郁热，湿浊之气上泛，以口中甜腻为主症的病证。

（二）病因病机と症状

1. 病因：过食肥甘。"此肥美之所发也"

"必数食甘美而多肥"

即 高脂肪、高蛋白、高糖饮食（碳水化合物）

（储能物质　　贮存）

因脂肪产热多

9千卡/g、

保热少 防体

内热失散

蛋白质 营养

量 4千卡/g

修补组织

2. 病机：
- 食肥——味厚助阳生热（滞不走不消化）
- 食甘——性缓壅留中焦（性缓不易运化）
- 脾失健运、湿热内蕴 ＞ 上泛于口 ——→ "口甘" ↑ 3、症状

3. 症状：内热、中满、口甜

（三）转归/治疗

二、

1. 失治·误治 —转为→ 消渴：（1）脾瘅热而不去，日久伤阴，出现三多：多食、多饮、多尿

主症的病证．

(2)，病因病机（病状）

病因：饮食不节 恣食肥甘． 现在小孩食糖↑

病机
肥（脂肪）：助阳生热
甘（含甜食糖类）：性缓不散
粘腻、积久
生湿热

引申美味，缓；《庄子·天道》
（美好；情愿；嗜好；甘肃简称；姓）

伤阴 → 消谷善饥 → 渴饮不止 ↓ 多尿．

∴可以说脾瘅与消渴是疾病发展过程的两个阶段“其气上溢，转为消渴”．

2、正确治疗：治之以兰，除陈气也。 系对脾瘅之治

针对病因提出的治疗

用兰草——类芳香醒脾、疏通中焦气机的药物，以清除郁积之气

还要配合饮食治疗，并有控制饮食谱．

原　文　帝曰：病有口苦，取阳陵泉から、治在阴阳十二官相使中まで

关键词　胆瘅

提　要　论胆瘅の病因病机，症状と治疗。

分　析

一、胆瘅的含义：因数谋虑不决，胆虚不约其气上溢所致の以口苦为主症的病证。

二、病因病机と症状：

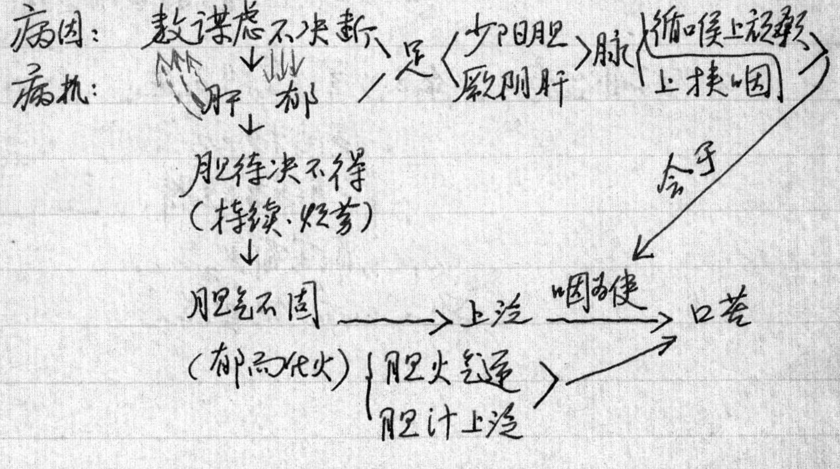

三、治疗

取胆经 { 募穴 / 俞穴 } 针刺 { 脏腑经气汇集于胸腹部の俞穴 / 脏腑经气输注于背部の俞穴 }

- 日月 — 第七肋间（乳下三肋）
- 胆俞 — 第10椎旁开 1.5寸

应用原则

- 俞穴
  - 阴气不足
  - 风寒侵袭
  - 经络凝滞
  - } 从阳引阴，由表入里之证
- 募穴
  - 脏
  - 腑
  - } 病 皆可取其相应之募穴

针刺之

- 虚者补之
- 实者泻之
- 寒者热之
- 热者寒之

} 李东垣："凡治腹之募，皆为原气不足，从阴引阳，皆取脏腑之募。治风寒之邪，治各脏之俞"。

癫　　狂

癫狂，都是神志失常性疾病。

癫疾：以情感淡漠，沉默痴呆、语言错乱，甚则僵仆直视，筋脉挛急、吐涎沫，二便失禁等神志抑郁为主症的病证。

狂证：以狂妄自大，歌笑（哭笑）无常，衣被不敛，骂詈登高等神兴奋狂躁为特征的病证。亦称"狂阳厥"。

二者病理变化上仍有关联。癫病经久，痰郁化火，可以出现狂证；狂病既久，郁火渐得宣泄，而痰气留滞，亦能出现癫证，故癫狂常并称，症状常有交替出现。

《灵枢·癫狂》

篇题解释

本篇较详全地记载了癫狂证发作的原因、证候及治疗问题，所以名《癫狂》篇。

目的要求：

1. 理解癫证、狂证的定义与区别
2. 理解癫证、狂证的病理机制
3. 理解癫证、狂证的表现与治疗

学　时

原　文　癫疾始生，先不乐から、癫疾疾发如狂，死不治まで

关键词　癫疾　始生　始作　骨癫疾
筋癫疾　脉癫疾　呕多沃沫　气下泄
血变

提　要　论癫疾始生、始作の症治.
骨、筋、脉癫疾の症治预后
治疗癫疾の原则.
癫疾的转归

分　析

一、癫疾の发作と治疗

(一) 发作：据其发作时轻重程度不同分为

1. 始生：小发作或先兆症状

- 轻
  - 先不乐：抑郁，淡漠（先兆，神志将乱）
  - 头重痛：头沉重疼痛（自觉先兆）
  - 视举：目光凝滞上视
  - 目赤：两眼发红（或伴失眠）
  - （视举、目赤）→ 癫狂疾必察神，欲察神从目始
- ↓
- 重 ——> 心烦 —— 望
  - 天庭之色变
  - 神情
  - → 诊断将发

2. 癫作：精神运动性发作

- 引口：口角牵引歪斜
- 啼呼：惊哭呼叫
- 喘悸：气喘心悸

→ 观察手 { 阳明大肠经 / 太阳小肠经 } 经

经循行、所属脏腑功能 {
- 经行部位 —经→ 肺、心
- 心神志 → 小肠心存

3. 大发作 {
- 反僵 — 反张僵仆
- 阳经附阴邪
- 脊痛 — 脊背疼痛

→ 察 {
- 足 { 太阳 / 阳明 / 太阴
- 手太阳

(二) 治疗

原则：常与之居，观察发病情况之变化，以便确定取穴

方法：

1. 癫生（小发作）取手 { 太阳 / 阳明 / 太阴
2. 癫作 {
   - 精神运动性 — 取手 { 阳明 / 太阳 } 左↑攻右、右↑攻左
   - 大作 { 足 { 太阳 / 阳明 / 太阴 ；手 太阳

（以上均）血变而止

总之，要在发作时——

察其病脉·针刺泻血 → 盛葫芦瓢中·再发病时 → 刺血处脉当动！不动则灸穷骨（长强）20壮

二．骨·筋·脉痹の症状·治疗と预后．

（一）骨痹：

症状：
- 颔·齿各俞穴の分肉有胀满感 或
- 骨盛肉瘦（形体羸骨独居）
- 肢体强直

} 出汗、心烦

病位：在骨　　邪气壅闭　形瘦　汗出于外

烦闷于内　（阴液·阳气内外俱伤）

预后：　　病情危重　不列治法　若

呕多沃沫
气下泄
} 脾肾俱败·难治（死不治）

（二）筋痹：

症状：
- 身倦（踡）挛急：倦怠拘挛
- 脉大（急、胀）：脉象或脉之形状（血脉）

} 筋脉附阴邪

治疗：刺项部大经（足太阳）大杼穴

∵《经脉》云："膀胱足太阳之脉……是主筋所生病者，痔、疟、狂癫疾。"

预后：同上

（三）脉癫

症状 { 暴仆
　　 { 四肢脉皆 { 胀满：V高起 } 病在血脉
　　　　　　　 { 弛纵：弯曲 }

治疗 { 脉胀满—针刺
　　 { 不胀满 { 灸挟项太阳：天柱、大杼
　　　　　　 { 灸 < 带脉穴（足少阳胆经）
　　　　　　　　　 < 诸分肉、四肢の弛纵处の输穴

预后：同上

三、癫疾转归：发如狂　死不治

癫（阴）—反复发作→ 疾发如狂 { 阴极（尽）阳外越
　　　　　　　　　　 ↓　　　 { 阴阳并伤
　　　　　　　　　发作快

原　文　狂始生，先自悲也から，灸骨骶二十壮まで

关键词

提　要　论狂证发作の六种表现と针刺治疗

一、狂始生症治（得之忧饥）

症：先自悲、喜忘、苦怒、善恐 ＞ 病因：忧（神）、饥 → 伤脏气 → 肺；五脏六腑失养、机能失常（五脏皆藏神）

治：
- 手 太阴、阳明 ＞ 表里经，治逆气（乱 ← "神明之乱"）
- 足 太阴、阳明 ＞ 表里经，补气血

＞ 调气血、和阴阳
↓
五脏六腑阴阳气血平复
↓
各有所主，狂疾愈。

二. 狂始发症治

症
- 少卧 —— 阳气盛 主动
- 不饥 —— 食气入胃，浊气归心，今心实故不饥
- 自高贤、自辩智、自尊贵 } 心气实表现
- 善骂詈，日夜不休 —— 阳明盛实

治
- 手
  - 阳明、太阴 > 表里 } 经
  - 太阳、少阴 > 表里 } 经
  - } 盛者取之，不盛释之
- 舌下少阴 — 廉泉（少冲、神门）

心火盛传乘于肺 故取 手
- 太阳（少阴之府）小肠泻君火之实
- 太阴（肺）、阳明 > 受传本经 ∴清乘传之邪
- 少阴（舌下）：心之血络，此病在神，不在血脉，故盛取之不盛释之。
  - 神门　廉泉

↓

脏腑阴阳气血调和
心神痰火得以泻除
五脏六腑平和，狂病
自得控制

三. 大恐致狂症治

大恐 ——> 肾 { 阴虚 / 阳盛 } 症状

- 狂言
- 惊
- 善笑
- 好歌乐
- 妄行不休

} 及心

- 心实
- 神伤
- 心气有余
- 郁结欲伸
- 神乱

治

- 取手阳明 ： 理肺（母存）……资肾（子）（大肠—肺—肾）（表里、母子）
- 取手太阳 ： 清心 （小肠—心：实则泻存）
- 取手太阴 ： 理肺（母）……资肾（子）

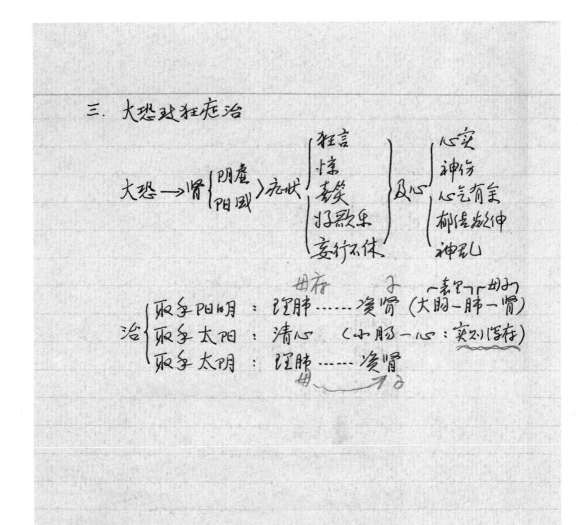

四. 少气生狂症治

症：目妄见、耳妄闻、善呼叫 —— 少气·神怯而无所主.

治取
- 手（太阳、阳明、太阴）—— 清狂妄
- 足太阴：资水谷之精　津
- 头、两颇 Kǎn（颔）（腮）—— 调局部经气，以复视听

五. 大喜致狂症治

大喜伤心神
- 多食 —— 虚而欲补　　重阳则狂　重阴则癫
- 善见鬼神 —— 心气虚　　阳脱见鬼　阴脱目盲
- 善笑不发于外 —— 神伤不足以外发

治取
- 足
  - 太阳：补津养神气
  - 太阴、阳明 —— 补养心精（食→胃→浊气归心）
- 手（太阳、太阴、阳明）—— 清其狂

六 狂而新发 无上之症者

治—先取足厥阴肝经曲泉穴 { 立已 / 不已 { 依上诸法治之 / 并灸长强穴20壮.

↓

及会盛的经脉

针刺放血

∵肝主疏泄 调畅情志，凡癫狂者，多与情志有关

∴皆可取肝经之曲泉穴治之

《素问·奇病论》

篇题解释

详前[1]

目的要求

理解胎病（先天性癫痫）的病因病机

学时

批注：

1. 见本书第364页。

原　文　帝曰：人生而有病巅疾者から，故令子发为巅疾也まで

关键词　巅疾　胎病

提　要　先天癫痫（胎病）の病因病机

分　析

病因　大惊（孕妇）

病机

大惊 ——→ 气乱而逆 / 精随气逆 〉胎儿 ——→ 巅疾

巅疾 {
头顶之疾　《发微》："巅顶之病，凡病顶巅者皆是也，非止头痛而已。"
癫痫：《类经》："癫疾者癫痫也。本经巅癫通用，诸家释为顶巅者非。盖儿之初生，即有病癫痫者，今人呼为胎里疾者即此，未闻有胎病顶巅者也。"
}

按《甲乙》《太素》均癫疾，古巅癫通用

癫疾在《内经》{ 癫痫病——《大奇论》；狂癫之属阴者。} 皆指精神异常

本文未明症状，未可定夺，惟不包括癫过程中之发狂。

《素问·病能论》

篇题解释

本篇主要论述临证观察和分析病状的方法和意义。

能，同态。病能，即病的形态、症状。

目的要求

1. 了解狂证的病机和生于阳的含义
2. 理解狂证治法和生铁落饮治狂的作用机理

学时

原　文　帝曰：有病怒狂者から，夫生铁洛者，下气疾也まで

关键词　生于阳　阳厥　下气疾

提　要　论阳厥の病因病机，诊断と治疗

分　析

一、阳厥の病因病机

（一）病因：阳气暴折——突然の精神挫折、创伤

（二）病机：

猝然剧烈（严重）精神创伤——→阳气郁结不散（难决）畅

↓

化火

↓

逆乱

（阳气厥）

二、诊断

阳明常动——动更甚

太、少阳不动，而动显

善怒

三、治疗

（一）夺其食

∵阳气化源于阳明，阳明之气源于水谷，∴↓饮食[1]断亢阳之源　病可愈。

（二）内服以生铁洛为饮——重镇降逆　其效速

或谓重镇气逆所致的疾病

批注：

1.“↓饮食”表示减少或中断饮食。

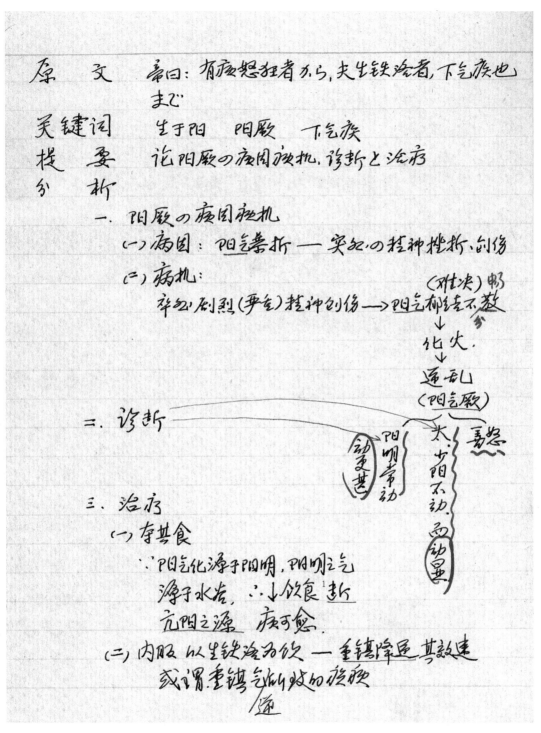

《痈疽》

篇题解释

由于全篇系统地论述了痈疽的形成、化脓机制、恶化过程、分类、治疗及痈、疽的鉴别等，故名《痈疽》

目的要求

1. 掌握痈和疽的分类方法和鉴别要点；痈疽的逆证表现。
2. 理解痈疽的化脓机制
3. 了解痈疽定名依据和治疗
4. 了解痈疽的预后及发所部位的关系

学时

痈疽　系古外科の病科范畴。泛指疮疡。疔疖、痈と疽など

痈　凡肿病表现局部红肿高起，焮热疼痛，界限清楚，初起易消散，溃后易收敛者，称之。

疽　凡局部漫肿平塌，皮色不变，无热少痛，初起难消，溃破难敛者，称之。

《内经》论痈疽，内容比较丰富，概念较为清楚准确，认识亦相当深刻，治疗亦甚为先进；已经采用了药物と手术结合の综合措施。

有许多论述，至今仍有很高的临床应用价值，是后世研究疮疡の主要参考文献：化脓の机理迄今仍广泛地运用；对脱痈（即今称之脱骨疽～"血栓闭塞性脉管炎"）的观察と去除坏死组织の方法是科学的，现代治疗亦未脱此精神。外科工作者学习它、研究它，发扬它，使自己的事业有理、有法、精益求精；内、针、妇、儿科的医生学习它，了解它，使自己的事业广开门径，指导病人及时就诊，化险为夷，转危为安……

原文　夫血脉营卫，周流不休から、脏伤故死矣まで.

关键词　痈肿　为脓　脏象

提要　论痈肿化脓の原因·机制と转归.

分析

一、原因　"寒邪客于经络之中"

二、机制　"血泣……肉腐则为脓"

1. 痈肿

(1) 血脉营卫の生理：周流不休 {上应星宿 / 下应经数}

(2) 病理

寒邪 → 经络 {血泣 / 卫气归之（聚合·郁滞）} 不得复反（周流）

↓

痈肿

↓

化热（寒邪 → 寒化为热 → 化热）

2、化脓

腐肉

↓

脓（不泻）

↓

烂筋

伤骨·骨髓消 {非骨空 / 脓不泻 / 毒、排}

↓

血枯空虚

筋骨M不相荣·经脉败漏

三、转归：死　熏五脏

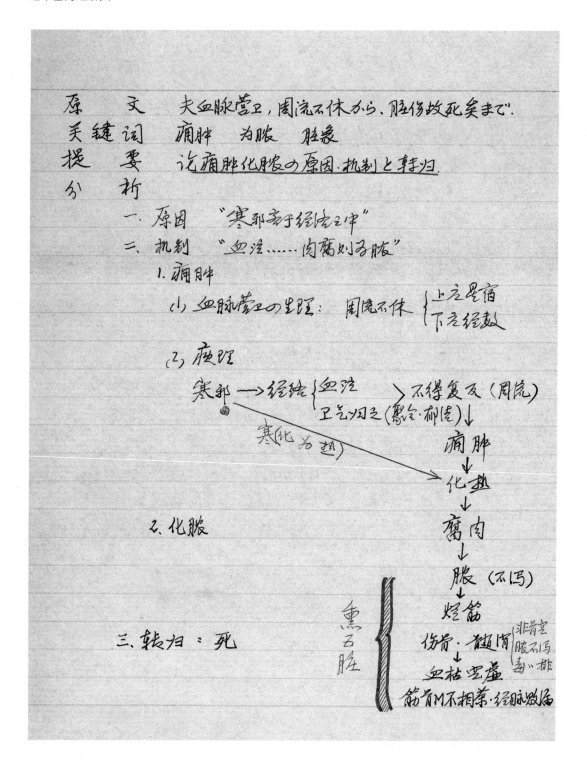

原　文　黄帝曰：夫子言痈疽，何以别之から．其皮上薄以泽，此其候也まで

关键词　痈　疽

提　要　痈と疽の鉴别

分　析

一．痈の病因．化脓机理と病情

寒邪 → 经脉 {营 卫} > 稽留 → 血泣

壅遏

发热

↓

腐肉·化脓

不陷骨髓·五脏不伤

较轻微

二．疽

热邪淳盛 下陷 → 肌肤 {筋髓枯 连五脏} > 筋骨良肉皆无余

↓

血气竭

↓

疽

陷骨髓　伤五脏

三、鉴别

病名	病因	病位	病情	鉴别	预后
痈	寒$\xrightarrow{\text{化}}$热轻	表浅	较轻：不焦骨枯髓，不伤五脏	皮薄以泽	较好
疽	热毒淳盛较重	深在	深重凶险：筋髓枯，血气竭，筋骨良肉伤无余，内及五脏	皮夭以坚如牛领之皮	较差

原　文　黄帝曰：愿尽闻痈疽之形，与忌曰名から、不衰急斩之，不则死矣まで

关键词　猛疽　夭疽　脑烁　疵痈

米疽　马刀挟瘿　井疽　甘疽

败疵　股胫疽　锐疽　赤施

疵痈　兔啮　走缓　厉痈

脱痈　四淫

提　要　论痈疽の定名と治疗

一、痈疽の定名と症状

(一) 分类命名方法

1. 按病变部位

2. 按病情命名

3. 根据局部症状

4. 其他

(二) 后世分为：痈、疖、疽三类

1. 热发于皮肤之间，红肿根小，大ᚦ2、3分[1]疖

2. 六腑积热，暴发肿甚，皮肤光软，侵及扩大，为痈。

3. 五脏风热，燃于肌骨，初生头如疮痂，色白焦枯，触之痛甚为疽。

批注：

1. “ᚦ2、3分”意为不大于2～3分(0.6~1厘米)。

（三）症状　　　　二、治疗

名称	症状	治疗
猛疽	发于嗌中，化脓塞咽（半日死）	排脓，涂豕膏，冷食
夭疽	发于颈，痈大色赤黑，前伤任脉， 下渊腋，内熏肝肺（十日死）	
脑烁	阳气大发，消脑留项：色神不快，项 痛如针刺 热毒内攻，心烦不宁（死）	
疵痈	发于肩及臑　赤黑（急治）不害五脏	急治，出汗，四五日焫除之。
米疽	发于腋下　赤坚	细长砭石，涂豕膏勿裹
马刀挟瘿	坚而不溃	急治之
井疽	发于胸　大如豆（不早治）下入腹	
甘疽	发于膺　色青，状如谷实栝蒌[1]，苦寒热 病程长，十岁死。	急治之。
败疵	发于胁　女子病，大痈脓，中有生肉 大如赤小豆	灸之，治之，连翘根 茎煎服，强饮厚衣 汗出至足（坐釜上）
股胫疽	发于股胫　状不甚变，痈脓搏骨	不急治，三十日死
锐疽	发于尻　状赤坚大，急治之	不治，三十日死
赤施 （股阴疽）	发于股阴　不急治，六十日死。 在两股之内，十日当死	不急治 不治

批注：

1．“栝蒌”应为“瓜蒌”。

名　称	症　状	治　疗
疵　痈 （疵　疽）	发于膝。　其状大痈，色不变，寒热 如坚石	勿石，石之则死 须其柔，乃石之，生。
兔齧（啮）	发于胫　状赤至骨，急治之	不治　害人
走　缓 （内踝疽）	发于内踝　状痈（肿）色不变 止寒热　不死	屡用石针刺其肿处
四　淫	发于足上下　大痈（肿）	急治之　百日死
厉　痈 （疠　痈）	发于足傍　状不大，初如小指发 （阳明脉）　不消则益增大恶化	急治之　去其黑 不治　百日死
脱　痈	发于足趾　状赤黑、死不治 不赤黑，不死	急斩之，不则死

《灵枢·玉版》

篇题解释

本篇以痈疽为例，说明疾病的形成都是"积微所生"，要早期防治；又阐述了痈疽之逆的表现和逆治的危害性；并举针刺五里穴，说明用针要谨慎小心的道理。由于内容重要，故镌着于玉版之上，以永传后世，以示宝贵与珍重。玉版，即玉石之版。

目的要求

1. 掌握"积微之所生"的含义及意义
2. 理解痈疽的病因病机
3. 理解痈疽早期诊治的意义
4. 理解痈疽辨痈疽顺逆的意义

学　时

原　　文　黄帝曰：病之生时，有喜怒不测から、其唯砭石铍锋之所取也まで

关键词　积微之所生　遭其已成

提　　要　论痈疽の形成と情志损伤、饮食不节の关系
　　痈疽早期诊疗的意义
　　痈疽辨证施治.

分　　析

一、痈疽の形成

喜怒不测 } 郁久化火 → 伤阴・阴不制阳 → 阳热亢
饮食不节 }

↓
壅于经脉
↓
营血不得循行
留滞
↓
痈疽

二、化脓の机理　"阴阳不通，两热相搏，乃化为脓"

两热 { 阴虚阳亢之体 } > 搏结腐肉成脓
　　 { 邪热滞留 }

三、早期诊疗の意义：以比喻の方法，指出痈疽
的形成是

"积微所生"—非 { 从天下
　　　　　　　 { 从地出

高明の医生 } 治 { 于未有形 — 痈疽未成 "防微杜渐"
愚笨の医生 } 治 { 其已成 — 待到脓成·内陷脏腑·十死一生.

四、辨证施治：本段言治法不详，但从九针之运用中，可以看出，对痈疽の不同类型，成脓与否，要运用不同の针具，施以不同の治法。

九针
- 镵针
- 员针
- 鍉针
- 锋针：三棱针。
- 铍针：针长而扁宽，头如剑锋，专用痈疽排脓
- 员利针
- 毫针
- 长针
- 大针

未成脓 — 小针、微针 — 毫针（今）

已成脓
- 小针治大 — 功效小 不能破溃排脓
- 大针治大 — 刺深，脓排不尽，反伤良肉
- 砭石、铍针、锋针 — 放脓

↓

古石针

原　文　黄帝曰：多害者，其不可全乎から．除此五者，为顺矣まで

关键词　逆、顺

提　要　论痈疽五逆证の表现

分　析

一、多害：损伤多、损害多与大

必有少害与多害相对言．

《痈疽》论 痈：虽"大热不止""然不能陷，骨髓不为燋枯，五脏不为伤"．

论 疽："热气淳盛，下陷肌肤，筋髓枯，内连五脏，血气竭，当其痈下，筋骨良肉皆无余。"

相比之下前者少害，后者多害．

二、多害者の转归：取决于证之逆顺．

（一）逆证：痈疽危病 邪毒内陷者为逆

痈疽 { 失治 / 误治 / 正虚邪盛 } 邪毒内陷 {

1. 白眼青，黑眼小
2. 内药而呕
3. 腹痛渴甚
4. 肩项中不便
5. 音嘶色脱

1. 肝伤肺 《痈疽》："发于颈，名曰夭疽……不急治，则热气下入渊腋，前伤任脉，内熏肝肺，熏肝肺十余日而死矣"余此例。
2. 胃气败 《脾胃论》：胃气一败，百药难施
3. 肩为手三阳所过，项为手足六阳及督脉所过。经脉受邪 阳气损伤
4. 脾气败绝 邪热不减
5. 心肺两伤 《六节脏象论》："五气入鼻，藏于心肺，上使五色修明，音声能彰。"

(二)顺证：凡痈疽疮疡，邪毒外透者为顺。

病证 复习思考题

1. 如何理解今夫热病者，皆伤寒之类也”？
2. 六经证候及传变规律如何？其对后世有何指导意义？
3. 两感证如何比较严重？
4. 阴阳交证的病机特点和辨证要点如何？
5. 什么是热病之遗？主要表现如何？为什么属于遗证？
6. 简述“五脏六腑皆令人咳”的含义及指导价值。
7. 试述“聚于胃，关于肺”的重要意义。
8. 论述咳的病因病机及意义。
9. 痛的病因病机是什么？如何理解“寒气入经而稽迟，客于脉外则血少，客于脉中则气不通”？
10. 痹证的发病原因有哪些？发展趋势如何？
11. 痹证如何分类？说明什么问题？
12. 痿证的病因病机与治疗如何？（综述）
13. 寒厥、热厥的病因病机是什么？

第七章　诊法

7·1 《素问·五脏别论》

篇题解

本篇主要讨论五脏、六腑、奇恒之腑的分类、功能区别等问题，故名。

此 五脏 统称脏腑

别 指区别。

然"别"字有二意：

1. 是区别
2. 是通"另"，即另外之意。

《内经》篇名取"别论"者有三：

《阴阳别论》《五脏别论》《经脉别论》。其之称别论，多作为与常论不同，是常论的补充与羽翼。

本篇正是《灵兰秘典论》《六节脏象论》、《五脏生成》篇等脏腑一般常论的补充和羽翼，故亦取"别论"为名。

姚止庵："五脏各有专司，如五行、五色、五味等，论之常也。然有常必有变，轩岐于是旁搜而曲尽其义，亦如阴阳之理，有正有变，并以别论名篇焉。"

马莳："此乃五脏之另是一论，故名篇。"

[内容提要]

1. 奇恒之府与传化之腑的概念与区别；奇恒之府、五脏、六腑的功能特点。
2. 从"胃气"与五脏六腑关系阐发寸口脉以诊察脏腑变化的原理。

3. 诊病时要求必须全面诊察，并批判了当时一些迷信鬼神，"恶于针石"，有病不治的错误观念。

[教学要求]

1. 掌握奇恒之府、传化之腑的含义及区别
2. 掌握五脏、六腑的功能特点，并结合临床加深理解与认识
3. 结合《经脉别论》《难经·一难》等有关文献，理解寸口脉诊病的原理。
4. 结合临床，体会全面诊查疾病的重要性，同时体会中医学反迷信的唯物论思想。

《内经》的学术思想

[复习思考题]

1. 划分脏腑的原则是什么？其各自功能特点如何？有什么临床指导意义？
2. 结合有关文献，论述寸口脉诊查全身疾病的道理。
3. 本篇指出诊治疾病时应注意什么？你如何认识？

[原文]

帝曰：气口何以独为五脏主？から、治之无功矣まで

[注释]

寸口 → 《六节藏象》と《禁服》

1. 气口：又称寸口、脉口。指两手掌后高骨桡A搏动处。此处肺脉所过

《经脉别》《五色》、《四时气》（气口）

脉口 → 《终始》

① 肺主气，气之盛衰见于此。
② 肺朝百脉，脉之大会聚于此
③ 脉出太渊，其长一寸九分
} 故名之。

名虽三实一。

2. 亦太阴也：气口亦属足太阴。

《类经》："气口属肺，手太阴也；布行胃气则在于脾，足太阴也。《经脉别论》曰：'饮入于胃，游溢精气，上输于脾，脾气散精，上归于肺'，然则胃气必归于脾，脾气必归于肺，而后行于脏腑营卫，∴气口虽为手太阴，而实即足太阴之所归，故曰气口亦太阴也。"

《发微》："五味入口藏于胃，而得脾以为之运化，致五脏之气，无不藉之资养，则虽脾者

马莳：此篇与《经脉别论》《灵枢·五色》《四时气》篇皆名之曰气口，《灵枢·终始》篇名之曰脉口。皆以脉气必会于此也。《六节藏象论》《灵枢·禁服》篇名之曰寸口，以此部即太渊穴去鱼际仅一寸也。"

足太阴也，肺者手太阴也，其气本为流通，而气口亦手太阴耳。"

《素问识》简按：马张所解，其理甚详备，而考之经文，似不太明。李中梓《诊家正眼》删"亦"字。

3. 变见于气口：五脏六腑的气和味（指精气）都是来源于胃，而变化表现在气口。

《吴注》："五脏六腑之气味，皆出于胃，熏蒸于肺，肺得诸脏腑之气，转输于经，故变见于寸口。"

《直解》："五脏六腑之气味，始则五味入口藏于胃，继则脾气转输气味，皆出于胃，循经脉而变见于气口。"

《素问识》简按："出"字，全本作入，而王注亦云：谷入于胃。然据吴、高注意，不必改入字，其义自明。

4. 五气入鼻……而鼻为之不利也：自然清气借鼻道而入藏于心肺之中（循环、气体交换）所以心肺有病时常见如鼻道不通所致之呼吸不畅——胸闷、呼吸困难之症。

五气，指自然界的清气。

《六节藏象论》："天食人以五气……五气入鼻藏于心肺"

《类经》："气味之化，在天为气，在地为味。上文言五味入口，藏于胃中，味为阴也；此言五气入鼻，藏于心肺，气为阳也。鼻为肺之窍，故心肺有病而鼻为之不利。观此两节，曰味曰气，皆出于胃而达于肺，亦变见于气口，故气口独为五脏主。"

5. 凡治病必察其下……与其病也：《太素》作"凡治病必察其上下，适其脉候，观其志意，与其病能"

杨注："疗病之要，必须上察人迎，下诊寸口，适于脉候，又观志意有无，无志意者，不可为至。"

对"下"字诸家见解不一：

王冰谓"目下"

《集注》作"下二便"

《发微》曰："察其下窍通否也"

薛雪云："此治病之四要也。下言二阴，二阴者，肾之窍，胃之关也……二便为胃气之关锁，而系一身元气之安危，此下之不可不察也。

造，则也。脉为血气之先，故独取寸口以决吉凶之兆……此脉之不可不察也……志意观乎神气而存之系之……病固之不可不察也。合是四者，而会观之，则治病之妙，无遗法矣。"

※ 除王注外，其意皆通。然而联系上下文看，"下"仍当从《太素》作"上下"为是。但"上下"不应指脉象，∵其下文即是"适其脉"之谓，故"上下"应释为"周身上下"，即言诊察疾病时必须审察全身上下的情况。

6. 拘于鬼神者，不可与言至德：对迷信鬼神或相信鬼神者，不能对其讲解医学道理，∵听而不闻。拘，拘泥、执迷、或限于。至德：最深最精的医学道理。

《经注节解》："医道精微，是为至德，既惑于邪，言必不信。"

《发微》："彼拘于鬼神者，专事祈祷，惑于渺茫，与言修身养性之至德，必不见信。"

7. 恶于针石者，不可与言至巧：讨厌、憎恶惧怕针石治病的人，不能对其讲解针石治病的

高超技术。

《发微》："恶于针石者，谓针无益，与言针石之至巧，必不肯从。" 虽从亦必"赖"之。

8. 病不许治者，病必不治，治之无功矣：

王冰："心不许人治之，是其必死，强为治者，功亦不成，故曰治之无功矣。"

《类经》："不治已病，治未病，圣人之道也。其有已病而尚不许治者，此等之偏见不明，信理不笃，如拘于鬼神，恶于针石之类皆是也。既不相信，不免掣肘，强为之治，焉得成功。即有因治而愈者，彼亦犹谓不已；总亦属之无功也。"

提要　气口与五脏的关系及其诊病原理。

分析

一、气口为五脏主病的原理。

气口
- 手太阴肺的 A 脉：反映全身气血和胃气
- 肺朝百脉　主一身之气
- 肺脉起于中焦（胃）
  - 胃是后天之本，气血生化之原（源）、五脏六腑之海
  - 其气味出于胃，变见于气口。（依赖脾）"脾为胃行其津液"

∴气口与肺胃有直接关系，并借此与五脏六腑经脉气血、周身上下皆有关 故以寸口脉可以知 全身健康与疾病状况、预后转归等。

二、心肺与鼻的关系

肺开窍于鼻，合皮毛，司呼吸 ＞毛脉合精，以促气

心藏神 主血脉

以吐故纳新、∴心肺病毛脉合精失常，吐故纳新障碍，胸闷、呼吸困难，嗅觉失灵，脉象异常。

心病的典型症状

反映内脏病变对五官的影响

综观全文 体现出

1. 全面诊断的整体思想

检查全身及脉象。

审察病因病机、症状表现

患者的思想状况与心态情绪

2. 唯物论观点

反封建迷信。提倡医学科学

3. 强调治疗必须医患配合——标本相得。

否则治之无功 要做耐心细致的思想工作。

小结

一、对脏腑进行分类、明确概念和功能特点.

1. 奇恒之府　禀阴象地、藏而不泻

2. 传化之腑　禀阳象天　泻而不藏

3. 五脏 }功能特点 { 藏精气而不泻. 满而不能实
   六腑　　　　　　　传化物而不藏　实而不能满

二、气口独主五脏的道理

通过气口与{胃、肺}的关系、了解{五脏六腑、气血}盛衰

是历世切脉"独取寸口"的理论依据、是后世独取寸口的基础。

三、强调临床诊病必须四诊合参全面检查

突出《内经》理论的唯物辩证法思想

7·2《脉要精微论》

[篇题释]：

论：1. 诊脉要领至精至微 或、2. 诊脉重要关键是精确细微

3. 诊脉的关键和精气衰微的表现.

高氏《直解》："脉之大要，至精至微，切脉动静，视精明，察五色，观五脏有余不足，六腑强弱，形之盛衰，参伍以决死生，此脉要之精微也。脉其四时动，知病之所在，知病之所变，知病乍在内，乍在外，亦脉要之精微也。反复详明，而脉要精微，庶可知矣。"

于鬯《香草续校书》："微，盖衰微之义。精微者，精衰也。下文云：以长为短，以白为黑，如是则精衰矣。彼明出精衰二字，精衰与精微正相照应，亦上下异文同义之例也，篇名题脉要精微，义本于此。脉要精微者，犹诊要经终也。"

当以前者为是：马莳："此篇论诊脉之要，至精至微，故名篇。"

[内容提要]

一、诊脉时间——平旦为宜

脉诊应与其他诊法结合参伍 方能决死生

二、切脉、察色、闻声、观形决死生

三、脉与四时关系 及人体阴阳↑↓[1]、不同病变的梦幻分辨

四、脉象主病及色脉合参判病之诊断

五、人迎诊法及脉象主病、举例论述各异常脉象及主病

[教学要求]

1. 经气血运行与体内外环境关系，理解"诊法常以平旦"的意义
2. 掌握脉诊原理及临床价值
3. 掌握精明五色判断善恶的要点.
4. 掌握五脏失守、失强的表现及意义
5. 以人与天地、四时相应的观点，理解四时脉象变化的一般规律及临床意义

批注：

1. "↑↓"表示阴阳盛衰变化。

6. 掌握四诊合参的重要性及应用
7. 了解尺肤的脏腑分部

[复习思考题]

1. 为什么"诊法常以平旦"？机理如何？应如何理解与应用？
2. 怎样诊精明、察五色别善恶？要领如何？
3. 五脏"失守""失强"各有何表现？
4. 人体脉象与四时有何关系？试从生理病理方面简要分析之。

(一)诊法原则与要求

[原文]

黄帝问曰：诊法何如？から 决死生之分まで。

[注释]

1. 阴气未动，阳气未散：滑寿《读素问钞》："谓平旦未劳于事，是以阴气未扰动，阳气未耗散"。

又尤怡《医学读书记》："按《营卫生会》篇云：'平旦阴尽而阳受气'。夫阴方尽，何云'未动'？阳气方受，何云'未散'？疑是'阳气未动，阴气未散'。动，谓盛之著；散，谓衰之极。"可参。

"动"与"散"应视为互词。

2. 有过之脉：指不正常的脉象。

《发微》："人之有病，如事之有过误，故曰有过之脉。"

3. 视精明：临诊观察眼睛的形、神变化，以了解脏腑气血的盛衰，从而判知病情的轻重，推导疾病的预后。[精明] 指眼睛及神态。："五脏六腑之精气皆上注于目而为之精"

（《大惑论》），眼睛的形态和神气是脏腑功能的外华。

《经注节解》："盖人一身之精神，皆上注于目。视精明者，谓视目睛之明暗，而知人之精气也。"

4. 六腑：诸说不一

(1) 与五脏对言，指六腑。《类经》《集注》。胆小胃大胱三焦。

(2) 指下文之六府，头为精明之府；

刘衡如：
- 脉者血之府；
- 背者胸中之府；
- 腰者肾之府；
- 膝者筋之府；
- 骨者髓之府。

(3) 有认为六府当作五府 —《太素》

指头、背、腰、膝、骨五者。

六为五之误 —《素问校注语释》

指：精明、胸、肾、筋、髓等。

查下文六府当有头。

仍可参。

［提要］ 诊法总则和要求

[分析]

一、诊法总则

内外环境相对安静、稳定

全面。

二、要求

时间：平旦。不可拘。以排除内外环境的干扰因素 根据病情需要或不活动、或不饮食……

诊法：

切脉、望形体（态）精神……相参伍。

切脉
望色
（二）闻声 } 诊病法
观形

1. [原文]

夫脉者，血之府也から绵绵其去如弦绝死。
まで

[注释]

1. 脉者，血之府：脉，《决气》："遏壅血气，令无所避"。府，聚、居、库存。脉是盛聚、藏存血液之处（库存）。《知要》。

3. 数则烦心，大则病进：应注意，数与大皆分虚实，虚者无力；实者有力。无论虚实皆表示烦心与病进，病情发展之谓。

4. 上盛则气高，下盛则气胀：上、下诸说不一，其别有五：

(1) 王冰："上谓寸口，下为尺中"。未必是寸脉、尺脉。

(2) 马莳："上者寸也，上盛者为气在于高。下者寸之下，即关也，下盛者气胀于中"

(3) 张介宾："上为寸，上盛者，邪壅于上也。气高者，喘满之谓。关尺为下，下盛者，邪滞于下，故腹为胀满。"

(4) 吴崑："脉之升者为上，上盛则气病高。高，粗也。脉之降者为下，下盛则气病胀。"

(5) 《素问识》："诸家以上下为尺寸意，而《内

释脉势
有所据。 } 论据较充分

经》有寸口之候，无分三部而为寸关尺之说。乃以《难经》以降之见误断，并不可从。因言上下者，指上部、下部之诸脉，详见《三部九候》论。

综观五说：(1)、(4)、(5)可从。

(1) 非指寸脉、尺脉，应释作寸（气）口脉之上下部，即近腕（远心）、近肘（近心）部，符合上以候上，下以候下的原则。王冰谓下为尺中，当指肘中之尺泽穴以近为是。

5，代则气衰，细则气少：代……细……

《内经》论代脉有两种：皆主气衰。

(1) 四时脉中，反常的脾脉：《平人气象论》："长夏胃微软弱曰平，弱多胃少曰脾病，但代无胃曰死。"脏气衰。

《直解》注曰："代，软弱之极也。软弱之极而无胃气，则曰死脉。"

(2) 脏气衰微的病脉：《灵·根结》："所谓五十营者，五脏皆受气。持其脉口，数其至也，五十动而不一代者，五脏皆受气；四十动一代者，一脏无气；三十动一代者，二脏无气……不满十动一代者，五脏无气。予之短期，要在终始……予之短期

者，作数作疏也。" 此即后世通称的代脉，其特点：动而中止，止有定数。见者主脏气衰微。

6、涩则心痛：涩脉之象……

主 血少 / 气滞 >不通而痛（在心，心主血脉也）

相当现代临床 { 冠状A供血不足 / 供氧阻滞 >皆

心绞痛．"真心痛"

7. 浑浑革至如涌泉：《脉经》《甲乙》《千金》均作"浑浑革革，至如涌泉"。

王冰："浑浑，言脉气浊乱也。革至，谓脉来弦实大长也。"

张琦《素问释义》："浑浑，浊乱也，革，外实中空如鼓皮也。至如涌泉，汹涌无序，出而不返也。"

8. 病进而色弊，绵绵其去如弦绝绝如注。

[提要]　血脉关系与常见脉象的临床意义（切脉诊病法）

[分析]

一、脉与血的关系：

（一）概念上：壅遏营血之气令无所避，是谓脉。脉者血之府　脉是壅遏血液的管道组织

（二）从作用上：

互相为标志。脉属血、血主脉。

血盛，脉实且搏指柔和有力，率72-84/分

二、切脉察病

重点字、词、句。

脉者血之府

代

促

2. [原文]

夫精明五色者から、如是则精微衰矣まで

[注释]

1. 精明五色（气之华也）：精明言目；五色言面。

眼睛外形、结构，及视力常变——"五脏六腑之精气皆上注于目。"其精阳气上走于目而为睛……

面色——面部色泽。"十二经脉，三百六十五络，其血气皆上于面而走空窍……"

"气由脏发，色随气华"

2. 五色精微象见：……[1]

[提要] 察色与目诊病法

[分析]

一、原理

(一) 望目及其神（精明）

称 精明 {目、视力} > 神彩

五脏六腑之精气 —注→ 目 —为→ 精

十二经脉、三百六十五络 > 精阳气 —上走→ 目 —而为→ 睛

《大惑论》

《邪气脏腑病形》篇

《四诊抉微》

眼由脏腑精构成并受其营养，而能视物。

批注：

1. 教材《内经讲义》144 页注⑥，败象见于外，真脏色暴露。

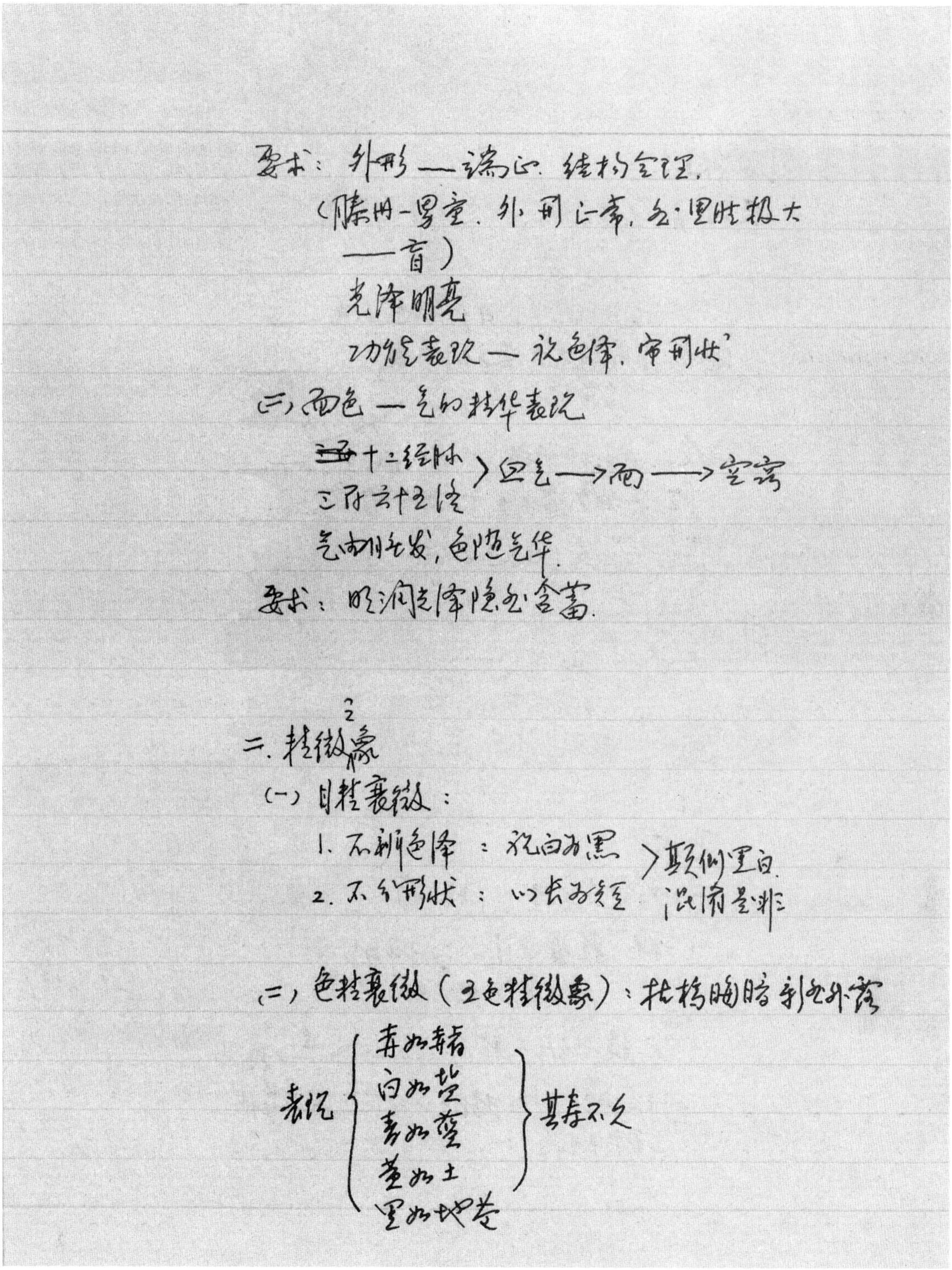

要求：外形——端正，结构合理。

（瞳神—男童，外形正常，夜里瞳极大——盲）

光泽明亮

功能表现——视色泽，审形状

（二）面色——气的精华表现

~~三百~~十二经脉 / 三百六十五络 〉血气——→面——→空窍

气由脏发，色随气华。

要求：明润光泽隐然含蓄。

二、精微之象

（一）目精衰微：

1. 不辨色泽：视白为黑 〉颠倒黑白

2. 不分形状：以长为短 〉混淆是非

（二）色精衰微（五色精微象）：枯槁晦暗，刹气外露

表现：赤如赭，白如盐，青如蓝，黄如土，黑如地苍 〉其寿不久

3. [原文]

五脏者，中之守也から 失守者死まで.

[注释]

1. 五脏者，中之守也：

(1) 五脏藏精气，固守于内而不泄。

(2) 五脏藏神气，神守于内。

中，内也；守，固守，坚守也。

2. 中盛脏满……是中气之湿也：

湿阻中焦 脘腹胀满、语声重浊不清

(1) 病在肺：王冰："腹中气胜，肺脏气满，气胜变息善伤于恐，言声不发，如在室中者，皆腹中有湿气乃尔。"

(2) 病在脾、肺、肾：《类经》："中，胸腹也。藏，藏府也。盛满，胀急也。气盛，喘息也。伤恐者，肾受伤也。声如从室中言者，皆混浊不清也。是皆水气上逆之候，故为中气之湿证。此脾、肺、肾三脏之失守也。"

吴注同此，唯"伤恐"释作"悲伤"和"恐惧"两种神志变化。"肺气不利则悲，湿土刑肾则恐也。"

《直解》同此，并认为："邪实则中盛脏满，正虚则气胜伤恐。人之言声，起于肾，出于肺，会于中土……声如从室中言者，

此中土壅滞，致肺肾不交，故曰是中气之湿也。"

(3) 病在肾：《集注》："肾为水脏，受五脏之精而藏之。如肾不受藏，则中盛脏满矣。恐为肾志，如肾气不藏，而反胜于中，则伤动其肾志，气胜伤恐，则精亦外溢，故曰此中气之湿也。声如从室中言者，言不响亮，而声不外出也。此言肾为生气之原，音声由肾气之发出，如肾藏之精气不藏，则发声亦如是也。"

(4) 病在脾：《素问释义》："气胜二字衍文。湿伤脾土，故中满盛。"

凡此四种注述，皆据经文"中气之湿"故定以中土之病为主。

3. 言而微……此夺气也：

(1) 言语轻微，少气懒，较长时间才能说一句话。《吴注》

(2) 语声低怯，言语断续，重复，话不成句，总是重复同一内容。《集注》

系宗气虚。

P21. "神明之府也"
——阴阳变化莫测之府（场所、处）.
P.44 "神明出焉"
——心藏神主精神意识思维活动
P.54 "府精神明"
——血府得毛脉之精气，功能正常.
P.88 "通神明"
——统一天人的阴阳变化
P.145 "神明之乱"
——心神失常其病变。

4. 衣被不敛，……神明之乱：

(1) 吴注：教材

(2)《集注》："此论邪气盛而正气昏乱"

(3)《发微》："心为君主之官，神明出焉。此神明之乱，心不主是矣。"

心主神明，神明乱，心藏之失守也。

5. 仓廪不藏者，是门户不要也：

(1) 脾脏失守：《类经》："要，约束也。幽门、阑门、魄门皆仓廪之门户，门户不能固则肠胃不能藏，所以泄利不禁，脾藏之失守也。"

(2) 肾脏失守：《节解》："若仓廪不藏，世以责之脾胃，而不知肾，胃者病则不受，脾者病则不运，今非胃不能受，不能运，乃藏之不固，其责在肾，何者，肾开窍于二阴，肾病则不能禁固……《水热穴论》曰：肾者胃之关也，即门户之义。"

《五脏别论》曰：魄门亦为五脏使。故门户不要，五脏皆可波之。

[提要]

五脏失守的表现及五脏内守的重要性。

本[illegible]论述五脏精气内守的重要性与失守的表现

[分析]

一、五脏失守的表现

(一) 诊查五脏失守的方法：

望、闻、问诊、切诊

(二) 失守的表现

鼓之如鼓

气胜伤恐——湿伤肾

中盛脏满——脘腹痞闷胀满（问·切）

声如从室中言——语言重浊不清 和肺（闻）

} 中气之湿（湿阻中焦）　肺↑脾↓肾

言而微——语声低微无力

终日乃复言——语不接续 间隔时间长

} 夺气（脏气虚衰）

衣被不敛——不知敛盖衣被（望）

言语善恶、不避亲疏 > 语言错乱，不知亲疏——神明之乱　　心神失守

问诊 {

仓廪不藏——脾胃藏纳失司 > 大便泄利不禁　　—脾胃失守

门户不要——肛门失于约束

水泉不止——肾虚封藏不固 > 小便失禁　　~~[illegible]~~ 肾（膀胱）失守

膀胱不藏——膀胱失于闭藏

二、五脏内守的重要性：五脏精气内守是人体健康的根本

"魄门亦为五脏使"
魄门应控蓄传二阴，∵水谷不得久藏。

五脏主贮藏精气，应守于体内——五脏者，中之守

五脏内守 健康之本

五脏精气充足，藏而勿失，守职 } 精神安固充沛，语言、声音、二便等经维持正常，人体不易发病或者病状有好转，故"得守者生"

五脏精气衰竭，不能内藏而失守 > 精神错乱，语言、声音及二便失常，多病情危重，预后差，故"失守者死"

重点字、词、句
五脏者，中之守也
门户不要
水泉不止

［原文］

夫五脏者，身之强也から、头……则死まで。

［注释］

1. 五脏者，身之强也：五脏是身体强壮的基础。

张注．详教材。[1]

吴注："下文所言五府者，乃人身恃之以强健"。以五脏作五府者非，∵"五府"是标象，五府之根在五脏，∴作五脏为是。此乃吴氏擅改经文的又一佐证。

2. 头者，精明之府：头部（颅腔）是精气、神明会聚之处。

张注：详教材。[2]

志注："诸阳之神气，上会于头，诸髓之精，上聚于脑。故头为精髓神明之府。"

高注："人身精气上会于头，神明上出于目，故头者，精明之府。"

3. 头倾视深，精神将夺矣：颈软头倾斜或低垂无力抬举；目凹陷，视无神，表示精神即要败脱。

志注：详教材。[3]

批注：

1.《内经讲义》145 页注①。
2.《内经讲义》145 页注②。
3.《内经讲义》145 页注③。

4. 背者，胸中之府：　志注：详教材
马莳："胸在前，背在后，而背悬五脏，实为胸中之府。"取前者。

5. 背曲肩随：背部弯曲，两肩下垂，是心肺之气衰惫的表现。
随同垂，曲，不伸、不直。
背曲不能伸，肩随不能举，乃脏气精微不能营于肩背，心肺失职败坏之象。

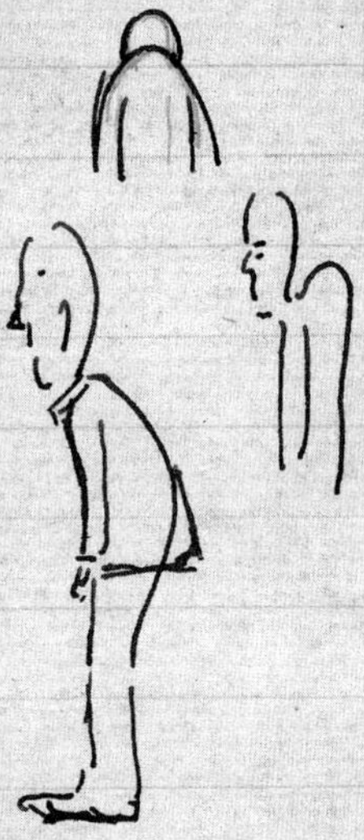

6. 膝者，筋之府……筋将惫矣：详教材[1]

7. 骨者，髓之府……骨将惫矣：详教材

8. 得强则生，失强则死：五脏精气旺盛，则身形五府强健，谓之得强，故生。若五脏精气衰败，则身形五府败坏，故死。
马莳："凡若此五者，盖五脏和于内而得强，则不至以为诸证而得生。惟五脏不和于内而失强，故为以为诸证而至死矣。"

［提要］五脏失强的表现和五脏得强的重要性。

批注：

1.《内经讲义》145 页注⑥。

[分析]

一、五脏失强的表现

五脏失强之体态：

五脏藏精气而不泻——头为精明之府
五脏六腑之精气皆上注于目 〉头倾视深——精神将夺（五脏精气衰竭）

心、肺〉位居胸中〈君、相〉之位——背为胸中之府——背曲肩随——府将坏（心肺气衰）

肾藏精〈主骨、生髓〉位腰中——转摇不能——肾将惫

宗筋主束骨而利机关——会于膝（筋府）〈屈伸不能、行则偻附〉筋将惫（肝气衰）

骨为干，藏髓——得肾精而充养，为髓之府〈不能久立、行则振掉〉骨将惫（肾气衰）
（五谷之津液，和合而为膏者，内渗入于骨空）

二、五脏是形体强健的根本。

五脏内藏精气，~~外~~充养形体，姿态端庄，行为矫健，风度翩翩。故说"五脏者，身之强也。"

若患病之人，体态不改，动作敏、灵巧，是五脏精气未伤，其病预后良好。

如健康之人，体态异常，若无大病，亦系五脏精气衰惫，多主预后不良，甚至死亡。故曰："得强则生，失强则死。"

参扁鹊诊齐桓公。

(三) 脉应四时

1. [原文]

帝曰：脉其四时动奈何，色合五行，脉合阴阳奈何？

[注释]

同教材。

【提要】人体脉象随四时气候阴阳消长出现春规、夏矩、秋衡、冬权之变化；

强调人必须适应外界环境，否则病；

提示医生诊治疾病时必须因时因地制宜。

[分析]

一、天人相应，四时脉象(表现)的规律

天人相应的时空观，阴阳消长变化有规律：

春温	夏热	秋凉	冬寒
生	长	收	藏
合—中规	中矩	中衡	中权

[redacted]

二、根据四时脉象的异常变化判断病位与预后

脉不应时者，据脉象的异常变化及四时与五脏的衰旺关系：肝旺于春，衰于~~夏~~秋；心旺于夏，衰于冬；脾旺于长夏，衰于春；肺旺于秋，衰于夏；肾旺于冬，衰于长夏。以五行生克进行推求，便可判断疾病的预后。一般情况下：脉搏~~按~~异常按相生规律出现者，病轻易治，预后良好。按乘、侮规律出现者，病重难治，预后不良。

三、诊断治病应合天地，虚实补泻以脉象为据

（一）人体是有机的整体——诊治须知“彼此影响”

人身脏腑虚实病变

↓影响

经脉

↓反映于

肌表　见之于 { 声、色、脉 } 的异常

（二）人与自然息息相关——诊治当知“天人相应”

诊查应注意、
- 人之五声是否应天地之五音
- 五色是否与天地之五行相合
- 脉搏的变化是否与四时阴阳之变相应

↓

据声、色、脉的异常变化，诊测脏腑虚实病变

虚则补之，实则泻之。 > 采取恰当的治疗以恢复其常；以保持和谐与平衡，并与自然界的变化规律同步。

∴懂得了人与天地如一的道理，则可知疾病的死生吉凶。

四、关于地球发生四季变化的主要原因：

地轴对地球公转轨道面呈倾斜的，其倾斜角是66°33′。∴地球赤道和轨道面也是倾斜的，倾斜角度为23°27′。由此使地球绕太阳公转时，太阳光线直射到地球表面的位置在赤道南北移动，有时大部分落在北半球，有时大部分落在南半球。太阳光直射之处，由于热量集中造成气候炎热；斜射之处，由于热量分散

则气候寒冷。而太阳光线直射位置的变迁是有一定规律的。每年春分节，太阳直射到赤道上，此时全球各地白昼、黑夜一样长，各为12小时。北半球阳光斜照，气候温和，是为春季。

此后，太阳直射位置慢慢移到北半球，到夏至，太阳直射在北纬23°27′的北回归线上，此日在北半球各地是一年中白昼最长、黑夜最短的一天。气候炎热，是为夏季。以后太阳直射的位置又渐向南移，北半球白昼一天天缩短，黑夜一天天增长。至秋分，太阳又直射在赤道上，全球各地白昼与黑夜又是等长，北半球阳光斜照，气候由炎暑转为清凉，是为秋季。此后太阳直射位置继续南移，北半球白昼继续缩短，黑夜继续增长。到冬至，太阳直射南纬23°27′的南回归线上，这一天在北半球各地是一年中白昼最短，黑夜最长的日子。北半球的阳光斜射，热量最为分散，故气候寒冷，是为冬季。此后太阳直射位置又向北移，北半球白昼开始增长，黑夜缩短。至春分，太阳直射位置又回赤道，全球各地又昼夜平分。

如此周而复始，形成一年的四季循环。我国地处北半球，从《内经》记载来看，我国古代对于

这一四时气候变化规律，就用“冬至四十五日，阳气微上，阴气微下；夏至四十五日，阴气微上，阳气微下”加以阐述。白昼为阳，夜晚为阴；温热为阳，寒凉为阴。故本篇这一论述，准确地揭示了四时变化规律，与现代科学有惊人的符合之处，确是很了不起的贡献。

四变之动 脉与之上下
- 冬至后（阳↑阴↓）
  - 春温（热之渐）：阳气微上，阴气微下 ＞脉应中规
  - 夏热（温之极）：阳气盛极，阴气敛藏 ＞脉应中矩
- 夏至后（阴↑阳↓）
  - 秋凉（寒之渐）：阴气微上，阳气微下 ＞脉应中衡
  - 冬寒（凉之极）：阴气盛极，阳气潜藏 ＞脉应中权

1

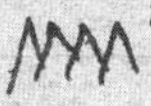
2

3

4

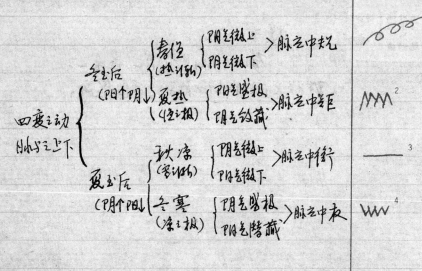

批注：

1.“”表示“春季脉象”。
2.“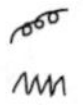”表示“夏季脉象”。
3.“——”表示“秋季脉象”。
4.“”表示“冬季脉象”。

[原文]

是故持脉有道から、此六者，持脉之大法まで

[注释]

1、持脉有道，虚静为保：诊脉时保持清虚宁静的状态是至为重要的一环。或宝，言虚静为诊脉之宝。

2、秋日下肤，蛰虫将去：去同藏収义。

《经典释文》："古人谓藏为去"

3、知内者按而纪之，知外者终而始之：要知内脏情况，可以从脉象部位中区别，即以脉为纲测知内脏生理、病理情况；欲知外部经气情况，可从经脉循行经络起止上加以诊察。内指五脏，按指重按，沉取；纪，为纲纪。外系经脉，终、始乃经脉起止部位。

全译教材

[提要]

诊脉法则と脉应四时之象。

[分析]

一、诊脉法则　"虚静为保"　　　联系"诊法常以平旦"

（一）诊脉时要保持清虚宁静的环境　（肃）

（静）

(二) 清虚宁静的心境

1. 医生平心静气，消除杂念、全神贯注，全面(深刻)体会复杂脉象

2. 病人要虚心安静、避免外界刺激与干扰，使脉象反映真实情况

(三) 知内、外、四时持脉大法。

人体：
- 经脉内联五脏、外络肢节 —— 统一整体。
- 五脏精气充足—脉搏常应四时
- 脏腑病变—脉搏异常不应时

∴诊脉必须：
- (内)知脏腑所居，〈部位、盛衰〉
- (外)明经脉循行与分布
- （以上内、外）致
- 结合：
  - 春日浮、夏日在肤 —— 浮
  - 秋日下肤、冬日在骨 —— 沉
  - （夏日在肤、秋日下肤）—— 取

方能诊断准确无误。

二、(1)比喻法再论四时常脉

春	微浮（轻虚而滑）	如鱼游在波	阳气微上
夏	在肤（洪大滑数）	泛泛乎万物有余	阳气盛极
秋	下肤（由浮渐沉）	蛰虫将去（藏）	阳气微下
冬	在骨（沉伏于内）	蛰虫周密，君子居室	阳气闭藏

3.《平人气象论》

篇名：本篇论调诊病时应以常人（平人）脉体气象衡量病人脉象，以此相互对比，探测病情，推断病之预后。故称之。

平人，指阴阳平调，气血平和，健康无病之人。

见于《素·调经论》

《灵·平人绝谷》

《灵·终始》

《素·平人气象》

《发微》："详论平人、病人脉体气象，故名篇"

《直解》："故知平人之脉，当以病脉、死脉参之。欲论病脉死脉，当以胃脉准之。五脏四时之脉，皆以胃气为本，盖五脏之气生于胃，而胃存之气生于水谷也。"

终始：所谓平人者不病，不病者，脉口人迎应四时也，上下相应而俱往来也，六经之脉不结动也，本末之寒温之相守司也，形肉血气必相称也。是谓平人。

内容提要：

1. 平人脉象与胃气的关系
2. 五脏平、病、死脉的表现
3. 诊虚里部位及意义
4. 寸口诊与尺肤诊常见病证

[原文]

黄帝问曰：平人何如から、乍疏乍数曰死まで

[提要]

平人脉息至数及调息察脉法、以至数判平、病、死

[分析]

一、平人脉息：

（一）平人：详注 健康无病の人. P.149 ①[1]

（二）常人脉息：4~5次/呼、吸、定息

现代医学证明：

常人呼吸与脉搏的比率：1:4~5.

二者认识一致

（三）计息法：以不病调（diào）病人

医生平调自己的呼吸，以测定病人脉搏的速率。

调，计算

二、病、死脉的至数

病：
- 迟脉：各1动/呼、吸 —— 少气
- 数脉：各3动+[3]/呼、吸 < 兼躁尺肤热 —— 温病；〃滑 —— 不热 —— 病风
- 涩脉：往来艰涩 —— 痹 闭阻不通

死：
- 脱脉：各4动+[4]/呼、吸 —— 8+
- 促脉：乍疏乍数 节律紊乱 数中止.
- 绝脉：不至

常人脉搏

至数：4~5/呼.吸.定[2]

脉象：和缓流利有胃

节律均匀一致

柔和有力 ← 有胃有神有根 尺脉沉取有[illegible]力

病脉：

涩脉：①如雨沾沙 ②轻刀刮竹 ③三五不调

脉为何数？阳动

代，止有定数

结，缓中止

批注：

1. 指教材 149 页注①。
2. 常人的脉搏至数是 4 ~ 5 次 / 息。
3. 一呼一吸脉动 3 次以上。
4. 一呼一吸脉动 4 次以上。

［原文］ p.150. 154.

平人之常气禀于胃から、肾藏骨髓之气也まで

［提要］

以胃气谈平、病、死脉之象

［分析］

一、脉与胃气的关系

脉气源于胃气：

食气→胃 { 散精于肝…… / 浊气归心……

《五脏别论》：气口何以独为五脏 ……

《经脉别论》：气口成寸以决死生。

《经脉》：手太阴肺"起于中焦（脾胃）

二、《玉机真脏》："脉弱以滑，是有胃气"

—— 平整、律齐、和缓而柔

《终始》："谷气来也，徐而和"

三、以胃气的有、少、无为准衡量病、死、平脉之象。

与上段互相补充

《类经》："大都脉来时，宜无太过，无不及，自有一种雍容和缓之状，便是有胃气之脉。"

总之，有胃气之脉是不浮不沉，不疾不迟，不大不小，不长不短，从容和缓，节律均匀，应手柔和有力。

二、平、病、死脉的表现。（列表）

脏	时	平脉	病脉	死脉	兼脉与发病
肝	春	春胃微弦 软弱招招 如揭长竿末梢	弦多胃少 盈实而滑 如循长竿	但弦无胃 急益劲，如新 张弓弦	胃而有毛—秋病 毛甚—今病
心	夏	夏胃微钩 累累连珠 如循琅玕	钩多胃少 喘喘连属 其中微曲	但钩无胃 前曲后居 如操带钩	胃而有石—冬病 石甚—今病
脾	长夏	胃微软弱 和柔相离 如鸡践地	弱多胃少 实而盈数 如鸡举足	但代无胃 锐坚如鸟之喙 如屋之漏，水之流	软弱有石—冬病 弱甚—今病
肺	秋	秋胃微毛 厌厌聂聂 如落榆荚	毛多胃少 不上不下 如循鸡羽	但毛无胃 如物之浮 如风吹毛	毛而有弦—春病 弦甚曰今病
肾	冬	冬胃微石 喘喘累累如钩 按之而坚	石多胃少 如引葛 按之益坚	但石无胃 发如夺索 辟辟如弹石	石而有钩—夏病 石甚—今病

表见：《四时五脏脉以胃气为本，各脏应时平脉皆为胃脉与本脏脉相兼；本脏脉显，少和缓从容者为病脉；只见本脏脉，毫无从容和缓之脉，是真脏见，胃气绝，主死。

兼脉与今病、后病关系，主要是根据五行生克乘侮规律推论的。

P.153.

[原文]

颈脉动喘疾咳……手少阴动甚者，妊子也。

[提要] 列举 水肿、黄疸、胃疸等病证诊察要点及妊脉。

[分析]

阳明（手·足阳明·肺—水上源）

一、水病症状
- 颈脉动、喘疾、咳（肺） 水气上逆
- 目裹微肿，如卧蚕起之状 脾胃
- 足胫肿 — 脾胃、肾膀胱 / 脉行胫
  （脾胃）主湿 （肾膀胱）主水

二、黄疸（瘅）
- 尿黄赤 安卧
- 目黄
- 身黄

} 湿热（寒）

三、胃疸（瘅） 已食如饥 — 胃热消谷善饥

四、面肿 — 风 “伤于风者，上先受之”

风水 P133[1]《水热穴论》按语。

皆有：
- 《风论》、《奇病论》 } 肾风
- 《评热病论》风水
- 《论疾诊尺》风水 肤胀

五、妊脉：手少阴脉动甚
- （心）神门 — 血
- 尺脉（足少阴 肾） — 精

批注：

1. 指教材《内经讲义》133页按语。

P.153.

[原文] 脉有逆从四时……命曰反四时也。

[提要] 脉逆四时，脉与病反的表现

[分析]

一. 脉逆四时，

未有脏形 {春夏 / 秋冬} 脉当 {胖（浮大）——阳盛 / 瘦（沉细）——阴盛}

反 {瘦 / 浮大} >违四时阴阳消长规律.

二. 脉与病反 ——亦曰"反四时"（从难治而论）

病 {风热 / 泄脱 / 病在中 / 病在外} 脉当 {浮数 / 沉细涩 / 实 / 浮} 反 {静 / 实 / 虚 / 涩坚} 难治

[原文]

胃之大络から、宗气泄也まで

[提要]

论虚里的意义和方法

[分析]

一、虚里

胃之大络。

位左胸乳下、心尖搏动处

二、其动应手——常　（虚里搏动）
　　其动应衣——病

三、意义——脉宗气

肺的宗气

测候宗气

虚里搏动：
- 盛喘数绝——搏动甚剧，喘，时有歇止——病在胸
- 结而横——搏动结（时而一止）、实有力，横挺指下——积聚
- 绝不至——停搏不至，——宗气竭绝——主死
- 其动应衣——搏动甚而应衣——宗气外泄。

∵其脉贯膈络肺，出于左乳下的心尖动处。宗气乃胃府水谷饮食与肺中清气合成，积（存）于胸中气海，贯心脉出喉咙行呼吸。∴全身脉气皆始于虚里，虚里与宗气关系甚密，故测虚里搏动，可测知宗气↑↓[1]之盛衰。

虚里：《太素·五脏脉诊》："虚里，城邑居处也，此胃大络，乃是五脏六腑所禀居处，故曰虚里。"

《直解》："胃为中土，气通四旁，故胃之大络，名曰虚里。大络，胃外之络脉也。虚里，四通之义也。"

独病处。

得独病处者（死）

批注：

1.“↑↓”表示宗气的盛衰。

7.3.4.

[原文]

人以水谷为本から、肾不石也まで

[注释]

详教材

[提要]

真脏脉的含义及表现

[分析]

“所谓无胃气者，但得真藏脉，不得胃气也。”

一、真脏脉 ✓

真脏脉，无胃气，只有脏真之气，或脏真之气不得胃气滋而衰微的一类脉象。如：但弦无胃之类和不弦不石之类，皆胃之。

所谓脉不得胃气者。

二、真脏脉的表现

1. 但（脏）无胃者——无和缓柔软之象，只见脏象

“所谓无胃气者，但得真藏脉，不得胃气也。”

- 肝脉 弦硬
- 心脉 唯钩
- 脾脉 唯软弱
- 肺脉 唯毛
- 肾脉 唯石

2. 无胃无脏

“所谓脉不得胃气者”

- 肝不弦
- 心不钩
- 脾不代
- 肺不毛
- 肾不石

《类经》：人生所赖者水谷，故胃气以水谷为本。而五脏又以胃气为本，若脉无胃气，而真藏之脉独见者死。即前篇所谓但弦无胃，但石无胃之类是也。然但弦、但石虽为真藏，若肝无气则不弦，肾无气则不石，亦

3. 怪脉：虾游、漏屋、雀啄、弹石、解索、鱼翔、釜沸、偃刀、转豆、麻促.

3. 脉率极快、慢

4. 节律不整齐.

5. 有无、无力

五脏不得胃气而至）与真藏无胃者等耳。”

《经注节解》：脉无胃气是为真藏见，宜云肝但弦，肾但石，而此反云不弦不石，且止言肝肾，而不及心脾肺，何也？凡脉和缓，名为有胃气，故弦石而缓，乃得谓之弦石。若但弦石而无和缓之气，则是真藏而并不得谓之弦石矣。故云不弦不石。言弦石而钩毛代在其中，甚有文也。”

[原文]，

夫平心脉来から、曰肾死まで

[注释]

(1) 累累：形容接连出现的脉势

(2) 琅玕：玉之似珠者，形容脉来有柔滑之意、

(3) 喘喘连属：形容脉来如喘人之息，急促之状

(4) 微曲：钩多胃少之意、

(5) 前曲后居，如操带钩：居作倨。《诸病源候论》：心病候正作"倨"，倨，不逊也。《左传》：直而不倨，曲而不屈。可见倨为过直，与曲为对文。

(6) 如鸡举足：拳而弯也，失冲和之象。

[提要] 取类比象之法描述平、病、死脉之象。

[分析] 反复强调四时五脏平、病、死脉的不同脉象，皆以胃气为本。

结合 {《玉机真脏》《难·十五难》} 学习

[小结]

1. 本篇首先指出平、病、死脉的至数标准。提出"常以不病调病人""为病人平息以调之"为诊脉方法。与现代临床以钟表计时数脉搏至数方法结果完全一致，足见《内经》理论的科学性、实践性。

反映了中医学诊断方法的量化标准。

2. 强调胃气在脉诊中的重要地位。

脉
- 有胃气则生
- 少胃气则病
- 无胃气则死

反映四时气候对脉象的影响。

3. 兼论虚里诊、尺肤诊、寸口脉诊的临床意义，说明脉诊的重要性和脉诊必须与其他诊法相参为用，才能确诊无误。

重点：

1. 判断平、病、死の脉象标准：
 ①至数
 ②胃气
 ③逆顺
2. 胃气の含义：
 平人の正气。
3. 黄疸の表现
 ①身、目、尿黄
4. 诊虚里
 虚里

难点：

真脏脉の表现
①无胃气
②既无胃气又无脏真气

疑点：

少阴脉动甚，妊子也。

7.4 《玉机真脏论》

7.4.1　[原文]

真肝脉至……病胜脏也，故曰死。帝曰善。

[提要]

论真脏脉形及见真脏脉死的色象与外症。

见真脏脉死的道理。

[分析]

一、五脏真脏脉　形、色、症

脉名	脉绝脉形	色绝色泽	外症
真肝脉	中外急，如循刀刃 责责然，如按琴瑟弦	青白不泽	毛
真心脉	坚而搏，如循苡仁 短实 累累然 坚急之状	赤黑不泽	
真肺脉	大而虚 如以毛羽中人肤	白赤不泽	
真肾脉	搏而绝，如指弹石 辟辟然	黑黄不泽	折
真脾脉	弱而乍疏乍数	黄青不泽	

说明："毛折"乃死的机理："毛悴色夭"/《本神》

毛者，肺之华。肺主一身之气而朝百脉，乃荣华之。毛折者，脆弱易折断，乃肺之精华衰微的表现，即气血衰亡。而《调经论》谓："人之所有者血与气耳"，故气血衰乃死。

二、见真脏脉死的道理

五脏皆禀气于胃，胃为五脏之本

五脏之气必借助于胃气的濡养才能至于手太阴而表现于气口，∴五脏之气只有在胃气资生下方可按其当旺的时令与胃气一起到达手太阴之脉口，而表现为弦、钩、毛、代、石的胃脉。

真脏脉无胃气 即邪气胜极、精气衰微 胃气败亡。

- 初见：但弦、钩、代、毛、石
- 继则：不弦不钩、不毛、不代、不石。

平脉 = 胃气 + 脏气（正气）

病脉 = 胃气（少）+ 脏气（异）+ 邪气

死脉 = 邪气

常时：

脏真之气并非无能自至于手太阴，而是不得自至于手太阴。

不能：不可以，无能。

是整体和谐的需要

∴当胃气衰竭时，脏气能够自至于手太阴。

正常时各以其时自至于手太阴。

7.4.2　[原文]

黄帝曰：凡治病察其形气色泽……必察四难而明告之。

[注释]

1. 取之以时：有两说：

(1) 按不同时令选用不同治法

(2) 审病之轻重易治之机，掌握有利时机，及时治病。

[提要]

察形气色脉以辨病之易治难治。

[分析]

一、诊治原则

察｛形气色泽、脉之盛衰、病之新故｝治——无后其时，及时治疗

二、辨四易四难。

(一) 四易

1. 形气相得　形盛气盛，气虚形虚，气形相应

2. 色泽以浮　泽为润，浮为明。胃未衰。

3. 脉从四时　胃气未衰，指诸脉气之应手太阴。（应时而）

4. 脉弱以滑　有胃气。

(二)四难：

1. 形气相失　形盛，正衰，正盛形衰皆不持久
2. 色夭不泽　精气衰微　枯槁晦暗。
3. 脉实以坚　无胃气　邪气盛
4. 〃逆四时

(1)五脏四时见所不胜之脏脉

(2)“未有脏形”　春夏脉沉涩，秋冬脉浮大。

人不应天。

7.4.3.

[原文]

黄帝曰：余闻虚实以决死生から、则实者活，此其候也まで。

[提要]

五实五虚的表现と机转。

[分析]

一、表现

(一) 五实

1. 脉盛	实为邪在	心	邪之实∵	主脉
2. 皮热		肺		主皮
3. 腹胀		脾		主腹
4. 前后不通		肾		肾开窍
5. 闷瞀（目不明）		肝		开窍于目

(二) 五虚

1. 脉细	实为	心之虚	∵	主脉
2. 皮寒		肺之虚		主皮
3. 气少（春生）		肝之虚		春气不生
4. 泄利前后		肾之虚		肾之开窍
5. 饮食不入		脾之虚		运化水谷。

二. 机转.

(一) 五虚或五实并见. 说明五脏俱病 ∴ 预后不良 {五脏受邪气闭阻 / 五脏精气虚损} 治五脏者，半死半生；逆脏者死.

(二) 机转.

1. 五实 要身汗得后利) —— 邪有出路
2. 五虚 浆粥入胃. 泄注止 —— 胃气有复

重点:

1. 见真脏脉死の道理.
2. 四难、四易
3. 五虚五实及其转机の道理.

难疑点.

藏气不能自至手太阴，必因于胃气.

五脏各以其时自为而至于手太阴也。

《阴阳应象》
《痹论》
《痈疽》
《玉机真脏》

小结：

一、S叙述五脏与四时相应的常脉，指出与之相反者为病脉。强调"逆四时"之脉标志病重、难治。体现人与天地四时阴阳的相应关系，即整体观念。

二、叙述重病（五实）、久病（五虚）损伤五脏的表现，结合真脏脉出现与否，预测其死期。论述了五脏真脏脉形象，及见真脏脉死的原理。

三、要求诊病要全面检查

形体
神气　｝综合分析　鉴别｛难治
色泽　　　　　　　　　　易治
脉象

四、五虚五实的转机

实证——邪有出路

虚证——恢复胃气

第八章　治则治法

8. 治则治法

概念

治则，即治疗疾病的原则。是临床立法（确立治疗法则）、制方用药、或针、推、理疗等所有治疗疾病医生必须遵循的具有普遍指导意义的总原则。

在整体观念辨证论治思想指导下确定的治疗一切疾病都必须遵循的准则。

包括："治病求本" "虚实补泻" "疏其血气"
"调整阴阳"（谨察阴阳所在而调之，以平为期）
"三因制宜"

治法，即治疗疾病的（大）法则（措施）与方法。在治则（规定）指导下，根据疾病证候确立的相对具体的措施和针对性制定的方法。

包括：汗、吐、下、和、温、清、消、补八法等。

如表证（八纲辨证所得出）要以解表为法则
针对其属

表寒	分别采取	辛温	解表法
表热		辛凉	
气虚表证		益气	
血虚表证		养血	
……		……	

《内经》论治则、治法虽概念不清，界限未明，内容分散，缺乏系统性，还有缺陷，但内容丰富，且颇具特色（即其他医学比较之优秀部分），值得研究

8.1 《至真要大论》

[原文]

寒者热之から、适事为故まで

[注释]

微者逆之，甚者从之："微""甚"言病势。

微——病势轻、病情单纯、证候与病机一致

甚——病势重、病情复杂 证候与病机不完全一致

"逆""从"指治病（准则、治病准则）

逆——反也。药性与症状相反者为逆治法

如寒者热之 热者寒之等。即正治（常规）

从——顺也。药性与症状顺同一致为从治法

如寒因寒用等。即反治

反常规治病

[提要]

提出应用逆治、从治的准则（规律）

列举常用正治法则的内容と运用要点。

[分析]

一、应用逆治、从治的法则

"微者逆之""甚者从之"

根据病势 { 轻(微) 单纯 / 重(甚) 复杂 } 证候与病机 { 一致 / 不完全一致 }　　逆治 / 从治

二. 正治举例列　(略)

三. 运用要点

(一) 逆者为故 — 适合病情.

(二) 因势利导 — 上之下之、开之发之等.

病证	病例	治法	方例
寒	风寒表证、少阴虚寒	热	麻黄汤、四逆汤
热	风热表证、阳明实热	寒	银翘散、白虎汤
坚	腹内坚硬积块有形：癥积瘕	削	鳖甲煎丸、削坚丸
客	风寒湿暑邪客肌体不去	除	解表发汗 祛风湿 羌活胜湿
劳	虚劳病证：气虚头晕、倦怠乏力等	温	人参养荣汤、归脾汤
结	邪、痰、火、湿、浊结聚：结胸、流注、梅核气	散	陷胸汤、硇砂膏、半夏厚朴汤
留	停饮、停食、停痰、蓄血、蓄水证	攻	十枣汤、承气汤、桃仁承气汤
燥	津液亏乏：口渴、便秘、皮肤干燥	润	增液承气汤
急	筋脉拘急、僵直之惊风、手足抽搐等	缓	羚羊钩藤汤、木瓜汤、芍药甘草汤
散	精气消耗耗散之遗精、盗汗等	收	金锁固精丸、牡蛎散
损	各类虚损病证：气、血、阴、阳虚	益	八珍汤、六味丸、八味丸
逸	肢体瘫废之偏瘫等	行	补阳还五汤、大小活络丸
惊	心神不宁之心悸失眠等	平	朱砂安神丸

［原文］

帝曰：何谓逆从不与、疏气令调，则其道也乎。

［注释］

1. 逆者正治、从者反治：∵逆者是逆其症状与病机而治，用于病情轻、症状与病机一致的病证，其临床最为多见，最为常用，是常规治法，∴称为正常的治疗法则。而从者反治，从指药性顺从疾病假象而治，用于病情危重、症状与病机不一致的病证，其临床较少见，较少应用，非常规治法，是反常而治的法则，故称反治。（完全

塞因塞用之类中的"因"。

2. 必伏其所主，而先其所因：欲制伏（服）其病本，必须先探求其病因。"求病之本而有所制伏，欲伏其所主，必先因其势而反佐之"

3. 其始则同，其终则异：指反治法开始治疗药与假象症同，而其后果与症状相反。即效果与症反：寒者热，热者寒，塞者通，通者塞。

4. 气调而得者：① 调气而使病愈。气调，通过治疗气机调顺。得，治中（zhòng）。② 气机调和而愈病者。

马莳："病体何主，必欲伏之，如以热治寒，以寒治热之谓。药宜何用，必当先之，如因寒、因热、因塞因通之谓"。论"反治法"故合经旨。

5、刑其适也：乃是治法的规律和关键。

[提要]

逆治从治的含义、内容、适用范围和运用要点。

气调而病治疗之机理。

[分析]

一、含义　　正常的常规治疗

逆治—正治：逆疾病征象而治，药性与病性相反。

从治—反治：顺从疾病某些征象（假象）而治，药性与疾病假象一致

常的反常规治疗。

二、内容

（一）正治：（略去）详前段。

（二）反治：

1. 寒因寒用：寒性药物∵寒的征象而用

2. 热因热用：热性药物　热的征象而用

3. 塞因塞用：胀满闭塞之症　补益药物因　而用

4. 通因通用：通利泻下药物∵通利泻下之症而用

"伤寒脉滑而厥者，里有热"

317：少阴病下利清谷，里寒外热，手足厥逆，脉微欲绝，身反不恶寒，其人面色赤……通脉四逆汤主之

如：
- 热邪深伏，阳气不达，外现假寒，用白虎汤 350[1]
- 阴盛于内，格阳于外，真寒假热，通脉四逆汤 317[2]
- 中虚腹胀，补中益气汤
- 湿热积滞下利热结旁流，枳实导滞丸、木香导滞丸

"少阴病，自利清水，色纯青，心下必痛，口干燥者，急下之"

批注：

1. 指《伤寒论》第 350 条。
2. 指《伤寒论》第 317 条。

三. 适应范围：

（一）正治：1. 病性单纯 轻浅、证候与病机一致
如寒证、热证、实证

（二）反治：1. 病性复杂 危重 证候与病机不一
如真寒假热、真热假寒
真虚假实 实 虚
2. 伏其所主——制伏病本
3. 先其所因——先因其势而反佐

其始则同
病机同
其终则异
病与始异.
病异

四. 运用要点

从多从少，观其事也。根据病情，确定从治多少

伏其所主
先其所因 〉先求病因，治其病本.

五. 气调而病的（调气而愈）治疗之机理.

消除邪气乃其道理.
逆之——正治（轻微）
从之——反治（重·复杂）
逆而从之——正治－反治 兼用（先逆后从）
从而逆之——反治－正治 并取（先从后逆）

疏——消除
非疏畅之谓
则——即是（就）
其道理、机理.

气调而病治愈の机理：

逆之
从之
逆而从之
从而逆之
〉疏畅气机，消除邪气
使其机体调和。

[原文]

帝曰：论言治寒以热から、所谓求其属也まで。

[注释]

1. 寒之而热，取之阴；热之而寒，取之阳：其注释有三：

√① 多数注家认为：

"寒之而热"乃阴虚阳旺，而是虚热，当"壮水之主，以制阳光" 滋阴

"热之而寒"乃阳虚阴盛而是虚寒，当"益火之源，以消阴翳" 壮阳

② 认为是反佐法　《集注》："寒之而不寒，责阴之不足也……"实亦同① 张氏称此为反佐。

√③ [illegible]　《直解》

诸寒之而热者，以寒(真)为本，故取之阴，当以热(订)寒药治之；诸热之而寒者，以热(真)为本，故取之阳，当(订)热以寒药治之。夫寒之而热，治之以热；热之而寒，治之以寒，所谓求其属以治之也。

《集注》："夫寒之而不寒者，真阴之不足也；热之而不热者，真阳之不足也。是以病不能治而久用寒热，偏胜之病反生，故当求其属以衰之。属，类也。谓五藏同类之水火寒热也。取之阴取之阳者，谓当补其阴而补其阳也。夫以寒治热，以热治寒，此平治之法也，补阴以胜热，补阳以胜寒，乃反佐之道也。"

联系下文有"治其王气，是以反也"，可以认为①是正确的。　非治其隔拒格

2. 求其属：　求，探求、追究。《知要》："求其属，求其本也。"《类经》："求其所谓源与主者，即所谓求其属也。属者根本之谓，水火之本，则皆在命门之中耳。"

[提要]

虚寒、热证的治疗法则.

[分析]

一.(实)寒、热证的治疗常规法则

(一)治寒以热
(二)治热以寒 > 令用之 {寒不去 新病起; 热不去 新病起}

当更其道.

依据:

寒证 {实者: 阴胜—>阳病 {阴胜寒↑—阴主寒; 阳(伤)虚寒—热↓阳不足}

虚者: 阳不足—>阴胜盛 {阴主寒↑; 阳不↓ {制阴↑; 足}}

热证 {实者—阳胜—>阴病 {阳主热↑—>阳胜热; 阴↓不制阳 阳盛热} (病: 太过↑ 不及↓)

虚者—阴虚⇓—阳盛↑ {阳主热; 阴不制阳. 阳盛热}}

二. 壮阳、补阴: 即取之阳、阴

阳↓壮阳 配阴 {阴不胜(盛); 阳能胜寒而制之} > 阴消—寒退

辛热张寒
辛热阳益热

苦寒直折泻火

苦寒伤阴. ?
泻下 → 阳

帝曰：善。服寒而反热，服热而反寒，其故何也，岐伯曰：治其王气，是以反也。

《类经》："治其王气者，谓病有阴阳，气有衰王，不明衰王，则治之反甚。如阳盛阴衰者，阴虚火王也，治之不知补阴以配阳，而专用苦寒治火之王，岂知苦寒皆沉降，沉降皆亡阴，阴愈亡则火愈盛，故服寒反热者，阴虚不宜降也。又如阳衰阴盛者，气弱生寒也，治之不知补阳以消阴，而专用辛温治阴之王，岂知辛温多耗散，耗散则亡阳，阳愈亡则寒愈甚，故服热反寒者，阳虚不宜耗也。"

阴↓——滋阴配阳 {阴不亢 / 阴能滋而制之} > 热除、阳消

所谓治王(旺)气：

若只治其相对亢盛的

阳↓ 阴：用温热辛燥药 则阴益损

阴↓ 阳：苦寒泻下品 则阴愈耗

> 旧病不去新病复起（寒热皆作）（阴阳俱损）

导致病情恶化

只有

补阳配阴 / 滋阴制阳 > 阴阳协调而病痊愈。

此属：虚证 {寒 / 热} > 之本，实证 {寒 / 热} > 之变法。

参考《类经·论治类》注。

王冰：物体有寒热，气性有阴阳，触王之气，则强其用也。

夫 {肝气温和 / 心气暑热 / 肺气清凉 / 肾气寒冽 / 脾气兼并之} 故也 {春以清治肝而反温 / 夏以冷治心而反热 / 秋以温治肺而反清 / 冬以热治肾而反寒} 盖由补益王气太甚也

补王太甚则脏之寒热气自多也。

本节阐明：阴阳虚衰致寒热病证の治疗方药运用原则。为后世制订治疗虚寒、虚热证奠定了基础。为八纲辨证与组方原则の创立提供了理论依据。

寒热病证的治疗

一般采取"治寒以热，治热以寒"

但对 阳↓ 无以配阴 — 虚寒

阴↓[1] 无以配阳 — 虚热

仅治其偏亢的阴盛或阳亢，则会伤其本来不足之阴阳，从而导致阴更盛或阳更亢。

故必须补阳以配阴，或滋阴以制阳，才能达到阴阳相对平衡，而使疾病全[2]愈。此补阳抑阴、滋阴制阳の法则是治疗寒热证の变法。也是治疗虚寒、虚热证の治本之法。

其治药性选择是正确的，但药物作用

取决于
- 性：四气（寒热温凉）
- 味：酸苦甘辛咸
- 归经：色味

关键是味の选择错误
- 补阳咸温
- 滋阴甘寒

批注：

1.“↓”表示“虚衰”。

2.“全”应做“痊”。

P.166.

[原文] 帝曰：论言治寒以热，治热以寒……有病热者，寒之而热；有病寒者，热之而寒。二者皆在，新病复起，奈何治……
诸寒之而热者，取之阴；热之而寒者，取之阳，所谓求其属也。
帝曰：善。服寒而反热，服热而反寒，其故何也？岐伯曰：治其王气是以反也。

[提要] 虚寒、虚热证の治疗

[分析]

一、治寒热证の常规
寒者热之
热者寒之

二、治不愈の原因

寒证有{阴邪胜、阳气虚}之不同
热证有{阳邪胜、阴气虚}の区别
} 治当用{热药、寒药}

然{
热药分{
辛热——驱散寒邪（燥烈）　苦温、酸温。
甘热——温补阳气　咸温、甘温
}
寒药亦分{
苦寒——泻除热邪　辛寒　咸寒
甘寒——滋润阴液　酸寒
}
}

辛甘发散为阳——

酸苦咸涌泄为阴

若用 { 辛热香 / 甘(苦)寒品 } 治 { 阳虚 / 阴乏 } 之 〈 寒 / 热 〉 证，

必导致 { 阳益散耗 / 阴更流失 } 不仅致 〈 寒 / 热 〉 不减

且新病又生。这是用 { 热（辛） / 寒（苦） } 治病

王（旺）气——邪气的结果，触犯

“虚虚之戒”。

∴岐伯曰：要“求其属”，∵治误了旺气

∴出现了相反的结果。

三、奈何治？

诸寒之而热者，取之阴。

热之而寒者，取之阳。

即从机体的 { 阴 / 阳 } 治病 { 滋阴 甘寒咸寒 / 壮阳、甘温。

王冰曰：壮水之主以制阳光，

益火之源以消阴翳。

提示：

本段说明药性用对了不行，还必须
药味也用对。药物的功效与其

$\left\{\begin{array}{l}性——寒热温凉\\味——酸苦甘辛咸\end{array}\right\}$密切相关

用药治病必全面衡量。

辛温——散——表寒

咸温——收——脱阳

苦温——降——上热下寒

甘温——温中——脾阳虚

咸温——入肾——壮肾阳

24味助阳药皆入肾经

阳虚多指脾肾阳虚

肾阳为一身阳的根本
脾阳根于肾阳
先后天之本，心君阳
气的根本

$\left.\begin{array}{l}苦辛\\酸\\甘咸\end{array}\right\}$寒作用$\left\{\begin{array}{l}泻下 里实\\发表热\\收敛脱阴\\生津\\入肾 滋阴\end{array}\right.$先后之本 生之本
阴虚多指肾阴虚。

14味滋阴药$\left\{\begin{array}{l}12味甘味\\2味咸味\end{array}\right\}$寒、凉、平。

8.2

《异法方宜》

篇名：因本篇主要论述：地理环境不同，人们的生活环境、风俗习惯各有其异，人体素质各有特点，受邪发病自成规律，治病必须：因地而异，各有其宜。

异法：不同的方法

方宜：方法各有适宜

《集注》："治病之法，各有异同。五方之民，居处衣食，受病治疗，各有所宜。"故名《异法方宜论》。

内容提要：

本篇讨论：不同地区、不同环境、不同体质、不同的发病特点，由此分别创立了砭石、毒药、灸焫、九针、导引按摩等各种不同的治疗方法。并强调了医生要根据地土方宜而施治，必须综合掌握运用多种多样的治疗方法，才能做到治疗各得所宜，才能称得上"知治之大体"。

[原文]

黄帝问曰：医之治病也分行、亦从东方来まで

[提要]

分析五方之域的地理、气候、人们的体质、发病特点、治法所宜等。

[分析]

一、东方之域

(一) 地理、气候、环境、物产特点：

天地生发之气始生处，

时为春令，气候温和

临海产鱼

(二) 生活特点：

食鱼

嗜咸

(三) 体质特点：

《五脏生成》

黑色疏理 {嗜咸—“多食咸则脉凝泣而色变”

捕鱼为生多洗海澡脉凝泣而色变”

(四) 发病特点：

热积于中，易发痈疡

(五) 治疗特点：

宜用砭石 切开排脓。砭石治病起于东方

從……来

非传来，而是

兴起来

二、西方之域

(一) 地理气候特点 环境、物产

金玉之域 砂石之处、天地之所收引.

其地(民)陵居、多风、水土刚强

收引劲急，类似秋令清凉肃杀

(二) 生活特习惯

不衣而褐荐 ：不衣丝棉，多穿毛布、铺草席

华食而脂肥 ：酥酪膏肉 厚味饮食

(三) 体质

邪不能伤其形体，病生于内

肥胖不易被外邪侵犯

(四) ~~治法~~ 发病特点

饮食不节
七情失调 ＞ 易内伤

五、治疗特点

毒药治其内

— 治病是从西方传来的.

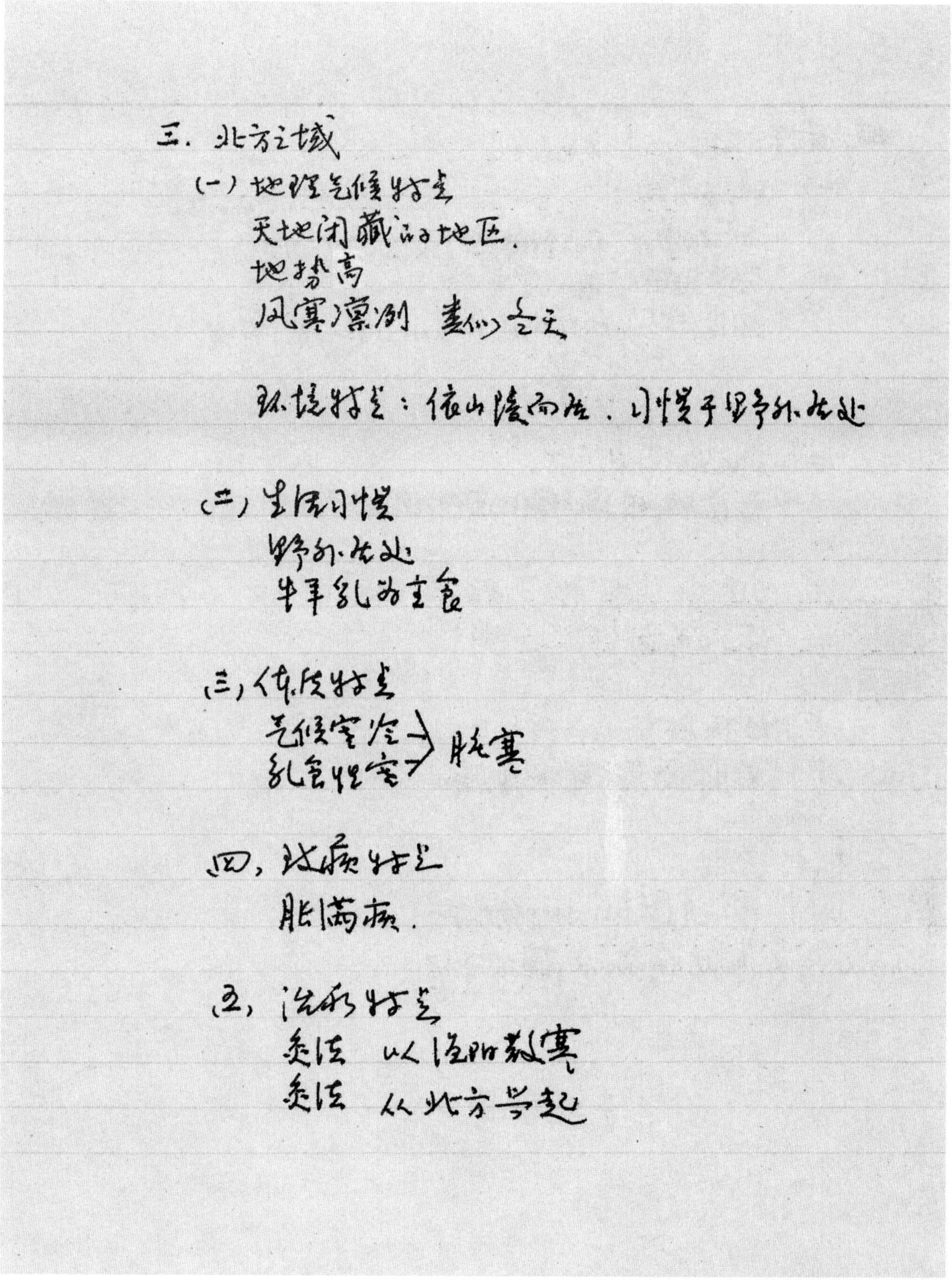

三、北方之域

(一) 地理气候特点

天地闭藏的地区。

地势高

风寒凛冽　素似冬天

环境特点：依山陵而居，习惯于野外居处

(二) 生活习惯

野外居处

牛羊乳为主食

(三) 体质特点

气候寒冷 →
乳食性寒 → 脏寒

(四) 发病特点

胀满病。

(五) 治疗特点

灸法　以温阳散寒

灸法　从北方兴起

四、南方之域

(一) 地理气候

阳气最盛，万物生长繁茂

气候炎热，类似夏季

环境特点：地势低下，水土较弱，雾露所聚。

(二) 生活特点：

喜食酸味和酵化过的食物

(三) 体质

致理赤色

(四) 发病特点

筋脉拘挛、肌肤麻痹

(五) 治疗

微针浅刺 祛除在表之邪

九针治病从南方兴起

五、中央之域

（一）地理气候特点：

地势平坦而湿润

气候 寒温适宜

环境特点 地平多湿 物产丰富.

（二）生活特点

食物品种繁杂

较少劳动

（三）体质特点

体弱阳虚

易伤于湿

（四）发病特点

痿痹、厥逆、寒热

（五）治疗

导引按摩之法 疏通气血 祛除疾病.

导引按摩之法 由中央地区传出

总结指出：医生在临床治病中必须做到：

1、“得病之情，知治之大体。：必须了解病人

所在的地理环境、气候、生活习惯及体质与发病等特点全面而详尽地了解病情，采取与之相宜的治疗方法。

2."杂合以治，各得其所宜" 即古代五方人民积累经验得出的五种治病方法，各有其适应范围，因此，医生必须全面掌握多种治法，针对不同病情，施以相宜治法达到"治所以异，而病皆愈"的良好治疗效果。此即因地制宜、因人制宜的治疗原则。

《标本病传》

篇名：首论病之标本与治法逆从
继论疾病的传变与预后
全篇以论疾病之标本与病传为中心
故名《标本病传论》。

标本，此指发病之先后、矛盾主次
病传，此指疾病传变的规律

《发微》："本篇前二节论标本，后八节论病传
故名篇"

[内容提要]

一、"病有标本，刺有逆从"的道理，掌握标本逆从之理的重大意义，举例说明其临床应用

二、疾病传变的一般规律及其预后转归，指出其针刺原则。

[教学要求]

✓1. 掌握标本含义，体会其在治则中的重要意义

2. 了解从治与逆治的含义和道理✓，掌握标本缓急的临床应用原则
- 急—标
- 缓—本
- 标本兼治

[原文]

黄帝问曰：病有标本から、甚者独行まで

[注释]

1. 病有标本：病有先病后病，有本质と现象……

此标本系相对概念。与《阴阳应象》：

"治病必求于本"之本有别。∵此"本"有"标"与之对

2. 刺有逆从：此逆从指缓急之治。

(1)《类经》：逆者，谓病在本而刺其标，

病在标而刺其本。

从者，病在本而刺其本

病在标而刺其标。

(2)《发微》：逆者，病在本而求之于标

病在标而求之于本

从者，如在本求本，在标求标

此乃治法之不同也。

3. 必别阴阳：必须区别阴阳属性，属阴属阳。

4. 逆从得施：言针刺或逆治或从治，各得施其恰当的治法。

5. 标本相移：根据病性或先治标或先治本，不经有固定の次序。

[提要]

标本逆从的含义及临床运用 知标本的重要性

《类经》：标，末也。本，原也。犹树木之有根枝也。分言之则根枝异形，合言之则标出乎本。

病之先受者为本，病之后受者为标。生于本者，言受病之根原。生于标者，言目前之多变也。

《类经》："阴阳二字所包者广，如经络时令，气血疾病，无所不在。"

【分析】

重点

此"标本"论治の"本"与"治病必求于本"之本有何异同

此"本"是相对概念，是有"主"之意，"先"之序，毕竟是相比之下。有"缓""急"

三.知标本の重要性一万举万当.

之时。

"治病求本"の"本"无相对性。是疾病不同，其本或异，但无论何时何地，皆为"主"一定意义上讲者指正气一阴阳.抗病、康复能力

一.标本概念：相对の概念.

在中医学中含义极广，本篇所指病之先后主次

(一)六气之标本

风寒燥火湿热——本

三阴三阳为标

(二)经脉之标本

经脉之起始处为本

所止处为标

(三)医患关系

患者为本　医者为标

(四)正邪标本

正气为本，邪气为标

(五)因果标本

因一本　症状(果)一标

(六)病位标本

内一本　外(表)一标

(七)病之先后标本

先病一本，　后病一标

二.治病首辨阴阳.标本と从标本而治

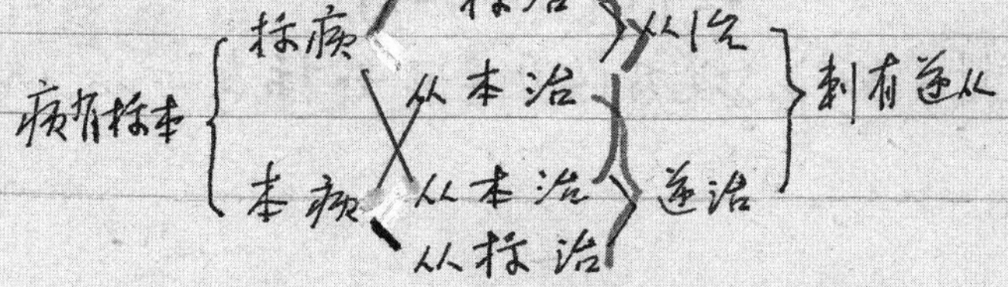

三、知标本的重要性

"知标本者，万举万当，不知标本，是谓妄行。"

知标本，即掌握疾病的{现象、先病
本质、后病

{原发病、轻、缓
继发病、重、急}等矛盾{主
次}>先后

万举万当：治疗时能做到{随机应变
多治多效

不知标本：即不了解疾病，分不出

疾病的{本质、先病、原发病、轻、
现象、后病、继发病、重、

{缓
急}>等矛盾主次先后

是谓妄行：随数乱施 盲目治疗，效果{轻 如未治 无效
甚 则误治 增病，或恶化死亡

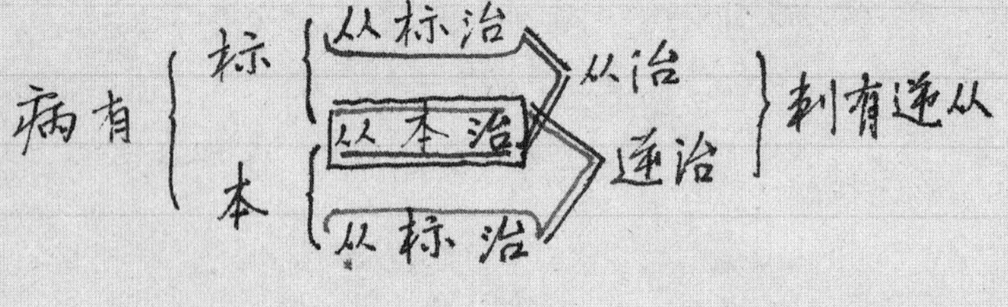
病有
标
本
从标治
从本治
从标治
从治
逆治
刺有逆从

[原文]

治反为逆から、治其本まで

[注释]

1. 治反为逆，治得为从：不明标本，治疗与之相反（当治本治标，当治标治本）为逆治；熟悉标本治疗恰当、正确为从治。

2. 客气同气：流行之逆气，往来不常，故曰客气

《类注》(1) 指运气学说中的客气与主气——四时之气 岁岁相同 故曰同气

《发微》(2) 指二种疾气：“病有二气，病本不同，而彼此相传者，谓之客气；有二病之气，本相同类，而彼此相传者”。

《集注》(3) 外界之六气为客气（少阴之气同于热、厥阴同风；太阴之气同于湿；少阳同火；阳明同燥、太阳同寒。）

《直解》人身中与之相应的六气为同气

《新校注》(4) 以新感之邪为客气，“同气”应作“固气”，指体内之邪气为是。

《译释》

宁·中医学院

[提要]

标本论治。

[分析]

重点　一、急则治其标

（一）原则 { 标病影响生命延续 / 标病影响本病治疗

标而本之，本而标之。(非) 是标本兼治。治标兼治本；治本兼治标。有主次之意非先后之序。

“而”：作连词可 (1) 表承递 (2) 表并列 (3) 表转折

化源竭

(二) 治标之要
- 中满 — 后天之本. 否则百药难以施
- 小大不利 — 自身中毒
- 失血 — 虚脱
- 呼吸困难 — 窒息.

权宜之计 — 为更好治本, 延续生命

二. 缓则治其本

略.

疑难点　三. 标本兼治.

附: 关于"病发而有余……后治其本":

1. 正气为标、邪气为本:

病发于邪气有余者, 则本而标之, 先治其邪气之本, 后治其正气之标。此治有余之法也。

病发而正气不足, 则标而本之, 先治其正气之标, 后治其邪气之本, 此治不足之法也。

《直解》.

2. 从疾病传变解.

"如病发之气有余, 则必侮及他脏他气而因本以传标, 故必先治其本。病发之气不足, 则必受他脏他气之侮, 而因标以传本, 故必先治其标。" (《类经》)

而: 作连词表示 (1) 承递关系 (2) 并列关系

3. 先病为本
后病为标.

王冰《次注》:

本而标之: 谓有先病复有后病也, 以其有余, 故先治其本, 后治其标也。

标而本之: 谓先发轻微缓者, 后发重大急者, 以其不足, 故先治其标, 后治其本也。

先病为本
后病为标
先病为本，后病为标，疾病的发生由邪气之有余　邪气为本

为本（先病）
病发有余而传发他病（后病为标）之说传变为本而标之，由本传标，治当先治其本后治其标；
病发不足（发病为本），易受它病（后病为标）侵害，说传变属由标传本，之治应先标后本

(3) 表解析

（本）

病先发而有余（邪气盛，正不虚）
易乘、侮他脏、他气（脏外之一切邪侵）
而为病（标）
——本而标之

治疗：先治其本　后治其标
（邪气）　（正气）

病发而不足（正气虚处）
易招他脏他气之乘或侮而为病
是标而本之　先病为本，后病为标
治疗：先治其标后治其本。
（正气）　（邪气）

注.

《集注》："有余者，邪气之有余。不足者，正气之不足也。邪气者风寒暑湿燥火，六淫之邪。正气者，三阴三阳之六气也。《六微旨大论》曰：少阳之上，火气治之，阳明之上，燥气治之，太阳之上，寒气治之，厥阴之上，风气治之，少阴之上，热气治之，太阴之上，湿气治之，所谓本也，本之下，气之标也，此皆以风寒暑湿燥火六气为本，而以三阴三阳之六气为标，故病发而有余者，此风寒暑湿之本气有余，故当先散其邪气，而后调其阴阳，如病发而不足，当先调其阴阳，而后治其本气，盖邪气盛则实，精气夺则虚，是以邪气有余者，先散其邪气，精气不足者，先补其正虚。此标本之大纲领也。"

三、标本兼治（同治）

（一）适应证——病情复杂但不危笃

（二）应用

1. 实证——以邪气胜为主。→ 邪伤正。

邪气为本
正气为标 > 本而标之
- 先治其本（主）
- 后治其标（次）

2. 虚实夹杂——实证的中后期。
- 攻邪正受伤
- 扶正必恋邪

邪气为本
正气为标 > 标而本之
- 先治其标（主）
- 后治其本（次）

> 扶正兼祛邪

《阴阳应象大论》

[原文]

故曰：病之始起也から、气虚宜掣引之まで

[注释]

1. 其盛可待衰而已：盛衰指病势、病邪言，已，止也。①待病势衰而刺之——

《类经》："病之始起，邪气未盛，可刺而止之。病邪方盛则气微（正气），可待其衰也刺而止之，则不伤正气。"

《内经》中有关待病势衰而治的记载较多，如《逆顺》："兵法曰：无迎逢逢之气，无击堂堂之阵。刺法曰：无刺熇熇之热，无刺漉漉之汗，无刺浑浑之脉，……故曰，方其盛也，勿敢毁伤，刺其已衰，事必大昌"。《疟论》："方其盛时必毁，因其衰也，事必大昌。"旨在强调保护正气，免其受伤。

②："其盛可待衰而已"指留针法。《集注》"夫针石所以刺外者也，病之始起尚在于外，故可刺而已。其病甚者，勿去其针，待其衰而后已"。《类经》似同。

2. 因其衰而彰之：衰指病邪与正气衰弱。此当用补益性治法，以彰正气。按"因其轻而扬之，

因其重而减之，因其衰而彰之"三句此句注释则轻、重、衰均当指邪气，故本句当是：邪气衰，正气受损，故用补益之法。

若指病情亦可！

3. 其慓悍者，按而收之：(1)按摩收敛法。(2)按穴收敛。

4. 阳病治阴，阴病治阳：(1)灵活变通的治法："从阴引阳，从阳引阴""补阴配阳，补阳配阴"
(2)对虚寒、虚热的治法
(3)阳虚、阴虚病，应考虑阴阳互根、互化关系。补阳不忘阴中求阳；补阴不舍阳中寻；补血时配补气药：当归补血汤（黄芪、归身）

可见"阳病治阴，阴病治阳"的治疗原则——调整阴阳，其含义是非常广泛的，应作为重要原则去学习和应用。

可以作互文理解：即包括——
(1)阳病治阳，阴病治阴。——虚证（寒、热）
阴虚而病虚热者滋阴，阳虚而病虚寒者，壮阳。
(2)阳病治阴，阴病治阳。
实证：阳胜→阴病，阴病祛阳邪。（右见）

5. 气虚宜掣引之：掣同挚。引申牵引、提拉之意。

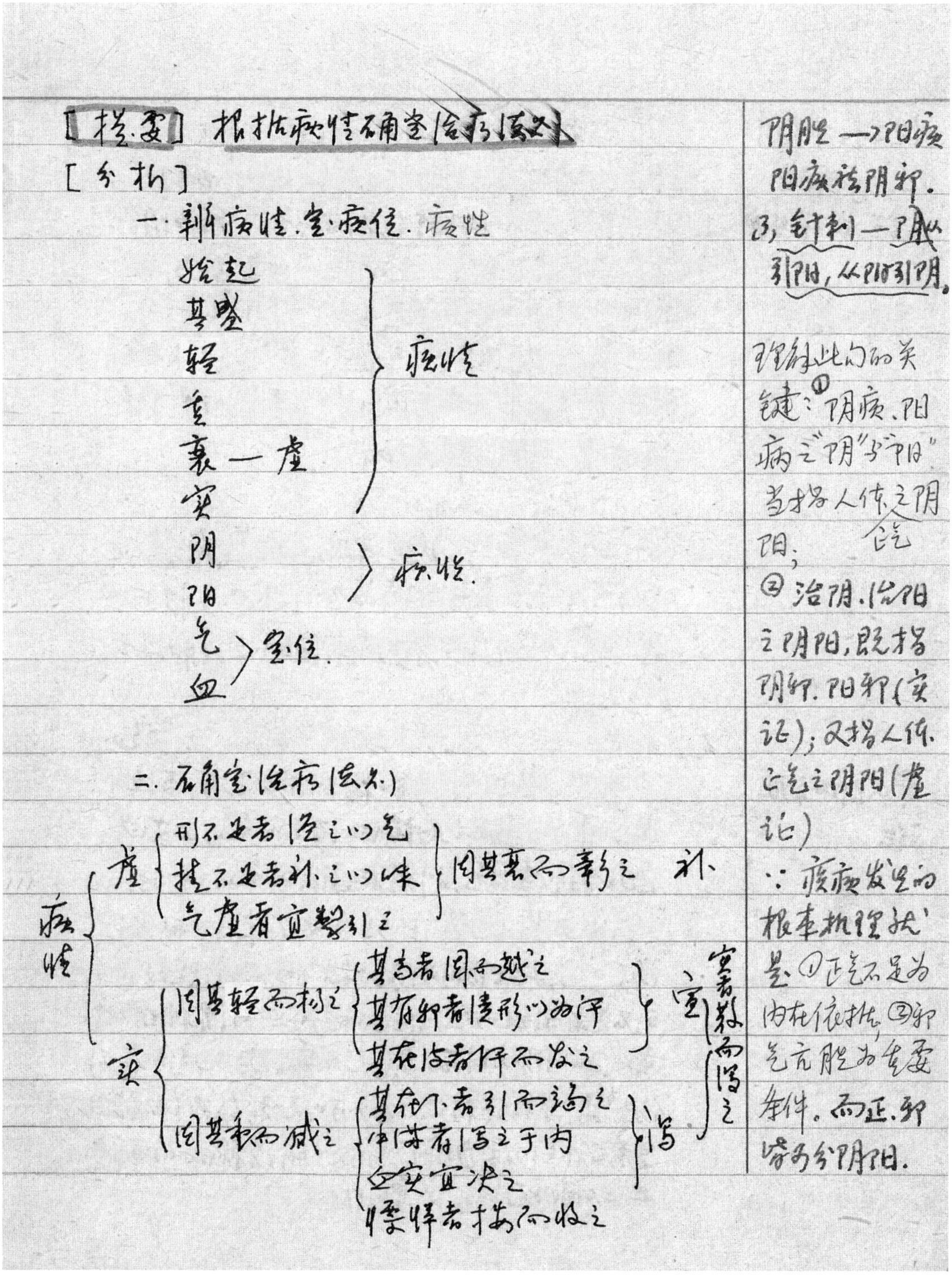

【提要】根据病情确定治疗法则

【分析】

一、辨病情、定病位、病性

始起
其盛
轻
重
衰—虚
实
} 病情

阴
阳
} 病性

气
血
} 定位

二、确定治疗法则

病情

虚
{ 形不足者温之以气
精不足者补之以味
气虚者宜掣引之 } 因其衰而彰之　补

实
因其轻而扬之 { 其高者因而越之
其有邪者渍形以为汗
其在皮者汗而发之 } 宣

因其重而减之 { 其在下者引而竭之
中满者泻之于内
血实宜决之
慓悍者按而收之 } 泻

实者散而泻之

阴胜→阳病
阳病治阴邪。
③针刺—从阴引阳，从阳引阴。

理解此句的关键：①阴病、阳病之"阴"与"阳"当指人体正气之阴阳；
②治阴、治阳之阴阳，既指阴邪、阳邪（实证）；又指人体正气之阴阳（虚证）
∵疾病发生的根本机理就是①正气不足为内在依据，②邪气亢胜为重要条件。而正、邪皆分阴阳。

且生之本，本于阴阳。于~~阴阳~~医理、文理皆通

形不足者，温之以气 ⎫ 分两读。⎧ 气充形
精不足者，补之以味 ⎭ 　　　　⎩ 精由味生

形外、精内

1. 张介宾："以形精言，则形为阳，精为阴；以气味言，则气为阳，味为阴。阳者卫外而为固也；阴者藏精而起亟也。故形不足者，阳之衰也，非气不足以达表而温之。精不足者，阴之衰也，非味不足以实中而补之。阳性暖，故曰温，阴性静，故曰补。"

高士宗《直解》："凡形体不足而羸瘦者，当以阳分之气药温之，阳气为能外达也。阴精不足而虚弱者，当以阴分之味药补之，阴味为能内滋也。"

皆从阴阳互根立说。

2. 承上文味归形，形食味之理而言。《发微》：上文曰味归形，形食味，则形不足者，当温之以味也，~~当温之而精~~曰温之以气，上文曰气归精，精食气，则精不足者，当补之以气也，而兹曰补之以味，正以上文又曰味伤于形，则伤于味者，亦能伤形也。而味不可以无气，故戒之曰形不足者当温之以气，毋专用味焉可也，所谓独阴不生者也。如用阴味之药必兼以阳气之药。上文又曰气伤精，则伤于气者，亦能伤精也。而气不可以无味，故戒之曰精不足者当补之以味，毋专用气焉可也，所谓孤阳不成者是也。如用阳气之药，必兼以阴味之药。

第九章　养生学说

9. 养生学说

概说：

养生，即保养生命，又称摄生。

养生学说，是研究保持身体健康，延长生命过程的学术思想和方法。

《内经》的养生学说，是在天人相应的整体思想指导下建立起来的。具有以下特征：

（一）以顺应自然为养生原则。强调要顺应四时而适寒暑，服天气而通神明。要以"春夏养阳，秋冬养阴"为法则。认为对自然界的变化，"逆之则灾害生，从之则苛疾不起"　"四气调神"　"虚邪贼风……恬惔虚无"

（二）以调节精神情志作养生的重要措施。指出"恬惔虚无""积精全神""精神内守"方可使形体不敝，精神不散"

（三）重视保养正气的重要意义，并以其为主导思想。因为"正气存内，邪不可干""邪之所在，皆为不足"所以各种养生方法都以保护和强壮正气为基本原则。坚持此原则即可达到"僻邪不至，长生久视"之目的。

9.1 《上古天真论》

篇题解释：

本篇讨论上古之人保养天真真元之气、维持纯朴无邪の性情却病延年的原则、方法、道理及先天真元之气在人体生长发育过程中の重要作用，故以之名篇。

上古，远古，人类生活の早期

天真：
- 保持纯真质朴无邪の天性
- 人体禀受の保持寿命
- 先天真元之气

内容提要

一、养生の主要法则与健康长寿の关系

二、从人体生长发育、衰老及生殖功能方面的客观规律，强调肾气在生命过程中的主导作用

三、举真人、至人、圣人、贤人养生为例，说明顺应天地四时阴阳而保养精气神の程度不同，其寿命也不一样。

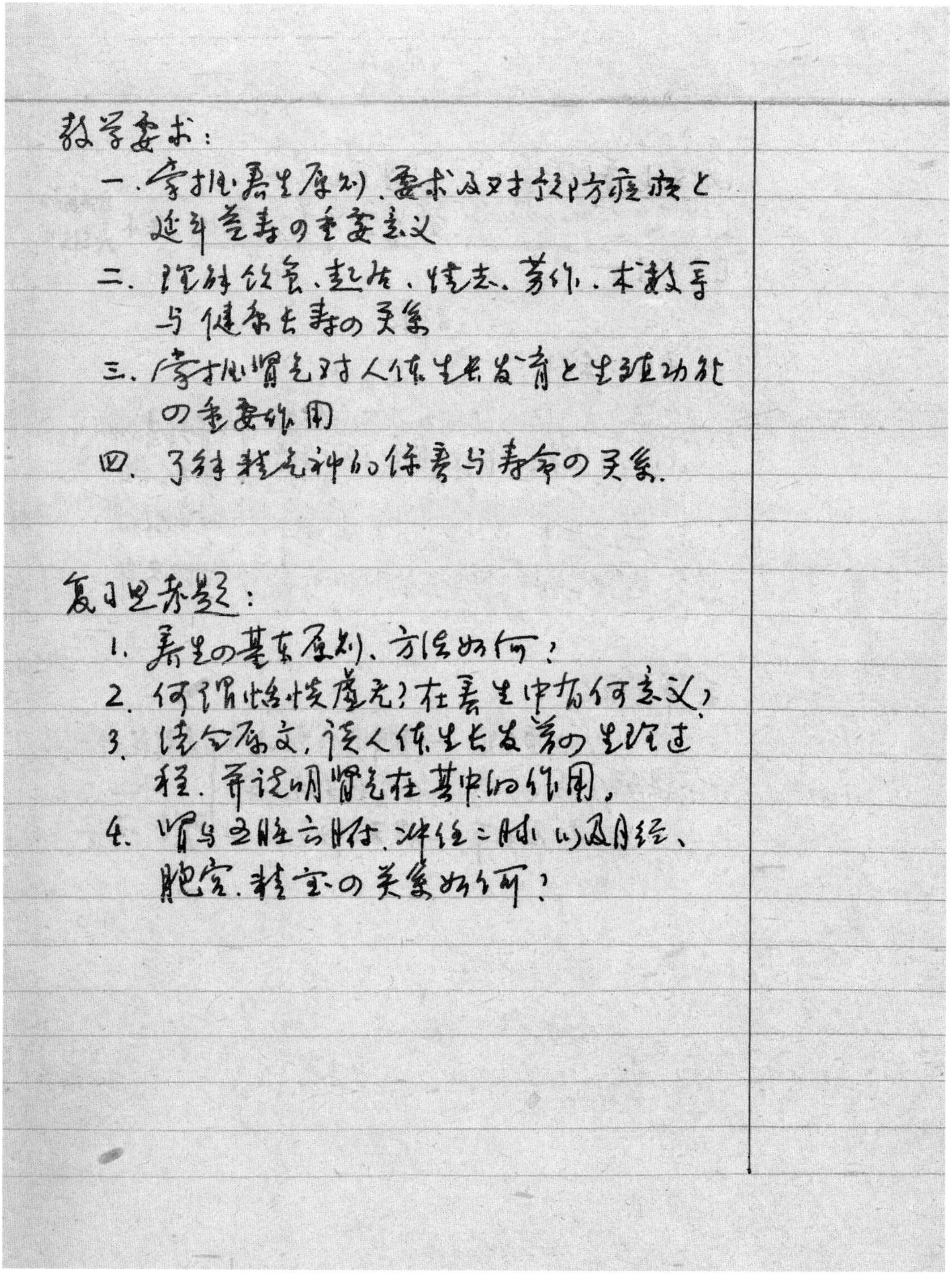

教学要求：

一、掌握养生原则、要求及对预防疾病と延年益寿の重要意义

二、理解饮食、起居、情志、劳作、术数等与健康长寿の关系

三、掌握肾气对人体生长发育と生殖功能の重要作用

四、了解精气神的保养与寿命の关系。

复习思考题：

1. 养生の基本原则、方法如何？
2. 何谓恬惔虚无？在养生中有何意义？
3. 结合原文，谈人体生长发育の生理过程，并说明肾气在其中的作用。
4. 肾与五脏六腑、冲任二脉以及月经、胞宫、精室の关系如何？

9.1.1 养生の法则及其重要意义

[原文] 昔在黄帝から 故半百而衰也まで

[提要] 以养生の态度、效果及早衰の原因探求 正确的养生法则

[分析]

一. 养生の态度と效果

二. 养生の法则

(一) 法于阴阳——顺应四时 养正避邪
(二) 和于术数——锻炼身体 强壮筋骨
(三) 食饮有节——节饮食 保护气血
(四) 起居有常——作息规律 怡养神气
(五) 不妄作劳——劳逸结合 保全形气

} 保精养神 益气全形 形与神俱 尽终天年

三. 早衰原因

以妄为常：
- 以酒为浆——伤脾伐生化之源
- 醉以入房——伤肾伐精气之本
- 起居无节——损形神气

} 精气耗神衰弱 ↓ 形神相失 半百而衰

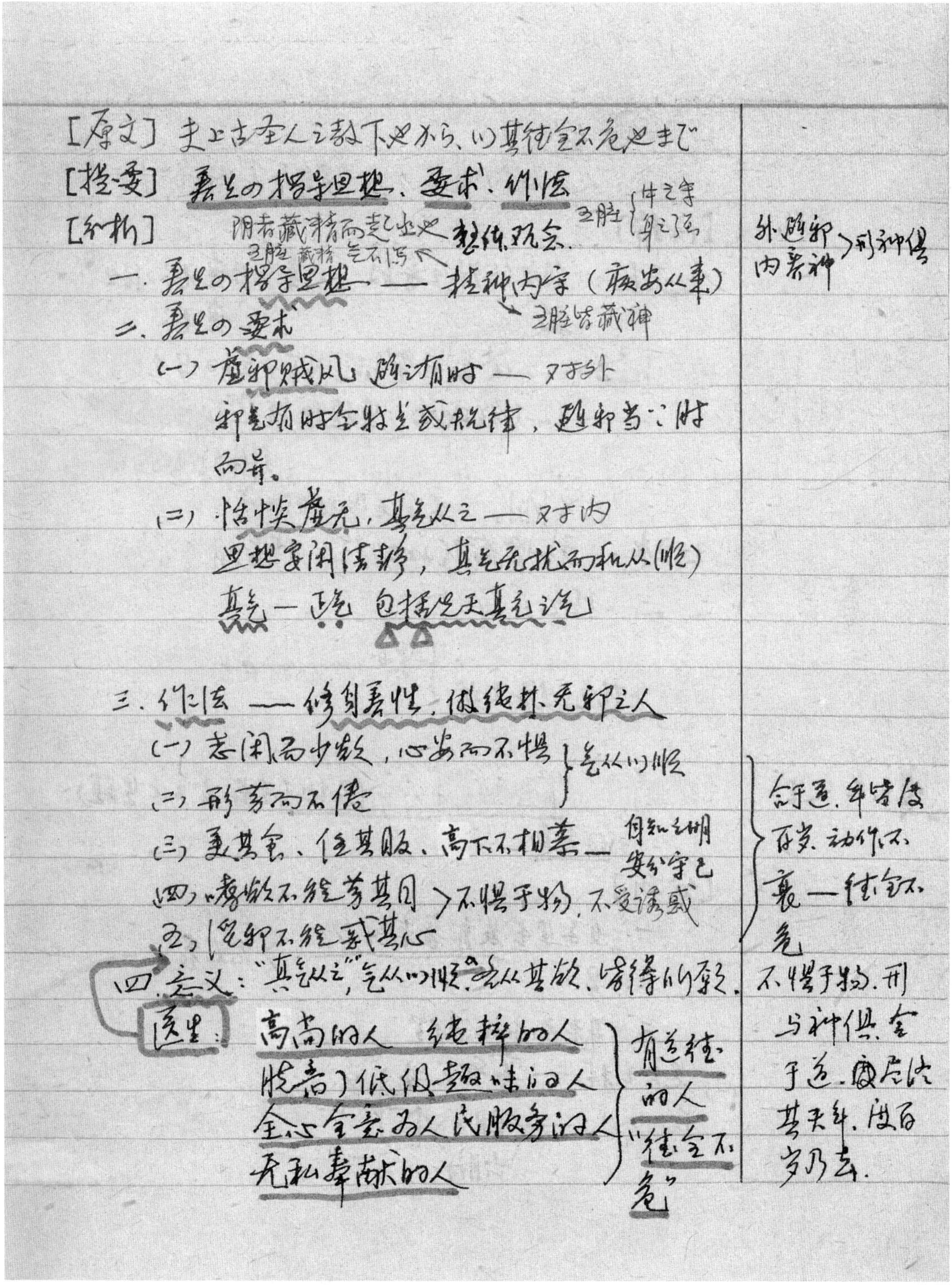

[原文] 夫上古圣人之教下也から、以其德全不危也まで

[提要] 养生の指导思想、要求、作法

[分析] 整体观念。（阴者藏精而起亟也；五脏藏精 气不泻；五脏 { 精之宅 / 身之主 }）

一、养生の指导思想——精神内守（病安从来）（五脏皆藏神）

二、养生の要求

（一）虚邪贼风 避之有时——对外

邪气有时令特点或规律，避邪当以时而异。

（二）恬惔虚无，真气从之——对内

思想安闲清静，真气无扰而和从（顺）

真气——正气 包括先天真元之气

三、作法——修身养性，做纯朴无邪之人

（一）志闲而少欲，心安而不惧 } 气从以顺
（二）形劳而不倦

（三）美其食、任其服、高下不相慕——自知之明 安分守己

（四）嗜欲不能劳其目 } 不惧于物，不受诱惑
（五）淫邪不能惑其心

四、意义："真气从之"，气从以顺，各从其欲，皆得所愿。

医生：高尚的人 纯粹的人 脱离了低级趣味的人 全心全意为人民服务的人 无私奉献的人 } 有道德的人 "德全不危"

外避邪 内养神 } 形神俱

合于道，年皆度百岁，动作不衰——德全不危

不惧于物，形与神俱，合于道，度尽其天年，度百岁乃去。

[原文] 176页

帝曰：人年老而无子から、身年虽寿能生子也まで

[注释]

1. 天数：自然所赋之寿数，人类生长衰老的自然限数，"天年"

天癸：
① 指月经
② 先天真水
③ 男精女血
} 性物质、性机能

2. 天癸至：天癸是在肾气作用下产生的与生长发育、性机能成熟、生殖机能密切相关的精微物质。至，极、数；引申作充盛、发挥作用。天癸充盛功能正常

3. 主水：指肾藏精的功能，精者，水之精。

4. 天地之精气：49页

天地，指男女。
精气，指天癸
} 男女的天癸竭尽。

肾气与人生

[提要] 肾气与人体生命活动（生长、发育与生殖）的关系。

[分析]

一、女子生长发育衰老的规律
二、男子生长发育衰老的规律
} 见右表

三、年老无子的道理

(一) 先天之精——禀受父母
后天之精——五脏、六腑
} 藏于水脏——肾 ——→ 输泄（产生 生殖机能）
养　充盈

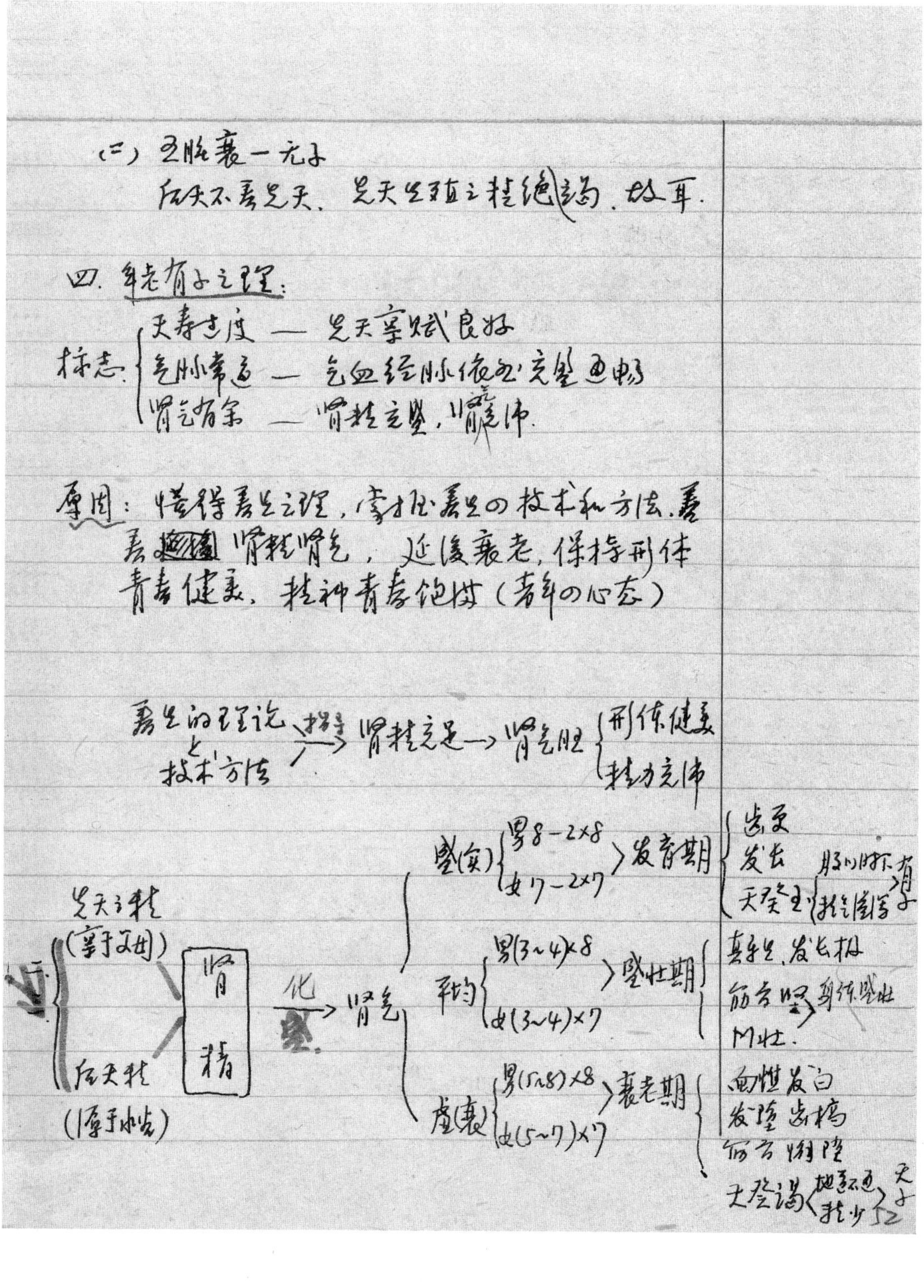

(二) 五脏衰—无子

后天不养先天，先天生殖之精绝竭，故耳。

四. 年老有子之理：

标志：
- 天寿过度 — 先天禀赋良好
- 气脉常通 — 气血经脉依然充盛通畅
- 肾气有余 — 肾精充盛，肾气充沛

原因：懂得养生之理，掌握养生的技术和方法，善养肾精肾气，延缓衰老，保持形体青春健美，精神青春饱满（青年的心态）

养生的理论与技术方法 —指导→ 肾精充足 → 肾气旺 { 形体健美 / 精力充沛 }

先天之精（禀于父母）、后天精（源于水谷）→ 肾精 —化→ 肾气
- 盛(实) { 男8—2×8 / 女7—2×7 } 发育期 { 齿更 / 发长 / 天癸至 { 月经以时下 / 精气溢泻 } 有子 }
- 平均 { 男(3~4)×8 / 女(3~4)×7 } 盛壮期 { 真牙生，发长极 / 筋骨坚 → 身体盛壮 / 肌肉壮 }
- 虚(衰) { 男(5~8)×8 / 女(5~7)×7 } 衰老期 { 面焦发白 / 发堕齿槁 / 筋骨解堕 / 天癸竭 { 地道不通 / 精少 } 无子 }

[原文] 177ペ

黄帝曰：余闻上古有真人者……亦可使益寿而有极时 まで

[提要] 养生方法不同，效果有别

[分析] [illegible]

一、上古真人
- 提挈天地—把握阴阳：掌握住自然变化规律
- 呼吸精气—吐纳
- 独立守神——自我控制能力强。
- 肌肉若一——整个生命过程中 M {体态、盛壮} 变化不大；富有弹性

寿同天地，精通养生之道的结果。

二、中古至人（次真人）
- 淳德全道—道德高尚（全面掌握）养生理论、技术、方法
- 和于阴阳、调于四时——顺应自然界阴阳变化
- 去世离俗——脱离世俗的影响（干扰）
- 积精全神——保全精神
- 游行天地之间 {意念练功法（心胸博大）< 精神专注大自然，意念通天地间；形健周游能力强（旅游）}
- 视听八达之外——耳目功能良好。

长寿而体健

三.圣人

处天地之和·八风之理— 安处天地之和气，顺从各种气候常规变化

适〈嗜欲〉于世俗之间·无恚嗔之心 {喜怒随俗 / 无怨恨、不闹情绪

行不欲离于世 — 不超俗·密切联系群众 } 一致

举不欲观于俗 — 不异于凡人

外不劳形于事 — 形不过劳 } 形与神俱

内无思想之患 — 神不过忧 不为世间琐事所烦

以{恬愉为务 / 自得为功 } 安分守己、知足常乐

形体不敝 / 精神不散（专一） } 可以百数 — 尽享天年

四.贤人

{法天地·象日月 — 按 {天地阴阳 / 日月·星辰 / 四时} } 运行规律生活.

辨列星辰（位置星方位.

逆从阴阳·分别四时

追随上古之人 遵循养生规律 尚不及

亦可延年益寿，但有极时，不能寿敝天地.

提示：欲健康长寿，当掌握正确的养生理论与方法.

气功 按摩

小结

一、通过对古代养生家养生方法及效果的论述与分析及人体生、长、壮、老过程的规律变化，充分体现《内经》预防保健医学的基本思想，强调真气（肾气）对健康长寿的重要作用。阐明养生的法则要点：外避邪气，内养精、神，为现代抗衰老研究提供了理论与方法依据。

二、在天人相应的整体观与重视精、气、神的思想指导下提出养生法则与方法：

（一）调养精神

去世离俗

独立守神

无恚嗔之心

无思想之患

以恬愉为务，自得为功

美其食

任其服

乐其俗

高下不相慕

(二) 顺应自然：

虚邪贼风，避之有时

处天地之和，从八风之理

提挈天地，把握阴阳

和于阴阳，调于四时（逆从阴阳，分别四时）

法则天地，象似日月，辨列星辰。

(三) 锻炼身体

和于术数

呼吸精气

(四) 节饮食

食饮有节

(五) 起居有常，劳逸适度

起居有常

不妄作劳

外不劳形于事

形劳而不倦

9.2 《四气调神大论》

篇题解释：指明人们顺应四时气候特点调摄精神情志，故名篇。

四气，指春、夏、秋、冬四时气候，即春温、夏暑、秋凉、冬寒

调神，调理、调摄精神情志。

[原文] 春三月から 奉生者少まで

[提要] 论四时养生の方法.

[分析]

一、春——发陈之时 { 天地俱生 / 万物以荣 } 生机盎然

养生。
- 夜卧早起——使阳气生发向外
- 广步于庭——使阳气缓发生发

} 起居宜

- 被发缓形——形体舒缓，气血流畅
- 以使志生——志意向外表达
- 生而勿杀 / 予而勿夺 / 赏而勿罚 } 善良为贵，给予生の权利 情志

} 精神宜

关键使生.

逆——伤肝——夏为寒变（阳气↓），未能生发故
供长者少

二、夏

（一）特征—蕃秀之时 {天地气交 / 万物华实

（二）养生
- 夜卧早起 } 起居
- 无厌于日—不宜惰. } 起居
- 使志无怒—不要生气 } 情志
- 使华英成秀—精神中充沛饱满 } 情志
- 使气得泄 } 阳气外泄. 汗出. 心情
- 使所爱在外 } 愉快(喜)表达于外.

关键 养长.

（三）逆—伤心 {秋为痎疟—暑致病 / 奉收者少

寒
↑
阴欲入阳拒之
阳—出阴束之
↓
热

三、秋

（一）特征——容平
- 天气急
- 地气明

（二）养生
- 早卧早起
- 与鸡俱兴
  → 起居
- 使志安宁
- 以缓秋刑
- 收敛神气
- 无外其志
- 使肺气清
  → 精神情志

关键　收

（三）逆——伤肺——
- 冬为飧泄　肾虚（肺不生）
- 奉藏者少

四、冬

（一）特征：闭藏
- 水冰地坼
- 无扰乎阳

（二）养生
- 早卧晚起
- 必待日光
- 使志若伏若匿
- 若有私意
- 若已有得

（使志若伏若匿，若有私意，若已有得）——神气内藏（阳气者，精则养神。阳藏神藏，莫扰乎外，保养[illegible]）

- 去寒就温——养阳
- 无泄皮肤
- 使气亟夺

（无泄皮肤，使气亟夺）——勿使汗出耗泄阳气。

关键：阳藏

（三）逆—伤肾—春发
- 痿厥——痿（筋失阳养）
- 奉生者少（阳气者柔则养筋）

总之：人体必须顺应四时气候变化调养精神意志，方能防病保健康。体现了中医学"天人相应"的整体观念思想。

9.2.2

〔原文〕 天气清明净光明者也から、万物不失，
生气不竭まで

〔注释〕

1. 净，通静.
2. 藏德不止，故不下也：天德隐藏不露，运行不止．所以永远保持其内在の力量而不会下泄.
3. 天明则日月不明：天德不藏，则日月昏暗.
4. 邪害空窍：阴霾邪气侵害山川.
   空窍，此指自然界的山川.
5. 阳气闭塞：阳气闭塞不通.
6. 地气者冒明：地气指的阴气遮蔽阳光。
   冒，蒙蔽复盖
7. 云雾不精：云雾弥漫、日光不清明。
   精，在此作清明解。
8. 上应白露不下：相应的白露不能下降.
   白露，泛指雨露.
   云雾不精（晴），地气不升，地气不升则无天气可成、亦天气不降．即雨露不降．联系阴阳应象大论"云雨关系".
9. 交通不表：天地之气不能交流上下相通之状，即天地不交。表，表现、表露．"表陈其状也"

德，指推动宇宙自然万物运动变化生生不息的力量.
包括使万物依四时之序而生长收藏の力量.

10. 万物命故不施（yì）：万物的生命不能延续。施，延也。

11. 不施则名木多死：生命不能延续，即使是高大的树木也会死亡。

12. 恶气不发：恶劣的气候发作。

不：①《太素》无

②大也。古作丕

13. 菀槁：茂盛的禾苗。

14. 天地四时不相保：四时阴阳紊乱，不能循守常规

15. 未央：未至半也。"与道相失则未央绝灭"即人若违背养生之道，则寿命未至其半即夭亡。

16. 苛奇疾：①乃苛字别通说。

②病也。

17. 万物不失，生气不竭：不违背阴阳、万物的发展规律，生机不会竭绝。

[提要] 论养生的重要性

[分析]

一、四时失序对生命活动的影响

"天气，清净光明者也……不施则名木多死"

况人乎？

二、顺应自然养生的意义

"天能藏德不露，万物生气不竭。

天德露而不藏，万物命故不施

人亦应之 { 善养生，真气固，身不发病
不善调摄，与道相失，未央。

三、丹波氏（元简）认为：系他篇错简。

可参

[原文] 逆春气则少阳不生から、斗而铸锥不亦晚乎？まで

[注释]

1. 肝气内变：内在肝病
2. 春夏养阳、秋冬养阴：此系指出の养生原则、非具体方法。∴上半年顺应生长之道 下半年顺应收藏之规。

   见按语
3. 太阴 少阴：言顺少阳 太阳之序改正之？未必也。从肺属太阴、肾属少阴

[提要] 强调四时阴阳的重要性，提出养生原则，指出防重于治的预防医学思想

[分析]

一、四时阴阳的重要性——万物之本

(一) 逆四时阴阳的危害

"逆春气……肾气独沉"

(二) 顺四时阴阳养生的重要意义

"夫四时阴阳者，万物之根本也……反顺为逆，是谓内格。"

二、养生的原则

春夏养阳
秋冬养阴 > 1. 顺四时阴阳之性.
2. 衣食住行
3. 因人而异

三、预防治未病

内容 { 未病先防
既病防变